グランマ小児科医の
育児百科
自然治癒力を引き出す知恵

相澤扶美子 著

農文協

まえがき

私が小児科医になってから、もう37年になります。医師となって4年目に第1子が生まれ、母になりました。医師としてようやく初心者マークがとれる頃に、母親として初心者になったわけです。それから3人の子育てをしながら、小児科医としても腕を磨いてきました。子育てをしていると、小児科医でありながらも、悩むことはいろいろあります。先輩の女性医師、看護師だけではなく、母や子どもが通っている保育園の保育士の方々などにも、いろいろなアドバイスをいただきました。

こんなときはどうしたらいいの？　本当にこれでいいの？　子育てする中で、そう思うことはたくさんありました。だからこそ、今、私のクリニックに子どもたちを連れてくるお母さん方の気持ちはよくわかります。お母さん方は皆、私自身が経験してきたのと同じような悩み事をたくさん抱えています。

そして瞬く間に時は流れ、今では、私の子どもたちが親世代になりました。私ももうおばあちゃん、孫たちの呼び方だと「グランマ」です。娘たちからはしょっちゅう、子育てのことや病気のことを相談されています。患者さんからも同様です。そんな毎日の中で、悩めるお母さんたちに、自分の経験を通して学んできたことを伝えたいと思うようになりました。

また、三十数年、子どもたちを医師として見てきて感じることがあります。子ども自体の本質は変わらないのでしょうが、現われる病気や生活はずいぶん変わってきました。特に感じるのは、姿勢の悪い子どもが増えたこと、アレルギー疾患が増加していること、落ち着きがない子や精神面で弱い子が増えたことです。子どもたちはまっすぐに立てなくなり、グニャグニャして、体力がありません。食物アレルギーやアトピー性皮膚炎、喘息の子どもが増え、花粉症の子どもは増加しているだけではなく低年齢化してきました。そして、落ち着きのない子や聞き分けのない子が増えて、お母さん方から相談されることも多くなりました。

これらの原因は何でしょうか。いろいろな要因があるのでしょうが、私はその中でも、第1に「食事」が、第2に「遊び」が大きなウエートを占めているように思います。

食卓の風景は私の子ども時代から考えると、ずいぶん変わりました。最近増えている食物アレルギーで多いのは、卵、牛乳・乳製品、小麦ですが、これらを日本人がたくさん食べるようになったのは第2次世界大戦後です。かくいう、私の子も食物アレルギーでした。実は、私が医師としてアレルギー治療と真剣に向き合うようになったのは、私自身の母親としての失敗がもとになっています。初めての子どもを妊娠中、私は普段の食事とは少し違う、極端な食生活を続けていました。本来、牛乳は苦手で飲まなかった私が、妊娠中には「栄養をつけるため」とがぶがぶ飲みました。卵も同じです。「元気な赤ちゃんを産むために」と考えた私は、栄養が豊富だと思い込んでいた卵料理をもりもり食べました。結果的に、娘はひどい卵・乳製品のアレルギーになってしまったのです！　娘のアレルギーは、私自身の妊娠中からの食生活のせいだったのではないか。そう思うと、とても落ち込みましたが、現実には落ち込んでいる暇はありませんでした。それからアレルギーとの戦いが始まったからです。

娘がアレルギーを克服できたのは、食事に気をつけたおかげです。簡単に言えば、ごはん中心の和食、おかずよりもごはんをメインとした食生活が、娘のアレルギーの克服につながりました。この経験から、私は、アレルギーの子どもとそのお母さんには食べ物に気をつけることをお勧めしています。もちろん食物アレルギーを含むアレルギー疾患だけではありません。あらゆる病気にとって、食事に気をつけることが何より大切だというのが、今の私の信条です。

子どもたちが遊んでいる風景も、私の子ども時代と現代とでは大きく変わりました。私が子どもの頃はもちろん身近にゲーム機器などありませんでしたが、今の親世代は、ゲーム機器が出始めた頃に子ども時代を過ごしました。今の子どもたちは、ずいぶん小さいうちからゲームやOA機器と当たり前のように触れ合っています。ファミコン登場あたりから、子どもたちの遊びは急激に変わりました。今では、公園に遊びに来ているにもかかわらず、小さなゲーム機に夢中になって、背中を丸めている子どもの姿をよく見かけます。同じように外にいても、からだを使って遊びまわることとゲーム機の画面を見て頭を働かせていることとはまったく違います。小さい頃から、全身を使って遊び、外界の自然と触れ合うことはとても大切なことです。外遊びは、体力や筋力をつけるためだけではなく、健全な精神の発達にも欠かせない過程であると私は考えています。

子どもたちの遊びの変化は、核家族化と女性の社会進出とも関係しているかもしれません。私自身、3人の子どもを育てながら仕事を続けていたので、働く親の大変さは理解しているつもりです。また、専業主婦・主夫として日々子どもと向き合っている親御さんの苦労も、患者さんや娘たちを見ていると想像することができます。たとえば、子どもにテレビを見せたり、ゲームをさせたりしている間に忙しい家事をすませてしまおうと考える親の気持ちも、わからないではありません。でも、もしそんなふうに子どもの世話を機械に任せるような育児をみんなが続けてしまったらと考えると、とても不安になります。友だちと一緒に公園にいるのに、友だちの笑顔ではなくゲームの画面ばかり見つめている子どもたち。やはり、どこかおかしいのではないでしょうか。

そういうわけで、食生活を見直し、自然の中でたくさん遊ぶこと、それが未来の子どもたちには重要なことだと思うのです。子育てというのは、これらのことを子どものうちから身をもって学べる環境を、整えてあげることではないでしょうか。本書ではそんなことを、現在育児に携わっているお母さん、お父さん、そして保護者を囲む皆様にお伝えしたいと思っています。

第１章では、お母さんたちの悩み事に、Ｑ＆Ａの形でお答えしています。第２章では、病気になったときのホームケアといつ医療機関を受診したらよいかのタイミング、薬の使い方、予防接種に対する考え方などをお話しします。第３章では、より丈夫な子どもを育てる、自然治癒力を引き出す食養生について、私の経験をもとにアドバイスさせてもらっています。終章では総まとめとして、私の自然流子育てについてお話しします。

以上のような内容の本書を、近所のおばさんに相談するような気軽な気持ちでお読みいただければ幸いです。

２０１８年12月

相澤　扶美子

グランマ小児科医の育児百科●目次

第2章　お医者さんとの付き合いに迷うとき

2 ホームケアのポイントと受診のタイミング …… 120

3 薬の使い方

第3章 自然治癒力を引き出す子どもの食養生

目次

終章　私の「自然流子育て」

第1章のイラスト：すずき　ともこ

第1章

Q&A
子育ての悩みに答える

1 睡眠編

生まれてから大きくなる過程で、子どもの睡眠時間は変わってきます。生まれたての赤ちゃんの場合、おっぱいを飲む時間以外はほとんど眠っています。生後1か月までの赤ちゃんの睡眠時間は1日平均16時間から18時間。最初は昼間と夜の区別なしに、寝たり起きたりを繰り返しています。少し大きくなってくると、明るいときに活動し、暗いときに眠るという区別がだんだんできるようになってきます。最初は明暗しかわからない赤ちゃんの視力も、生後3～4か月の頃にはものの形がわかるようになり、6～7か月にははっきり区別できるようになります。あやされると反応したり、寝返りをしたりと昼間の活動も増えてくるので、生後5～6か月になると睡眠時間も13～14時間くらいに減ります。この時期は、午前と午後に2回お昼寝する赤ちゃんが多いです。1歳近くなると、ハイハイしたり、つたい歩きをしたりと赤ちゃんはさらに活発になり、起きている時間ももっと長くなります。お昼寝は1回になり、睡眠時間も11～13時間くらいになります。

生まれて間もない頃は、お母さんも赤ちゃんもまだ新しい生活に慣れていません。おっぱいを飲んだり、寝たり、排便したりというリズムはだんだんにできてきますので安心してください。また、当たり前のことですが、赤ちゃんはよく泣きます。言葉をしゃべることができないので、泣くことでいろいろなことを訴えるのです。いろいろな性格の赤ちゃんがいます。個人差があるので、訴え方もさまざまでお母さん、お父さんは大変、いろんな悩みが出てきます。

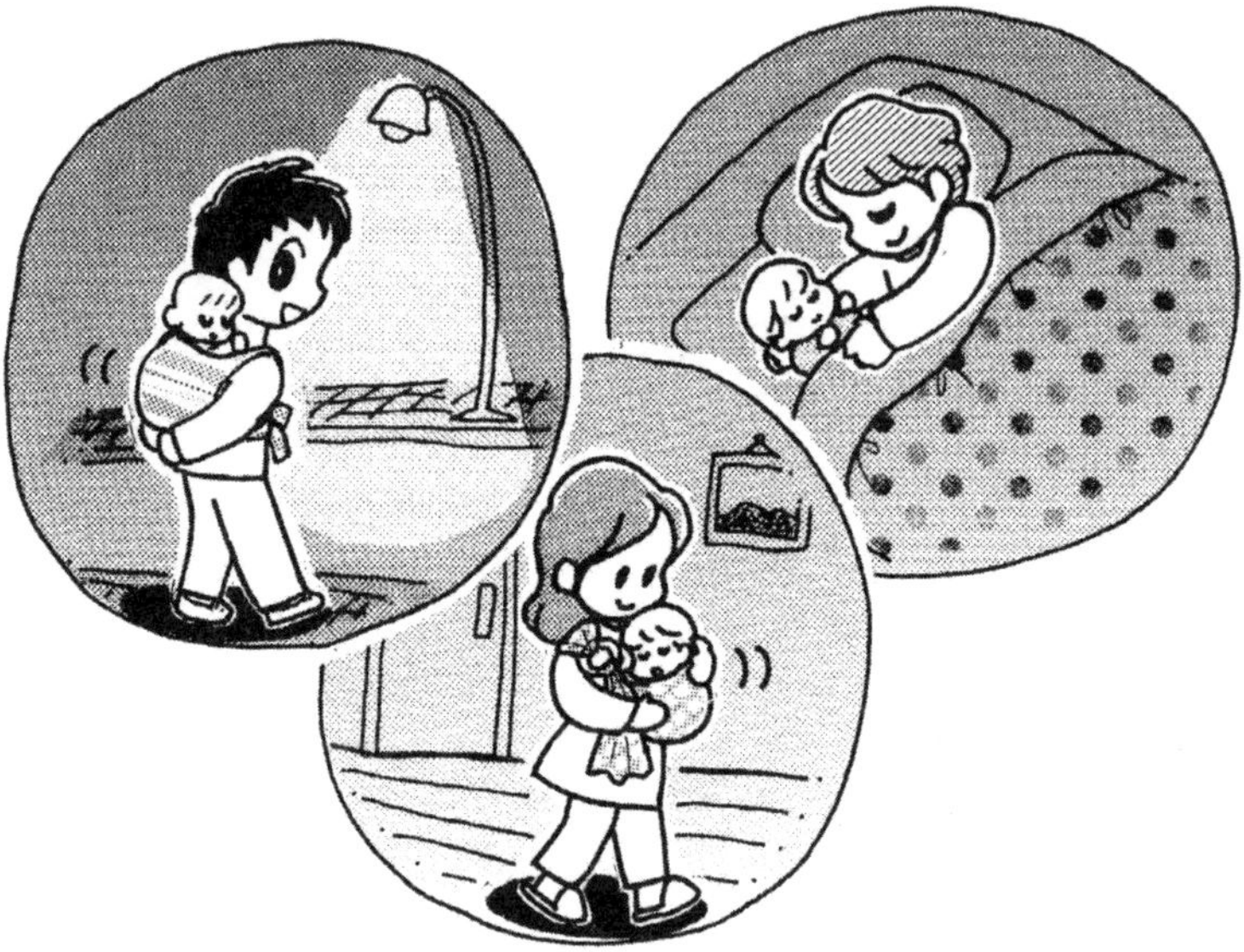

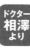

(1)乳児期〜2歳

赤ちゃんが泣きやまなくて。
赤ちゃんが泣きやみません。おっぱいをあげたばかりだし、オムツも汚れてないのに。抱っこしても、あやしてもまったく泣きやんでくれません。

ドクター相澤より

赤ちゃんはまだ自分の欲求を言えません。赤ちゃんが泣く理由はたくさんありますから、それを一つに特定するのは正直なところ難しいです。おっぱいを飲んだばかりでおなかが張っている、おならをしたい、おしっこやウンチをしたい、暑いもしくは寒い、服を脱ぎたい、着たいなどなど……。ただ単にお母さんに甘えたい、抱いてほしいだけということもあります。赤ちゃんはお母さんのぬくもりで安心します。

オムツを確認しながら、おなかに手を当ててやさしくさすってあげましょう。それで泣きやまないなら、抱っこやおんぶをして近所を1周お散歩しましょう。夜などで外に行けないときは、今いる部屋から出て、隣の部屋や廊下、玄関、ベランダ、庭に出てみましょう。ちょっとした気分転換をしても泣きやまないとき、普段と違う泣き方で泣き続けるときは、お医者さんを受診してもよいです。案外、出かける準備をしている間や、受診する途中で泣きやんでしまうことも多いものです。

夜泣きがひどくて大変です。
夜泣きがひどくて、なかなか眠ってくれません。おかげで自分も夜中に何回も起きてしまいます。

ドクター相澤より

たまの夜泣きは、「こんな日もあるんだなあ」と大目に見てあげましょう。昼間お散歩のときに犬に吠えられたのを思い出したのかもしれないし、ちょっと怖い夢を見たのかもしれません。でも、毎日毎日だと大変ですよね。夜泣きは赤ちゃんの不安感の現われということが多いので、泣いているのを放っておくとひどくなるかもしれません。泣いているときには、「お母さんはすぐ近くにいるのよ」と知らせてあげるとよいと思います。自分の布団の中に入れて、おっぱいをしゃぶらせてあげると安心して眠ってくれます。おっぱいをあげていない場合は、一緒に添い寝して抱きしめてあげる、背中をやさしくトントンしてあげるだけでも、子どもは安心します。連日の夜泣きでお母さんが眠れないときは、おじいちゃん、おばあちゃんなどの助けを借りるのもいいでしょう。実家に泊まりに行くとお母さんが安心するせいか、夜泣きがおさまることがあります。

それから、注意点が一つ。お父さんとけんかしていると、子どもは敏感に感じ取っていますよ。そんなときは、子どものためにもお父さんと仲直りしましょう。どうしてもダメなときは悩みをいろんな人に話すとよいかもしれません。おばあちゃんを含めた先輩のお母さん、保育園の先生、友だちなど。聞いてもらうだけでよくなることもあります。お母さんの不安を減らすということが大切ですね。

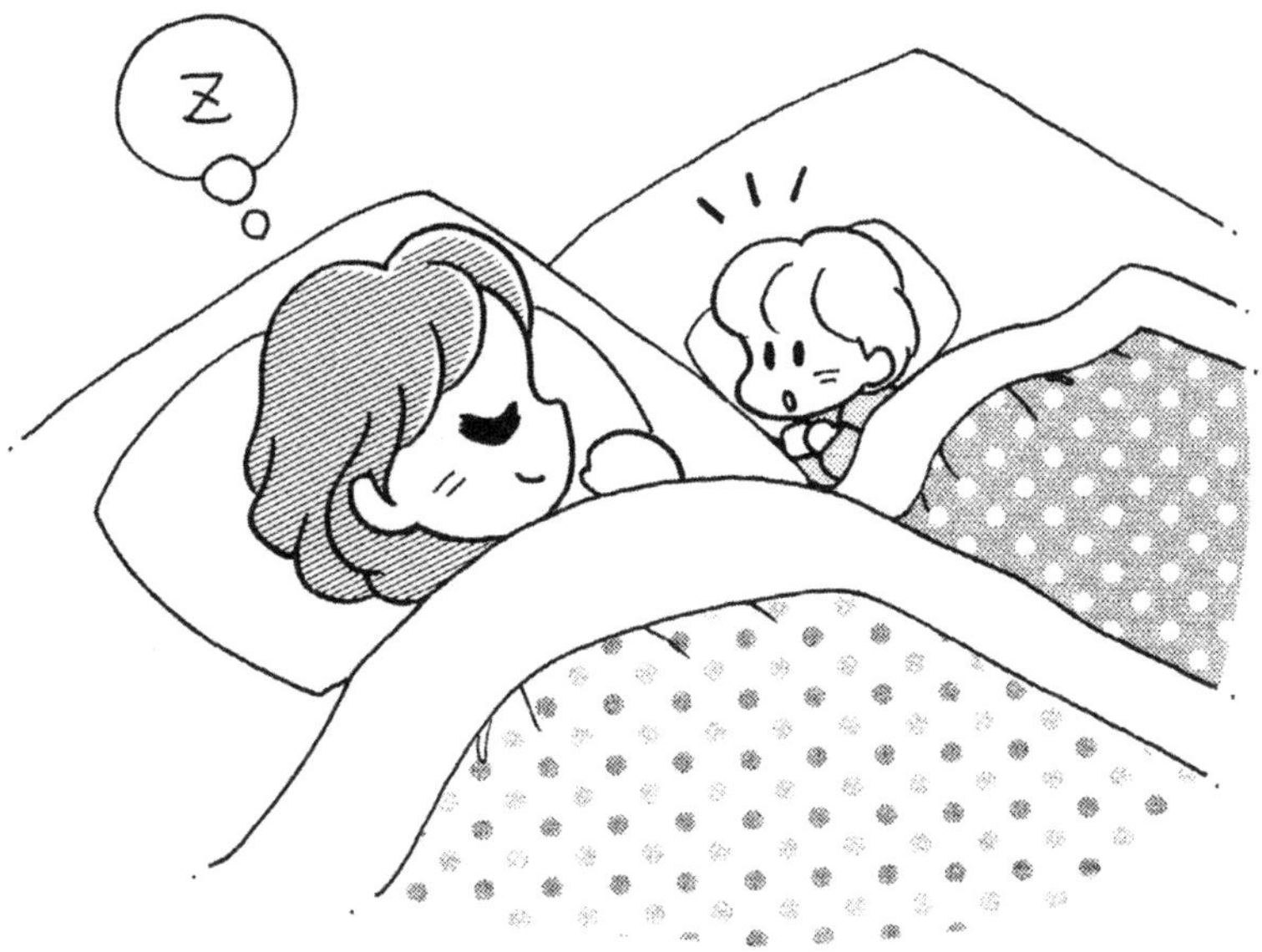

寝つきが悪いんです。寝つきが悪く、寝かしつけをしてもなかなか眠りません。眠りが浅いせいでしょうか。眠ってくれずに起きて遊んでしまうこともあります。

ドクター相澤より

昼間の活動が足りないのかもしれません。ハイハイや歩行がまだの赤ちゃんでも、1日数回はお散歩に行って外の様子をいろいろ見せてあげましょう。ハイハイや歩行ができる赤ちゃんの場合は、積極的に運動させてあげましょう。また、お母さんが眠らせようと頑張りすぎると、こころを見透かされてしまい、「眠くない、もっと遊んでよ～」ということになってしまうので、「一緒に眠ろう」という感じにするとよいかも。いろいろやりたい仕事が残っていても、一緒に眠ってしまったほうが楽な場合もあります。そんなとき、片付けや仕事は、朝早起きしてやれるとよいですね。

まとめて眠ってくれません。

昼寝が短く、まとめて眠ってくれません。夜間も数時間おきに起きてしまい、長時間は眠ってくれません。

ドクター相澤より

生後間もないうちは睡眠のリズムがまだ整っていないので、眠っている時間が多く、ときどき目が開く感じですが、月齢とともに起きている時間が長くなります。生後6か月くらいになってリズムが整ってくると、お昼寝タイムも午前1回、午後1回と1日2回、1歳を過ぎてくると午前のお昼寝をしなくなり、1日1回のお昼寝になってきます。まとめて眠ってくれない理由が何かある場合もありますが、その子どもの個性ということもあります。授乳している場合は、お母さんの食事や飲み物（カフェインなど）も関係しているかもしれません。

とにかくいろいろ試してみましょう。カーテンを引いて部屋を薄暗くする、リラックスできるような音楽を流すなど、お母さんも眠気が誘われてしまうようなシチュエーションを考えましょう。環境を整えてあげたり、背中をやさしくトントンしたり、頭を撫でてあげたり、額から眉毛のあたりをさすってあげたりしてはどうでしょうか。おっぱいをあげているお母さんは、カフェイン飲料や刺激物は避けましょう。「子どもを眠らせて家事や仕事を片付けよう！」といきりたたず（気持ちはわかりますが）、「仕方ないから自分も一緒にお昼寝しちゃおうか」くらいの気持ちでリラックスして。どうしても眠ってくれなければ、開き直って今日は眠らなくてもいいということにして、たくさん遊んでしまいましょう。

泣き声が普段と違うんです。

①泣き声が弱いのですが、大丈夫ですか。

②泣き方が強く激しくなりました。大丈夫でしょうか。

ドクター相澤より

自分の快・不快を言葉で表現できない赤ちゃんにとって、泣き声は言葉みたいなものです。おしっこやウンチが出て気持ち悪い、出てなくてもこれからしたい、おなかがすいた、ゲップを出したい、お母さんの姿が見えなくて不安、ただ単に抱っこしてもらいたい、眠りたい、などなど。泣き出したときは前項のような赤ちゃんを寝かしつける工夫をいろいろしてみて、どれもうまくいかず泣きやまない！おかしい！と思ったときは、かかりつけ医に相談しましょう。普段と違う泣き方をしていても、少しの時間で泣きやんで、普段どおりの様子に戻っているのであれば、心配いらない泣き方だと思います。泣き声だけでなく、おっぱいの飲み具合なども確認しましょう。また、いつ、どんなタイミングで泣き出したかを考えてみると、何か原因がつかめるかもしれません。

アドバイスの視点

●赤ちゃんの睡眠

最初にも書いたとおり、赤ちゃんの睡眠時間は成長過程で変わってきます。生後間もない赤ちゃんは昼夜問わず眠っていますが、寝る時間はバラバラで、おっぱいやミルクを飲むとき以外はずっと眠ったり起きたりを繰り返しています。なので、まとめて眠るのはせいぜい2〜3時間、1日の睡眠時間も16〜18時間くらいになります。生後3〜6か月くらいになると少しまとめて眠るようになり、昼間より夜のほうが眠っている時間も長くなります。昼間に2〜3回、1〜2時間ずつの午睡をし、夜間授乳は1〜2回になります。睡眠時間も1日13〜14時間くらいになります。7〜8か月を過ぎると活動も多くなり、だんだん夜にまとめて眠るようになります。午睡も1日1〜2回、1〜2時間ずつになります。9か月頃からはハイハイ、つたい歩きなど、より活発になるので、昼間は活動し、夜はまとめて眠るようになり、夜間の授乳もだんだんなくなります。昼間は起きて、夜は眠るという睡眠のリズムがついてきます。1歳に近くなると1回の午睡で1〜2時間、1日の合計睡眠時間がだいたい12時間くらいになってきます。

●添い寝について

アジア圏では添い寝が多く、欧米では一人寝が多いそうです。欧米では「自立」を重視しているので、赤ちゃんのうちから一人寝に慣らします。アジア圏では親子の結びつきが強く、居住空間が狭いため、自然と添い寝になります。日本でも添い寝のほうが一般的だと思います。スキンシップで肌と肌が触れ合うと、オキシトシンというホルモンが分泌され、しあわせ感を味わえるようになります。赤ちゃんにも愛着が形成されます。肌と肌が触れ合うスキンシップである添い寝は、お母さんがそばにいるということがよく伝わるので、赤ちゃんも安心します。夜泣きをしているときに添い寝をしてあげると、安心して泣きやみます。また、添い寝をしているとおっぱいをあげたり、オムツ替えをしたりするのが楽という利点もあります。欧米のやり方で最初から一人寝にすると、昼夜の区別が早くわかって、夜はぐっすり眠る習慣ができ、夜泣きをしなくなるそうですね。でも、このやり方は、添い寝に慣れた日本人にはなじまないかもしれません。

(2)幼児期

眠くなるとよく泣くんです。
寝つきが悪く、眠くなるとよく泣くので困っています。

ドクター相澤より

赤ちゃんの場合と同じく、昼間の活動が足りないせいかもしれません。昼間はからだを使って遊びましょう。できれば外遊びのほうがよいと思います。子どもが泣くのをストレスに思っていると、自然とお母さんの顔が暗くなります。お母さんのストレス顔は、子どもにとってもストレスになっています。そのせいで子どもはさらに泣いてしまうのかもしれま

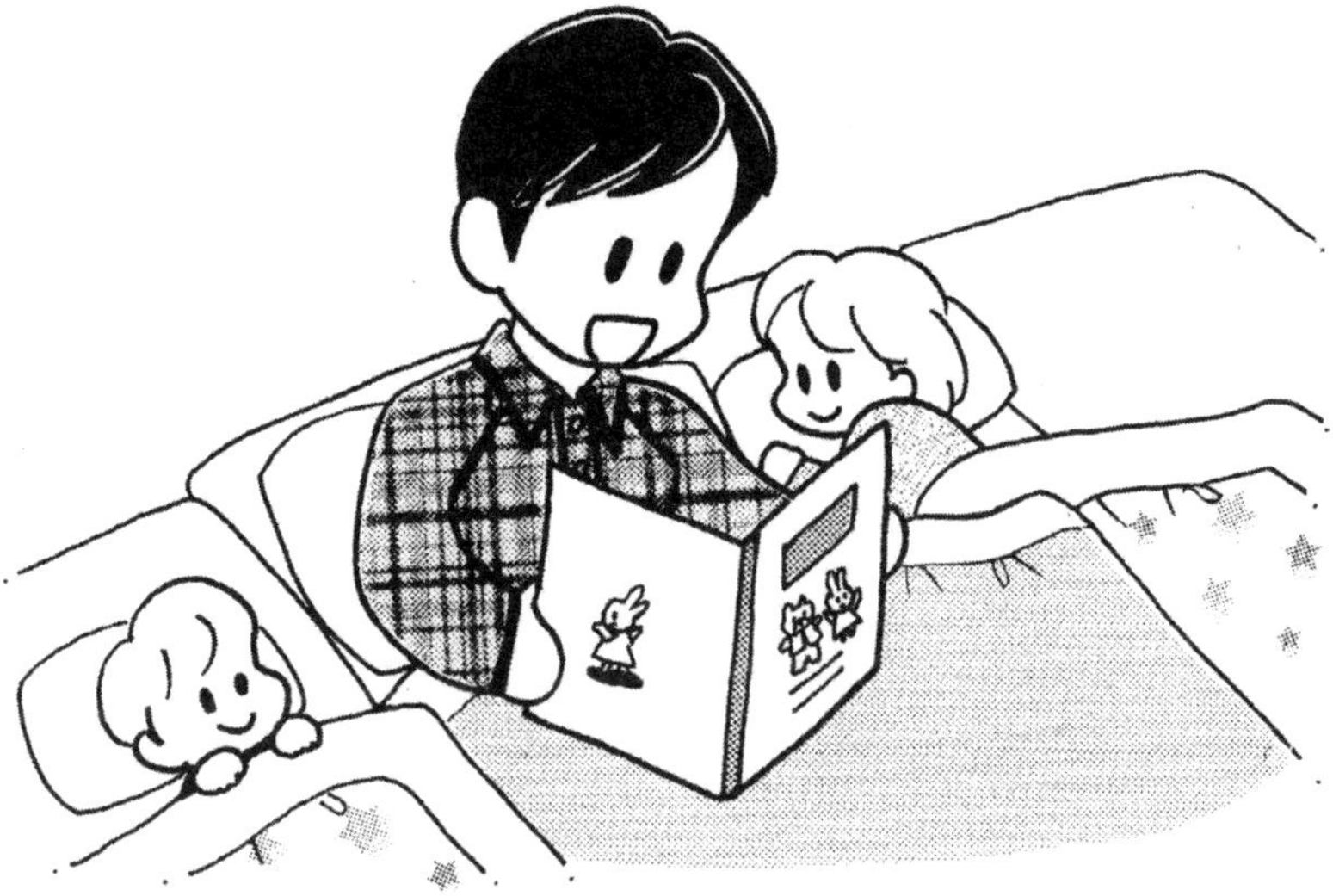

せん。
子どもは泣くものなんだと開き直って、よしよしとやさしくなだめてあげましょう。明るすぎると眠れないので、夕食の時間帯くらいから、少し暗めの照明で過ごすのも一つの方法です。おやすみの儀式を何か作ってあげるとよいかもしれません。絵本を読む、歌を一緒に歌うなど、子どもに「もう眠る時間だよ」と知らせてあげるサインを作るといいですよ。

寝かしつけが大変でお母さんが睡眠不足ぎみです。
よく眠ってくれず、寝かしつけが大変なせいで、寝かしつけているこちらが睡眠不足になってしまいます。

ドクター相澤より

お母さんが睡眠不足だと翌日こたえますよね。仕事のあるお母さんは翌日大変だし、仕事がなく子どもを見ているお母さんも、眠いと、昼間元気に子どもと遊んであげられませんよね。遊んであげられないと、子どもが活動不足になって夜眠れないという悪循環に陥ることもあります。子どもが眠らず起きていても、部屋を真っ暗にしてお母さんが先に寝てしまうのもありかもしれません。みんなが眠っていれば、子どももそのうち眠ってしまうものです。お母さんがたくさん眠って体力が戻ってきたら、昼間、外でたくさんからだを動かして一緒に遊びましょう。心地よい疲労は心地よい眠りを誘ってくれるものです。子どもを寝かそうと頑張るより、「一緒に寝てしまえ」とあきらめるほうが、よく眠ってくれます。

アドバイスの視点

●睡眠ホルモンと成長ホルモンについて

睡眠ホルモンであるメラトニンは、朝の目覚めた時間から14～16時間後に分泌されます。また成長ホルモンは、寝入ってから深い眠りになる2時間くらいの間に分泌されるといいます。つまり、朝、太陽の光を浴びてから14時間くらいたつと、人間は自然に眠くなります。また、「寝る子は育つ」と言われているように、早くに深い眠りについたほうが、身長の伸びがよくなるようです。遅く寝たり、浅い眠りになったりすると、成長ホルモンの分泌が悪くなり、子どもの成長を妨げます。

●外遊びとの関係

外で太陽の光を十分浴びると、こころを穏やかにする神経伝達物質セロトニンの分泌が高まります。また、お散歩して歩くなど、からだを動かすこともセロトニンの分泌をよくします。このセロトニンが睡眠物質メラトニンのもとになるとも言われています。だから、たくさん遊んだほうがよく眠れます。

●照明との関係

一般的に、現在の日本の照明器具は明るすぎます。人工的な照明が明るすぎると、メラトニンの分泌が悪くなります。人工照明は、自然光によって自然な体内リズムができるのを妨げるからです。夕飯時から薄暗

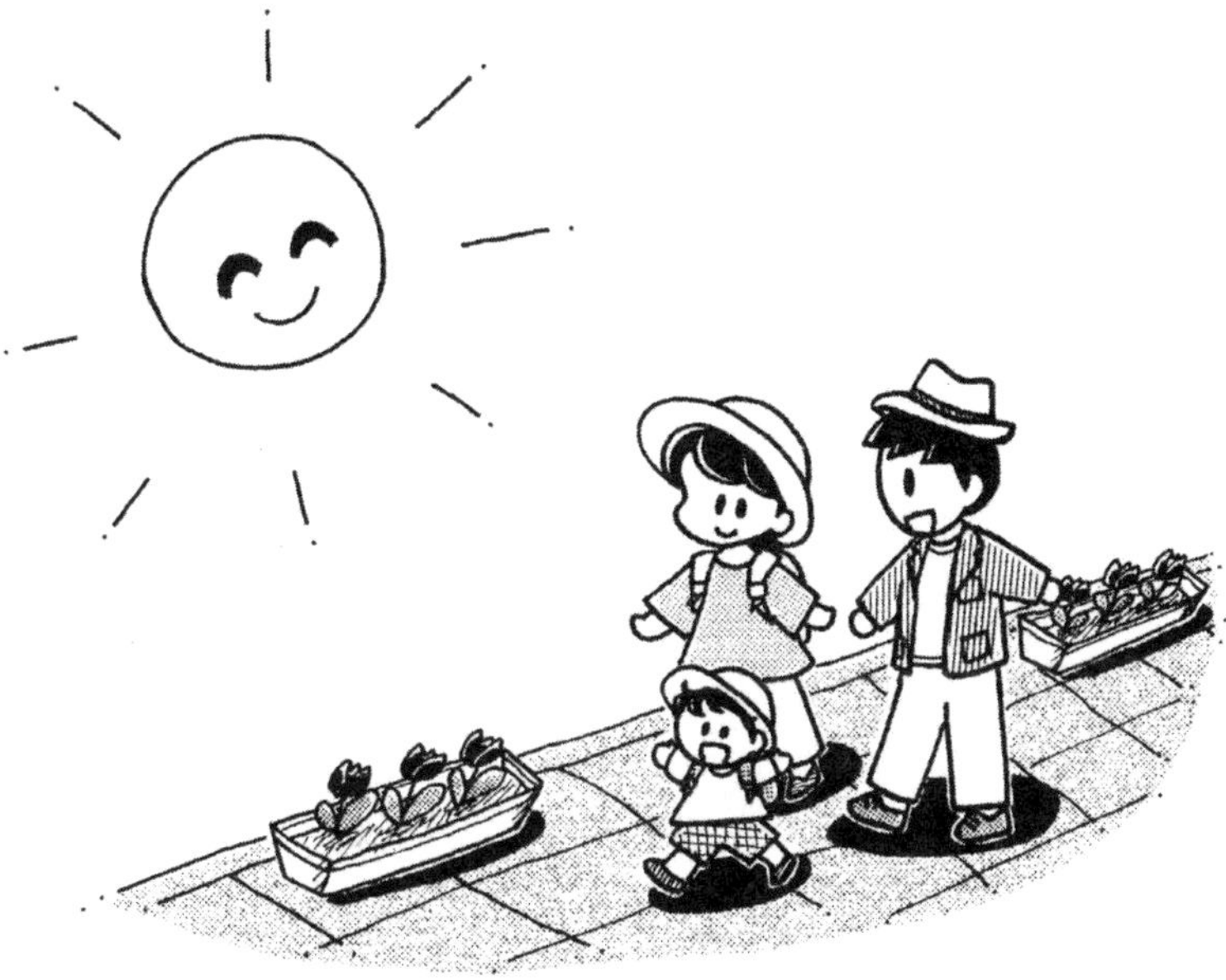

い照明にして、寝る準備を整えましょう。テレビやパソコン、スマホなども、明るすぎる照明と同様ですので気をつけましょう。

●イチャイチャタイムを作りましょう

最近では、働くお母さん、忙しいお母さんが多くなりました。夕飯、入浴をすませたら、10分くらいでもよいので、子どもとイチャイチャできる時間を作りましょう。肌を触れ合ってお話を聞いてあげたり、本を読んだり、歌を歌ったりしてあげましょう。くすぐりごっこだってよいと思います。笑い合って楽しい時間を持ち、子どもに幸福感・安心感を伝えてあげると、よい眠りにつながります。

2 おっぱい編

赤ちゃんが生まれるとお母さんのお乳からおっぱいが出ます。おっぱいはお母さんの血液です。乳管を通る間に、血液が血の色から乳白色に変わり、おっぱいになります。

女性は妊娠するとエストロゲンという女性ホルモンの分泌量が増えて乳腺が発達します。エストロゲンは乳汁分泌を抑える働きがあるので、妊娠中にお乳が膨らんできても、普通はおっぱいは出ません。出産すると胎盤とともにエストロゲンも排泄され、プロラクチンというホルモンが分泌されます。プロラクチンは乳汁分泌ホルモンなので、おっぱいが出るようになります（このプロラクチンが妊娠後期から出始めることもあるので、妊娠後期から母乳が分泌されることは稀にあります）。出産後、赤ちゃんがお乳を吸ってくれるとオキシトシンというホルモンが分泌されるようになります。オキシトシンは、お母さんがしあわせを感じる「しあわせホルモン」とも呼ばれていますが、出産で膨らんだ子宮を収縮させてくれる働きがあります。お乳をよく吸ってもらうことで子宮が収縮し、お母さんのからだの回復につながります。

(1) 乳児期～2歳

おっぱいだけで育てなければならないの？

おっぱいがなかなか出るようになりません。ミルクを足さないでおっぱいだけで育てなければいけないでしょうか。

ドクター相澤より

赤ちゃんを産むとおっぱいが出るようになるわけですから、母乳育児は人間の自然な形です。でも、もちろんおっぱいがたくさん出るお母さんも、なかなか出るようにならないお母さんもいます。お母さんが病気で薬を飲んでいたり、仕事であげられなかったりしてミルクに切り替えなければならないこともあります。赤ちゃんの吸い方が下手なせいでなかなか出ないこともあります。

おっぱいの出が悪いせいで赤ちゃんの体重が増えないのも困りますよね。そんなときは、ミルクでも大丈夫。ちゃんと赤ちゃんを抱っこして自分がおっぱいを出しているような気持ちであげてください。

とはいえ、少しでもおっぱいが出るのであれば、あきらめないでください。ミルクを吸わせる前に必ず、毎回母乳を吸わせてみましょう。お母さんが疲れていると、思ったようにおっぱいが出ません。子どもが眠っているときは、お母さんも一緒になって横で眠るとよいです。夜間授乳をしていると、お母さんも睡眠不足になりがちです。疲れや睡眠不足もおっぱいが出なくなるもとです。

また初めての育児で忙しすぎて自分の食事がおろそかになっていませんか。きちんと食べていないとやはりおっぱいは出ません。母乳育児に関して相談できるところはたくさんあります。困ったら、助産師さんや母乳相談室に相談してみましょう。

おっぱいを片方のお乳からしか飲みません。大丈夫でしょうか?

片方の乳首が変形しています。陥没しているせいで、赤ちゃんが上手に吸えません。吸いやすいほうばかりで飲むようになったせいか、変形しているほうのお乳が張らなくなってしまいました。何かよい方法がありますか?

ドクター相澤より

赤ちゃんも吸いやすいほうで飲んだほうが楽ですよね? だから、そちらばかり飲むようになったのだと思います。変形しているほうをまだ少しでも飲むようなら、頑張ってみましょう。まずは毎回、吸いにくいほうのお乳から飲ませるようにしてみてください。

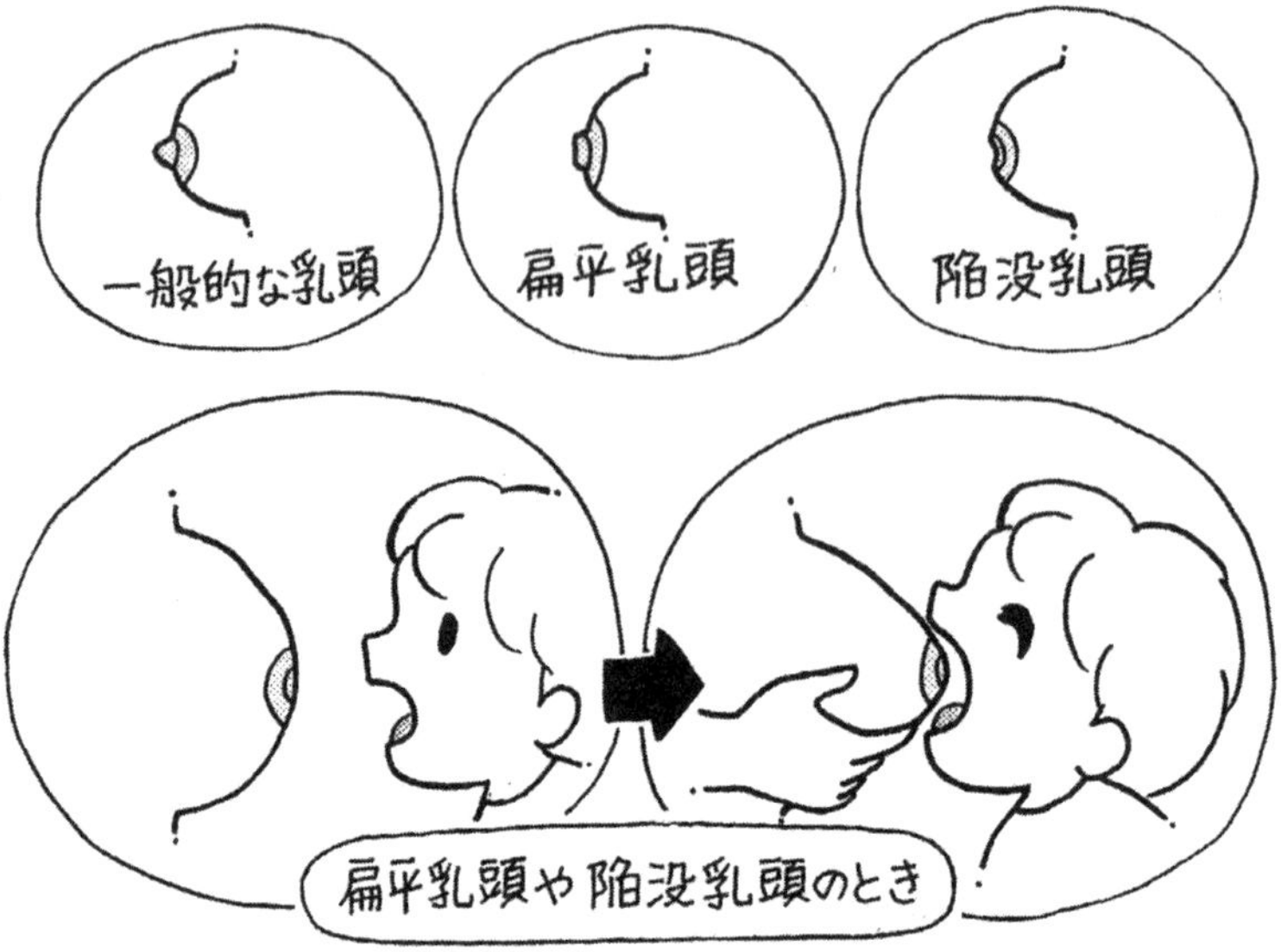

乳頭が扁平になっていたり、陥没したりしている人は、乳房を自分の指で挟んで、乳房全体を山形のようにして、てっぺんの乳頭とその外側の乳輪全体を赤ちゃんの口の奥にくわえさせて吸わせてみましょう。赤ちゃんの吸う力は意外と強いものです。赤ちゃんに強く吸われているうちに少しずつ陥没している乳頭が出てきてくれるかもしれません。また、そうやって吸わせているうちに、その刺激でまたお乳が張るようになります。

おっぱいを吐くのは大丈夫？

ときどき、おっぱいを吐くことがあります。おっぱいは吐いても大丈夫ですか？

ドクター相澤より

おっぱいを吐く量が問題です。飲んだ分全部を吐いてしまうのか、それともほんの少し吐くだけなのかということです。少量吐くだけなら問題はありません。おっぱいを飲むときに空気も飲み込んでしまうので、その空気を吐き出したくてゲップしたときに、おっぱいも少量吐いてしまうのです。

逆にたくさん吐くときは病気の可能性がありますので、医師に相談してください。飲んだ後に動きすぎてもたくさん吐く原因になりますが、それはそのときだけで終わるのが通常です。次のおっぱいを普通に飲めて吐かないのであれば、受診しないで様子を見ても大丈夫だと思います。

おっぱいをちゃんと飲めているかが心配です。

①おっぱいの吸い方が弱い気がします。どのくらい飲めているのか、足りているのかがよくわかりません。

②おっぱいがよく張っています。もっと飲んでほしくても、すぐに飲むのをやめてしまいます。ちゃんとした量を飲めているでしょうか？

ドクター相澤より

いずれの場合も体重が増えていれば大丈夫です。母子手帳の後ろのほうに載っている身体発育曲線に当てはめてみてください。標準から多少はみ出していても大丈夫。体重が小さめの子は小さいなりに大きくなっていれば平気です。体重を測る機会がなければ、1か月から数か月に1度小児科で健診を受けてもよいです。風邪などで受診したときについでに測ってもらうようにしてもよいと思います。

吸い方が弱くても体重が増えていれば、ちゃんと飲めている証拠です。吸い方にも個人差はあるので、その吸い方がその子なりなのかもしれません。

ちなみに、おっぱいが十分出ているときは吸い付く時間が逆に短くなります。早くに満腹になって吸うのをやめるからです。

のけぞって飲むのは問題ないでしょうか？

おっぱいを飲むときにからだをのけぞらせて飲みます。落ち着いて飲んでくれません。ときどき乳首を離したり、口でくわえて引っ張ったりもします。抱き方が悪いのでしょうか。そんな飲み方で大丈夫でしょうか。

ドクター相澤より

確かに、抱きにくく飲み方が下手な赤ちゃんもいます。また、お母さんも初めての赤ちゃんで、こわごわ抱っこして抱き方がよくわからないこともあります。でも慣れてくれば、だんだんお互いの感覚がつかめてくるものです。あまり悩みすぎないようにしましょう。

ただし、おっぱいの味が悪い可能性もあるので、お母さんの食べ物には気をつけましょう。甘いもの、油っこいもの、乳製品、肉類などを食べすぎてはいませんか？濃いおっぱいになるような食べ物は避けましょう。

離乳食よりおっぱいばかりほしがって困っています。

離乳食を始めましたが、すぐにおっぱい（ミルク）のほうをほしがります。なかなか離乳食が進みません。どうしたらよいでしょうか？

ドクター相澤より

眠いときやおなかがすききったときは、おっぱいやミルクのほうが早くおなかを満たしてくれるので、赤ちゃんはそちらを好みます。まだ離乳食を始めたばかりでお母さんもおっぱいがたくさん出る間は、離乳食を始めたからといって、完全にそちらに切り替えなければいけないと力みすぎないでください。まだまだおっぱい中心でよい時期です。

離乳食に関してはあとで説明しますが（228頁以降を参照）、ありあわせ離乳食にして、お母さんが食べるときに一緒に食べるようにしたほうが、赤ちゃんも楽しく食べられます。

離乳食を始めたからといって、あげるタイミングがうまく計れないようなときは、今日はおっぱいだけという日があっても大丈夫です。

アドバイスの視点

● 吸啜《きゅうてつ》反射について

赤ちゃんは生まれたてのときからいろいろなことができます。これを「原始反射」と呼びます。たとえば指で手のひらに触れると握ります。これを「把握反

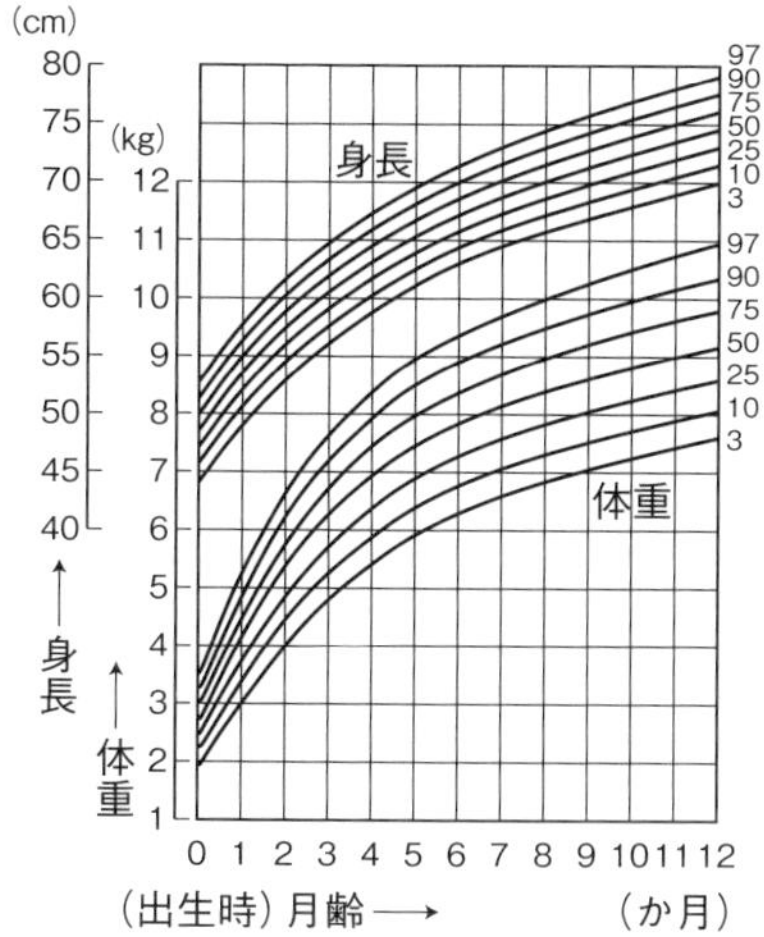

平成22年調査　乳児（男子）
身体発育曲線（身長、体重）

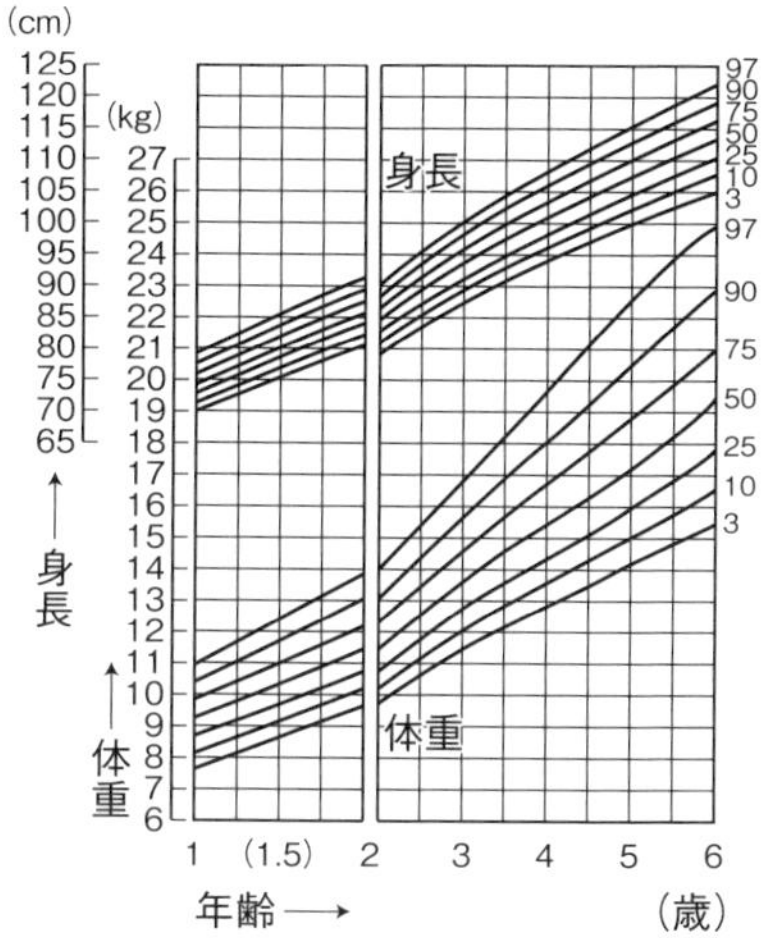

平成22年調査　幼児（男子）
身体発育曲線（身長、体重）

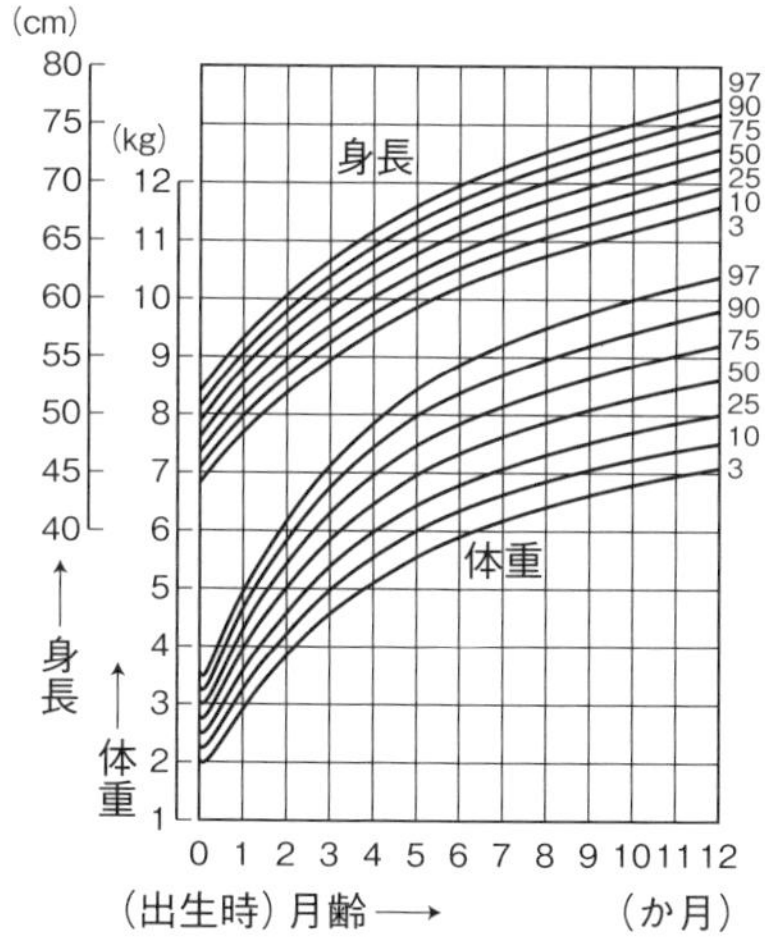

平成22年調査　乳児（女子）
身体発育曲線（身長、体重）

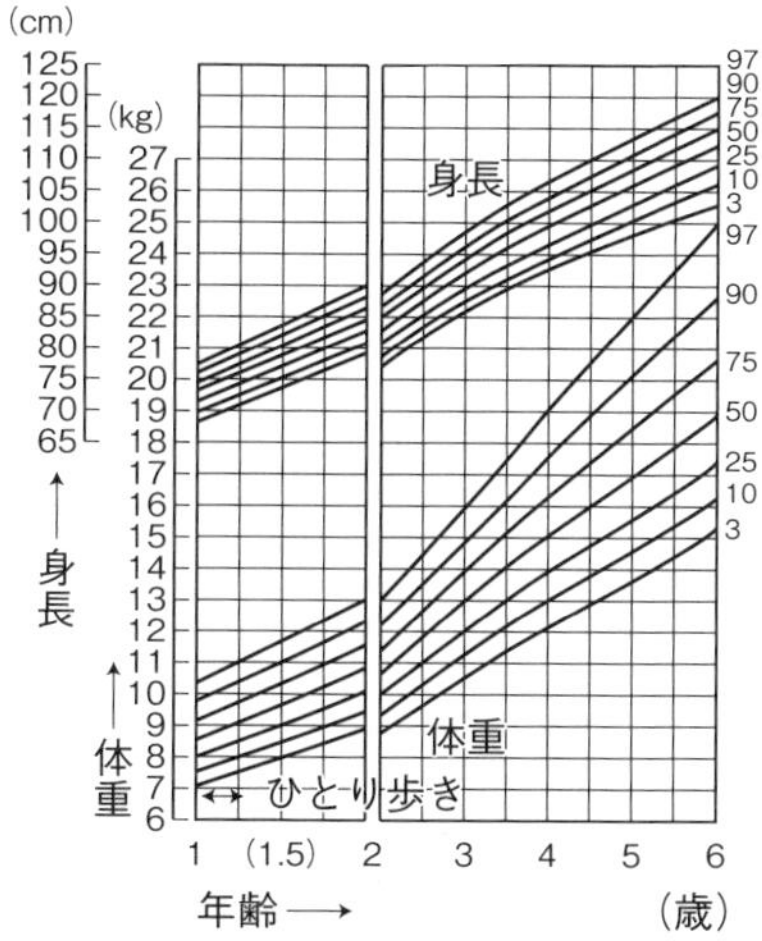

平成22年調査　幼児（女子）
身体発育曲線（身長、体重）

母子健康手帳の後ろのほうの頁には図のような身体発育曲線が掲載されています。
保健所の健診や小児科受診時に計測してもらったときは、自分でもこの図に記入してみましょう。

図1-1　身体発育曲線

射」といいます。指を赤ちゃんの唇の近くに触れると、口を開きながら、そちらに顔を向け、指に吸い付きます。顔を向ける反射を「探索反射」、指を口にくわえる反射を「捕捉反射」、強く吸い付く反射を「吸啜反射」といいます。これらは生まれながらに備わっている原始反射で、いずれも赤ちゃんが生まれてすぐに生きていくために必要な反射なのです。

おっぱいを飲み終わって、まだ指を触れると吸い付くからといって、おなかがすいていると勘違いしないでください。そのようにしておっぱいやミルクを飲むのは、吸啜反射であって、空腹からではありません。飲みすぎの原因になりますから気をつけましょうね。

●身体発育曲線について（図1―1）

赤ちゃんの身体発育曲線は厚生労働省が行なっている10年ごとの発育調査のデータをもとに作られています。最新のものは平成22年（２０１０年）に実施した調査をもとに作られています。母子手帳の後ろのほうの頁にも載っています。

身長と体重の帯の中には、その月齢の94％の子どもが入ります。身長は2歳までは寝かせて測定したもので、２歳以上は立たせて測定したものだそうです。

１か月健診から始まり、ときどき保健所やお医者さんでも健診を受けていますよね。そのときに必ず、この身体発育曲線に当てはめてみましょう。曲線に当てはめると、線に並行して大きくなってきていますか？　小さく生まれた子は小さいなりに、大きく生まれた子は大きいなりに成長していたら正常です。

おっぱいが足りているか、順調に育っているか、気になるときは体重を測ってみましょう。

(2) 幼児期

卒乳の時期がわかりません。

1歳を過ぎたので、そろそろ卒乳したほうがよいでしょうか？　食事もよく食べるようになったのですが、おっぱいもよく飲んでいます。

ドクター相澤より

最近は1歳を過ぎてもすぐに母乳をやめなくてもいいと言われています。WHO（世界保健機関）でも2歳までは母乳を与えましょうと推奨しています。卒乳は2歳から4歳くらいまでと考えてよいのです。

卒乳とは赤ちゃんが自然におっぱいから離れていくことです。なので、1歳でまだよく飲んでいるのであれば、無理に引き離さないでいいと思います。食事をよく食べるようになっていれば、だんだんにおっぱいを飲む量が減っていき、減るとお母さんのおっぱいも張らなくなってきます。そうすると、赤ちゃんも、もういらないと思うかもしれません。それが卒乳です。

もう少し待ってもよいでしょう。

卒乳したいのですが、一日中おっぱいばかりほしがります。

1歳過ぎてごはんもよく食べるので、そろそろ卒乳の時期だと思います。やめようと思って昼間はおっぱいをあげないようにしたら、余計にほしがるようになり、一日中しゃぶっています。特に家の中にいるとすぐほしがるので困っています。

ドクター相澤より

あげないようにしているとほしくなるのは人間の心理です。いくらでもあげるよというそぶりをしてみてください。

外に行くとほしがらないのであれば、可能な限り外へ出かけましょう。公園にお散歩して、たくさん歩かせて疲れさせるようにしましょう。たくさん遊んであげて、スキンシップもいつも以上によくしてあげてください。雨の日でも外にお出かけしましょう。児童館や子育て支援の広場みたいなところでもよいと思います。

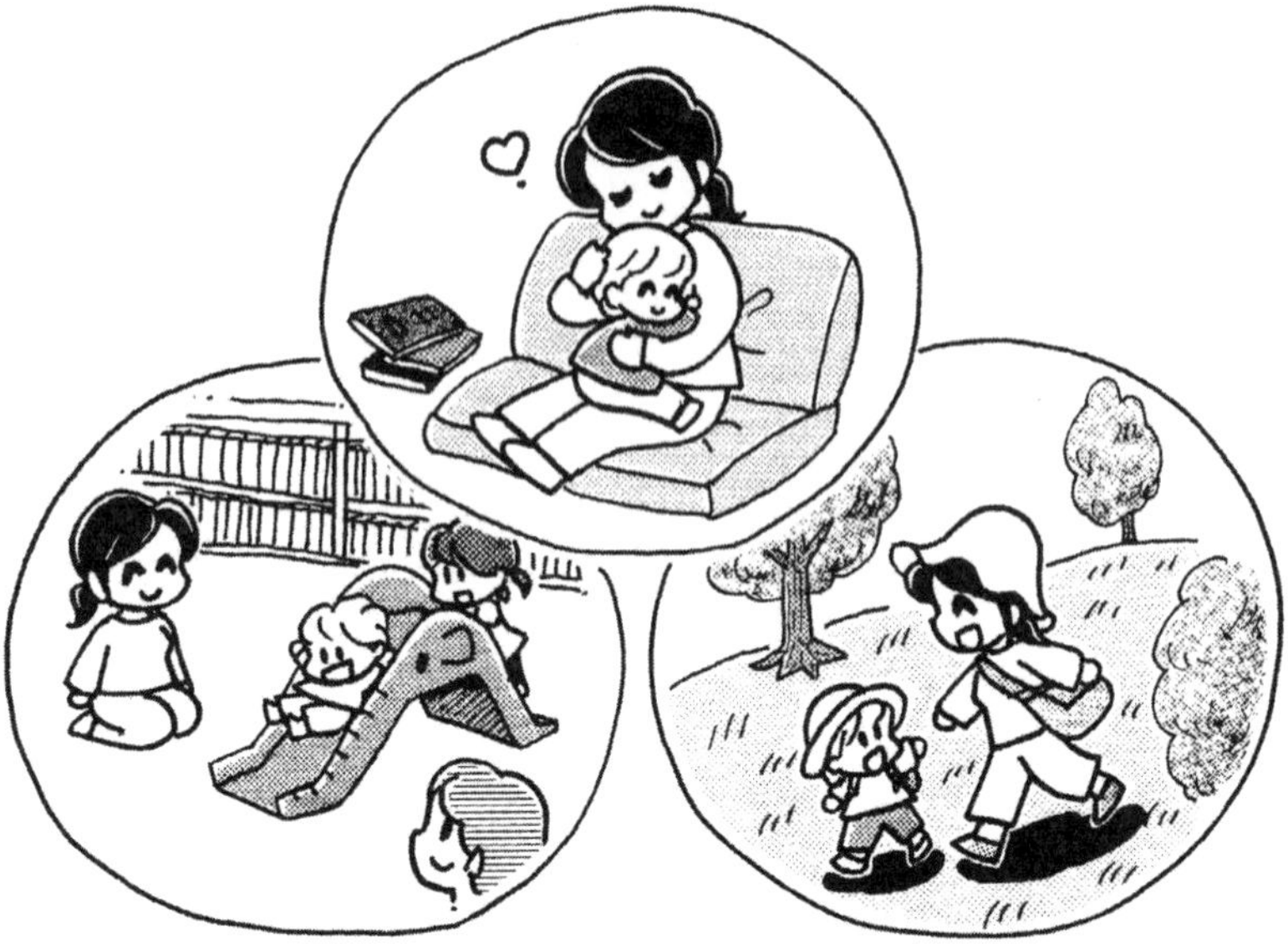

お父さんやおばあちゃんの力を借りるのも一つの手です。お父さんやおばあちゃんがいるときは、お母さんはお出かけしたりしてそばにいないようにします。

それでもなかなかやめられないようであれば、やめることをあきらめます。「いつかは必ず乳離れのときがくる」とのんびりかまえ、断乳や卒乳をあきらめていると、案外すぐに離れるものです。

日中はほしがりませんが、夜間授乳がやめられません。

昼間は保育園に行っていることもあり、母乳を飲ませなくても大丈夫ですが、夜間におっぱいを求めてくるので、なかなかやめられません。どうやってやめたらよいでしょうか？

ドクター相澤より

昼間おっぱいを飲まずにすんでいるのであれば、卒乳はもう間近です。昼間、保育園に行っているなら、夜はお母さんが恋しくなるものです。夜、お母さんに甘えるのは許してあげましょう。赤ちゃんにとっておっぱいを飲むということは、お母さんがそばにいることを確認することでもあります。夜間の授乳だけになると、お乳もそれほど張らなくなっていると思います。おっぱいが出なくなれば、もう甘えてしゃぶるだけです。そのうちしゃぶらなくなります。ただし、触っていないと落ち着かず、よく触るようになるかもしれません。

卒乳しようとしたら、夜間授乳の回数が増え、何回もほしがって起きます。

3歳になります。幼稚園に行き始め、幼稚園に行っている間は飲みませんが、帰ってきてすぐにほしがり、夜中も頻繁に飲みます。卒乳させようと思ったのですが、余計に執着するようになり、夜中に4～5回起きておっぱいをほしがるようになりました。どうしたら卒乳できるでしょうか？

ドクター相澤より

幼稚園に行き始め、突然お母さんから離れる時間が多くなって不安なのかもしれません。

幼稚園に慣れるまでの少しの間は、精神安定剤のつもりであげてください。夜間授乳が頻繁だと、お母さんも眠れず大変ですね。お母さんは子どもが幼稚園に行っている間に、少しストレス解消、睡眠不足解消しておいてください。お母さんが疲れてイライラしていると余計に子どもに当たってしまうので、おっぱいがやめられない原因になります。お母さんも余裕を持てるようにしましょう。先輩のお母さんやおばあちゃんにも知恵を借りましょう。

どうしてもおっぱいをやめられなくて困るときは、1晩やらずに頑張ってみてください。そんなときは、お父さんの助けも必要です。ほしがってもおっぱいをあげないように1晩か2晩頑張ると、やめられることが多いです。夜間授乳がやめられると、夜中ぐっすり眠ってくれるようになります。

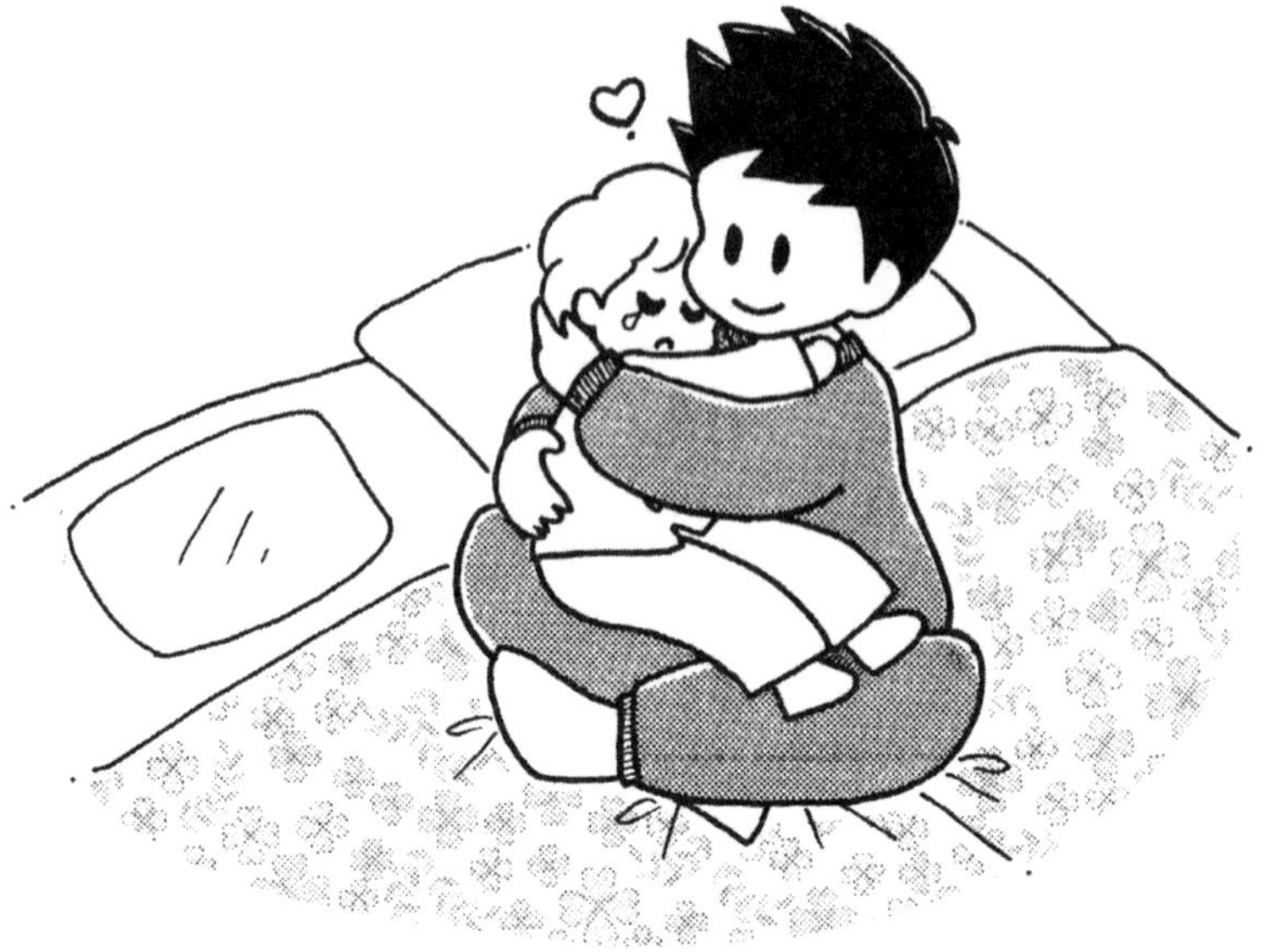

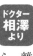

おっぱいではなくミルクで育てていますが、いつ卒乳したらよいでしょうか？

おっぱいはもう飲んでいないのですが、ミルクで育てている場合は、いつ卒乳したらよいでしょうか？

ドクター相澤より

離乳食が3回食になって1回の量をよく食べられるようになったら、昼間は食後のミルクをお水かお茶に切り替え、おやつの時間帯と寝る前のミルクだけに減らします。しばらくしたら、おやつを小さいお食事に変え、昼間はミルクを与えないようにします。おやつはおイモやおにぎりなどで大丈夫です。寝る前のミルクは、ほしがる間は与えていてもよいと思います。外でたくさん遊び、疲れきってミルクを飲むのを忘れてしまったなんていう日はチャンスです。その日から、寝る前のミルクもやめてみましょう。

食事よりミルクばかり欲するのであれば、しばらくはミルク中心でも仕方ないですね。食事をたくさん食べるようになるまで待ちましょう。食事についての悩みは42頁からの食事編を見てください。

アドバイスの視点

●母乳を与えるということ

母乳が血液でできていることや、ホルモンのことは冒頭でお話しました。したがって、赤ちゃんをおっぱいで育てる母乳育児は自然な子育てと言えます。

でも、早めに仕事に復帰したいお母さんもいるでしょう。病気や薬のせいで子どもに母乳をあげられないお母さんも当然います。そのようなときはミルクの子育てでも大丈夫です。ミルクの成分はどんどん母乳に近づけられています。

でも、よほどの事情がない限りは、生まれて間もない赤ちゃんには母乳を与えることをお勧めします。出産後数日間に出る母乳は初乳と言われ、免疫成分を多く含んでいます。ちょっと黄色っぽくてどろっとしているのですが、分泌型免疫グロブリンAやラクトフェリンなどを多く含んでいます。初乳は生後数日の間しか出ませんが、ミルクで育てようと思っているお母さんも、できればこの初乳だけは飲ませましょう。新生児ののどや消化管に免疫力や殺菌力を与えてくれます。また、胎便やビリルビンを排泄させ、消化管の働きを促し、新生児黄疸を防ぐ働きがあります。

生後間もない赤ちゃんは吸い方が上手ではないし、初めてのお母さんはまだ乳管が開いていないので、最初は上手に授乳できなくて当たり前です。母乳の出が悪いとあきらめて最初からミルクを足してしまうと、赤ちゃんがミルク好きになっておっぱいを飲まなくなってしまうこともあります。

最初はミルクを足していても、1か月から3か月くらいたっておっぱいが出るようになって、混合栄養だったのが完全母乳に切り替えることができる場合もあります。

いずれにしても最初は、おっぱいでわからないことやトラブルがたくさんあります。遠慮せず、先輩のお母さんや助産師さん、母乳相談室などに相談してみましょう。

●母乳とミルクの違い

母乳とミルクの一番大きな違いは、前述の初乳かもしれません。母乳は生まれたての頃と数か月たった後で成分が違いますが、粉ミルクは決まった調乳濃度で作れば、成分は変わりません。

ミルクを与えるときでも、おっぱいを与えているのと同じように抱っこして、赤ちゃんの顔をよく見ながら与えましょう。

ミルクを与えているからといって引け目を感じる必要はありません。母乳を与えているのと同じ気持ちであげれば同じです。

母乳は量がわかりにくいし、授乳間隔も一定ではありませんが、これに対してミルクは与えている量がはっきりしているのでよくわかるし、授乳間隔も大体一定であげられます。だから体重が増えないなどと悩むことは少ないと思います。

●母乳をあげているお母さんの食事について

何度もお話していますが、おっぱいはお母さんの血液で作られています。ということはお母さんの食事は重要です。

私の子どもはアトピー性皮膚炎で、生後数か月からすごい湿疹でした。ところが、お母さんである私の食事を見直したら、あっという間に湿疹が治りました。ということはお母さんの食事が、赤ちゃんに影響しているということです。

お母さんの食事は和食中心で、歯のバランス（第3章212頁以降参照）で食べるとよいと思います。さらに、油が多いものや砂糖の甘味は控えるようにしましょう。添加物もなるべく含まれていない食品にします。

主食はごはん、おかずはお肉や魚よりも野菜を多く摂るようにします。タンパク質はお肉より魚や大豆製品から多く摂るようにしましょう。歯のバランスで考えると、ごはん：野菜：肉魚は4：2：1です。

おっぱいを与えていると、水分もたくさん子どもに取られていますのでのどもかわきます。水分もたくさん摂りましょう。お水やお茶がよいと思います。カフェインが多いお茶は、母子ともに眠れなくなってしまいますので、麦茶やほうじ茶にしましょう。

●断乳と卒乳の違い

赤ちゃんのほしがる間はおっぱいをあげ続け、必要がなくなったら、自然に飲まなくなってやめてくれることを「卒乳」といいます。これに対し、お母さんのほうからもうこれからはあげませんよと飲ませるのをやめることを「断乳」といいます。

ごはんをたくさん食べるようになり、赤ちゃんのほうがおっぱいを自然に忘れ、卒乳できたらそれが一番楽でよいかもしれません。

断乳する場合でも、ある程度、子どもと相談しながらやめる方向に持っていくほうがよいと思います。カレンダーの日付を指さし、この日になったらやめようねと何日か前に何回か宣告しておきます。そして、その日からおっぱいをやめるのです。急にやめるとお母さんもおっぱいが張って大変ですから、その日までにおっぱいをあげる回数を減らしておきましょう。

桶谷《おけたに》式では、断乳は成長の節目であり、大切なセレモニーとして位置づけられています。母乳をやめる時期を考えるときの一つの目安としては、赤ちゃんがしっかり一人歩きできる頃があげられています。

「今日からはもうおっぱいはありませんよ」という印に、その日が来たらお母さんの乳房に「へのへのもへじ」などの絵を描いて赤ちゃんに見せます。赤ちゃんはびっくりするでしょう。赤ちゃんにとっては初めての試練ですし、お母さんにとっても切ない体験になります。でもこれは、今まで赤ちゃんだったわが子が断乳という試練を乗り越え、乳児から幼児に成長し、自分の力で生き始める一つの節目としての大切なセレモニーなのです。

桶谷式の断乳を試みるのであれば、桶谷式を指導してくれる母乳相談室に通って指導してもらいましょう。

3 食事編

(1) 乳児期～2歳

赤ちゃんの食事は生後4～5か月くらいまではおっぱいやミルク中心です。生後5～6か月を過ぎるといよいよ離乳食を、と考えると思います。何をどのように始めたらよいか、迷いますよね。

気軽にできる方法は「ありあわせ離乳食」です。ありあわせ離乳食というのは、お母さんや家族が食べているものの中から食べられそうなものを取り出して与えることから始めるやり方です（228頁参照）。

お母さんが食べているときにそばに座らせてあげてください。赤ちゃんも食べたくなるでしょう。お母さんも一緒に食べながら離乳食を与えるとよいと思います。

2か月になりました。果汁を始めてもよいでしょうか？

おばあちゃんから、2か月になったので、そろそろおっぱい以外の味を教えたほうがいいから、果汁を始めたらどうかと言われました。与えてもいいでしょうか？

ドクター相澤より

少し前までは生後2か月から果汁を開始してよいとされていました。2か月になったら、おっぱいやミルク以外の味を教えてあげるためという考えです。でもこの考え方は現在では否定されています。果汁はあげるとしても生後6か月を過ぎてからにしてください。6か月以前は腎臓の働きが未熟なため、果汁中のカリウムなどをうまく処理できないからです。

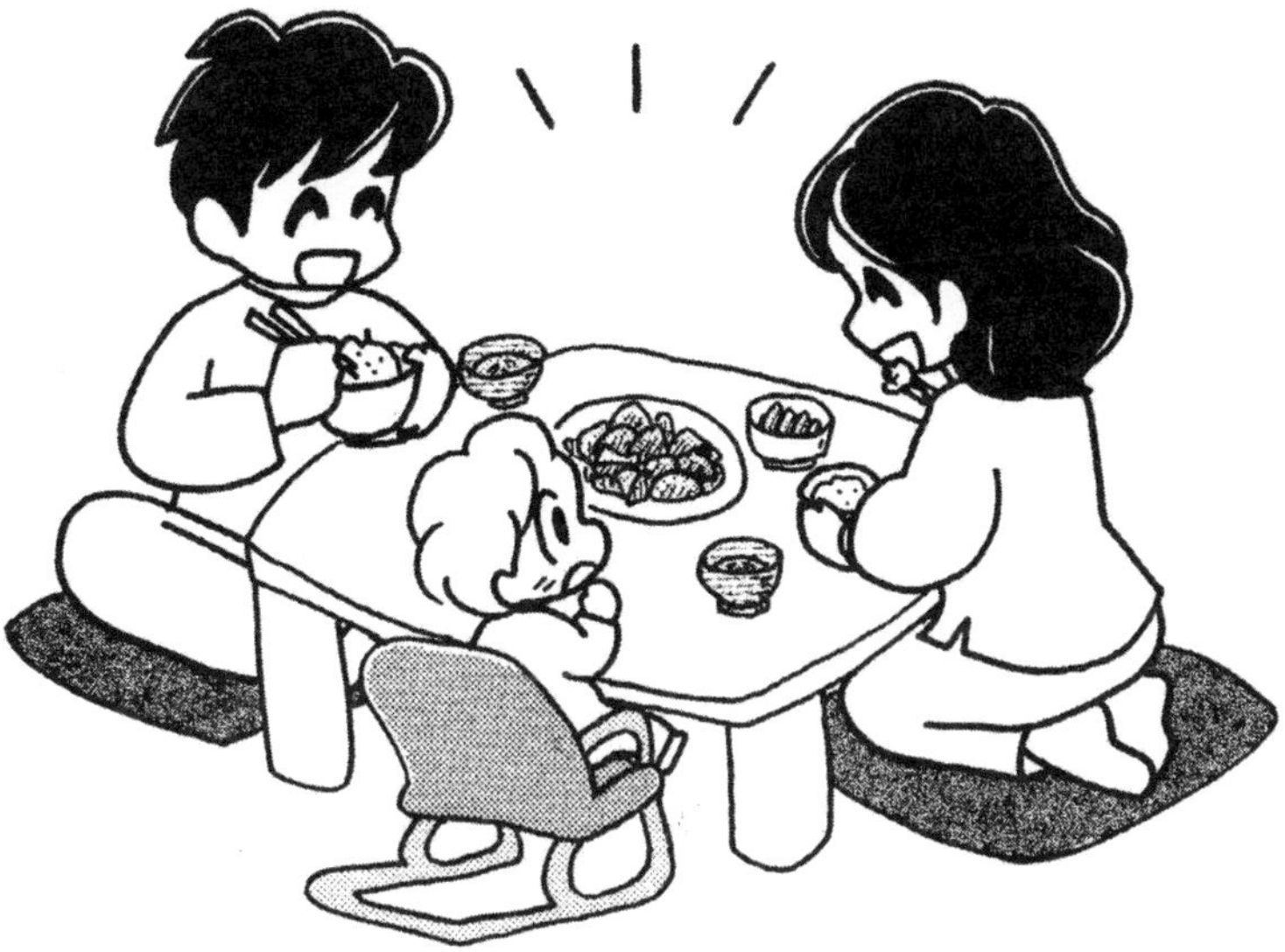

また、果汁は甘くて飲みやすいので、飲みすぎてしまう赤ちゃんもいます。そうなるとおなかがいっぱいで、おっぱいやミルクを飲む量が減り、体重が増えなくなってしまうこともあります。

乳児期における果汁の栄養学的な意義はなく、逆に早く与えることによる弊害のほうが多いので、原則、与えなくていいとされています。

離乳食はいつから始めたらよいでしょうか？

5か月になったので、そろそろ離乳食を始めたいと思います。いつから始めればよいでしょうか？

ドクター相澤より

必ずしも月齢で離乳食の開始時期を決めなくても大丈夫です。赤ちゃんを観察して、お母さんが食べているときに口元をじっと見つめたり、一緒に口をもぐもぐさせたり、よだれがたくさん出たりしていたら食事の開始時期です。月齢で言うと大体5～7か月頃だと思います。

お母さんや家族が食事をするときに、ご機嫌がよさそうなら、一緒の食卓に座らせてあげるといいですね。毎回座らせていると、赤ちゃんが食べたいというサインを出すので、いつ始めたらよいかがわかりやすいと思います。

離乳食、最初は何をあげればよいのでしょうか？　どうやって進めたらよいでしょうか？

離乳食を始めたいのですが、何をどんなふうに与えたらよいかがわかりません。初めてのものは一口ずつあげたほうがよいのでしょうか？

ドクター相澤より

先ほども書いたように、私は「ありあわせ離乳食」をお勧めしています。ありあわせ離乳食というのは、また後で詳しくお話しますが、お母さんや家族が食べているものの中で赤ちゃんが食べられそうなものを選んで一口ずつあげるやり方です。たとえば最初は、味噌汁に入っているダイコンやジャガイモなどがよいと思います。これらの柔らかく煮た野菜を1かけ小皿に取り、スプーンで少し押しつぶして口の中に入れやすい大きさにし、赤ちゃんにあげていきます。

毎日1回、決まった時間にあげなければいけないと、気にしすぎなくても大丈夫です。お母さんの食事ごとにちょっとずつあげてもいいし、ほしがるときにだけあげてもいいでしょう。眠っているときなどはわざわざ起こしてまであげなくてもいいと思います。あげるものがなければ、離乳食をお休みする日があってもいいです。忙しくてお出かけしていたり、外食だったり、余裕がなかったりするときは、おっぱいやミルクですませ、離乳食はお休みにしてしまいましょう。適当に、お母さんのペースでかまいません。

毎回何かしら1口2口ずつあげていると、たくさんほしがるようになると思います。たくさんほしがるようになってきたら、赤ちゃんの分を別に食器によそって用意してあげましょう。おかゆも炊いてあげます。おかゆは小分けにして冷凍にするのではなく、お母さんが1食おかゆのつもりで、毎日炊いてあげましょう。少し月齢が進んでいる赤ちゃん（8〜9か月頃）なら、ごはん粒から始めても大丈夫です。ごはんは水分をたくさん含んでいるので、まだたくさん歯が生えていない赤ちゃんでも意外に食べられます。ごはんを始めるときは、ごはん粒を1粒、赤ちゃんの舌にのせてみてください。ごはん粒が口の中からなくなったら、少しは食べても大丈夫な時期です。毎食スプーン1杯ずつのごはんからスタートしてみてください。1回に2〜3粒ずつ口の中に入れて、1食でスプーン1杯程度の勘定です。この量でもおかゆにしたら、お茶碗半分くらいと思ってください。

おかずは味噌汁の具の野菜を中心に与えましょう。また薄味の煮物などがおかずにあれば、家族みんなで一緒に食べたらいいですね。赤ちゃんにあげる分だけ、スプーンで少しずつつぶしてあげると食べやすくなります。大人と同じ、少し濃い目の味付けの肉ジャガなどを与えるときは、ジャガイモをくずし、中の味の薄い部分をあげましょう。

離乳食をあげようとしても、おっぱいばかりほしがるのでどうしたらよいでしょうか？

離乳食を始めましたが、離乳食をあげようとするとすぐにおっぱいをほしがります。離乳食のほうをなかなか食べてくれないのですが、どうしたらよいですか？

ドクター相澤より

その場合は、まだまだ赤ちゃんとしては、おっぱいやミルクのほうがよいのかもしれません。形のあるものを嫌がるようなら無理に与えず、しばらくはおっぱいやミルクだけにしてください。また気が向いたときにあらためて始めましょう。

ありあわせ離乳食のような形なら、あげてもあげなくてもいいという感じで気楽にできます。

赤ちゃんは眠りたいときやおなかがすきすぎたときはおっぱいやミルクのほうが手っ取り早いので、落ち着いて離乳食を食べてくれないことが多いと思います。寝起きから少したってご機嫌がよいときや、おっぱいやミルクの後1～2時間くらいで小腹がすいたときに与えるようにしてみましょう。

食事のとき、歩き回ってじっと座ってくれません。

食卓の子ども用椅子に座ってくれず、すぐにおりたがります。下におろしてお膳で食べることにしても、歩き回ってじっとしてくれません。

ドクター相澤より

じっとおとなしく座ってお行儀よく食べる赤ちゃんのほうが珍しいでしょう。子どもは歩き回るものだと思ってください。お母さんの膝に座らせて食べさせるほうがちゃんと食べてくれることもあります。お兄ちゃんお姉ちゃんがいるなら、そのうち真似をして座るようになるかもしれません。忍耐強く待ってあげてください。

保育園や幼稚園に行くようになると、意外にお行儀がよくなることがあります。みんなと一緒だとできるんですね。お母さんと二人きりだと甘えてしまうこともあります。子どもも少しずつ学んでいきますから、大変でしょうが、成長を見守っていきましょう。

食べ散らかします。どうしたらよいでしょうか？

離乳食を食べるとき、手でぐちゃぐちゃいじったり、わざと下に落としたりしてきちんと食べてくれません。どうしたらよいでしょう。

ドクター相澤より

存分に気のすむまで、手でぐちゃぐちゃさせてあげてください。子どもは食べ物の固さや、そこに何があるのかを、いじって確認しているのかもしれません。ポイポイ投げたり、ぐちゃぐちゃにしたりするのが遊び感覚で楽しいのかもしれません。お母さんが騒いで反応するのが面白いということもあるでしょう。好奇心旺盛な子どものことです。気のすむまでやらせて、食事の時間を楽しく過ごさせてあげてください。

お母さんが食べるところを見せたり、食べ物を刺し

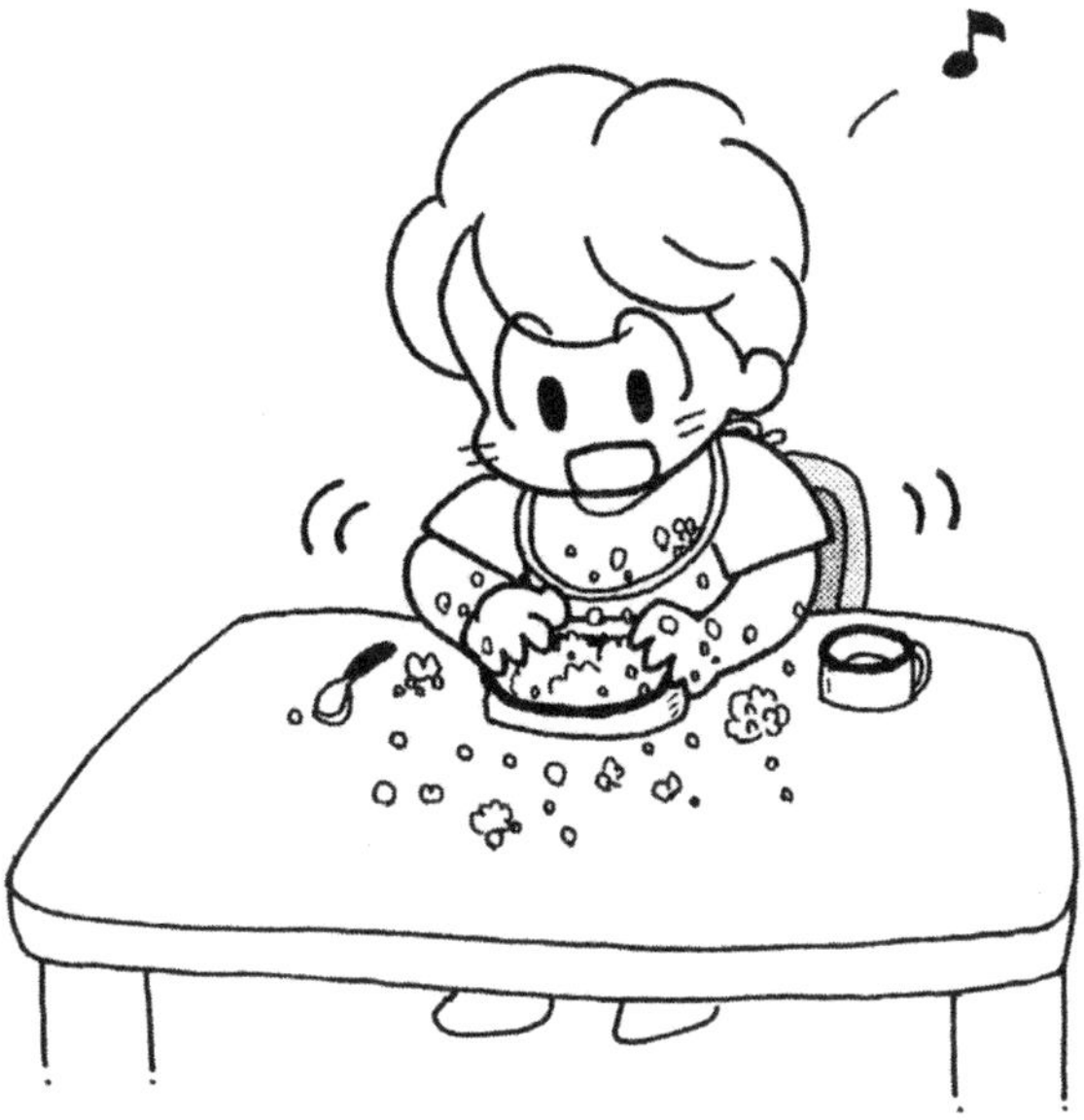

たフォークを持たせたりするのもいいでしょう。子どももだんだんに、食事が何をする時間なのかわかってくると思います。

少しお行儀よくなってフォークを自分で口に持っていったときなど、「上手だねー」とほほえみながら褒めてあげてみてください。そうすると子どももそうするものなのだとわかってきます。

あまりにも散らかすときは、子どもテーブルや椅子の周りにレジャーシートを敷きましょう。古くなったタオルやシーツでもよいですよ。清潔なシートの上なら、投げ落としたものやこぼれ落ちたものを拾って元の容器に戻してあげてもいいと思います。「これは食べるもので大事なものなんだよ」と教えてあげましょう。

しかるのは逆効果です。お母さんが反応すると、余計に楽しくなってやるかもしれませんし、お母さんの怖い顔のせいで食事が楽しくなくなるかもしれません。

楽しく食べることは大事なことです。家族みんなで一緒に食べているうちに、おふざけはそのうちおさまると思います。

固形のものは食べません。何をあげても口から出します。

形のあるものは口から出してしまいます。どろろ状のものは呑み込んでくれますが、少しでも形があると口から出してしまいます。固形物はどのようにあげていけばよいでしょうか?

ドクター相澤より

赤ちゃんが生まれながらに持っている原始反射の一つに「舌突き出し反射（押し出し反射）」というのがあります。これは舌に形ある物が触れると押し出そうとする反射です。要するに、おっぱい以外のものは押し出す反射で、危険なものを口の中に入れないために人間に生物的に備わっている反射なのです。通常この反射は、生後4か月頃には消失します。

しかし、この舌突き出し反射の消失時期には個人差があって、5～6か月頃まで残っている赤ちゃんもいます。このような赤ちゃんの場合は、まだおっぱい以外のものは口の中に入れたくない時期と考えます。焦らず、数か月待ってから、また離乳食を再開するとよいでしょう。

ただこの時期を過ぎても、どろどろ状のものしか呑み込めず、いつまでたっても固形のものを食べてくれないという場合は困ったものです。お母さんもどうしたらいいか悩みますよね。まず、ダイコンやニンジンなどの根菜類やイモ類を中心に、少し形のあるものを柔らかく煮て口の中に入れてあげましょう。おイモなど少々甘味があるもののほうが食べてくれるかもしれません。しゃぶるようにスティック状にして持たせてみるとよいかもしれません。

おっぱいのほうをまだまだたくさん飲みたい時期は、無理に離乳食を進めなくても大丈夫です。

離乳食を再開するまでの間に、ありあわせ離乳食のやり方に従って、味噌汁の具の野菜などをときどき口の中に入れて、舌突き出し反射が消失してきたかチェックしてみるとよいと思います。また、だし用のコンブやスルメイカなど、丸呑みできなくて噛みごたえのあるものをしゃぶらせてみるのもよいかもしれません。これはかみかみの練習になります。

スプーンなどを持ちたがります。いつから自分で食べる練習を開始するのですか?

まだ、自分で食べられないのに、スプーンやフォークを持ちたがります。持たせるとこぼすので、できればあまり持たせたくありません。このまま持たせてよいのでしょうか？　いつから自分で食べる練習をしたらよいですか？

ドクター相澤より

持ちたがるのであれば、持たせてあげましょう。ときどきお母さんが手を添えてあげて、口まで一緒に持っていってあげましょう。一人でやりたがるのであればやらせます。お母さんも違うスプーンを持って口に食べ物を入れてみせてください。だんだんに自分でできるようになります。やりたがるのにやらせないで取り上げてばかりいると、何も自分ではやろうとしなくなります。

手づかみ食べはやめさせたほうがよいでしょうか?

目の前にあるものは何でも手でぐちゃぐちゃにします。口の中に入れることもあるのですが、食べ散らかします。もう少しきれいに食べられるようにスプーンやフォークを持たせ、手づかみ食べをやめさせたいのですが、どうすればよいでしょうか？

ドクター相澤より

手づかみ食べは、自分で食べられるようになるための第一歩です。やらせるようにしましょう。原始時代はきっとみんな手で食べていたのでしょうから、これは自ら生きていくために必要な、大事な動作なのです。

手づかみ食べをやらせつつ、そのうちスプーンやフォークを持たせてあげてください。

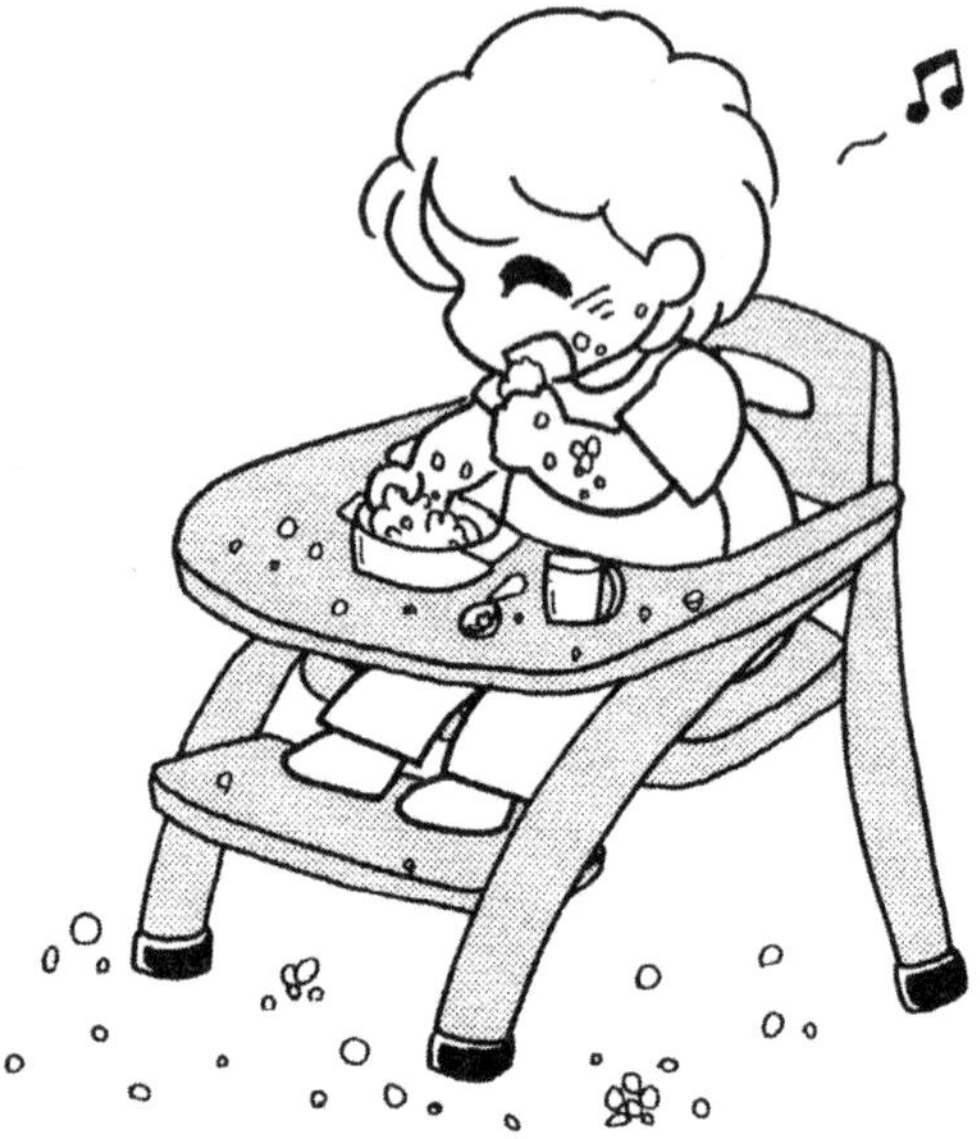

アドバイスの視点

●ありあわせ離乳食について

ありあわせ離乳食については第3章でも詳しくお話しますが、簡単に言えば、特別な赤ちゃん用の献立で作らず、日常的な家族の食事から少しずつあげる方法です。家族の食べているもので食べられそうなものから、1口ずつ入れてあげます。ある程度食べるようになってきたら、おかゆを炊いてあげます。その場合も、おかずはみんなと同じもので大丈夫です。この方法なら、離乳食作りに特別な時間を割くことがないので、ストレスなく続けられます。

たとえば、他の家族のおかずが筑前煮だとします。でも赤ちゃんにあげるのは、鶏肉の油も気になるし、味付けが濃いような気がして心配かもしれませんね。そういう場合は、その中のニンジンをくずしてください。中のほうは味が薄いはずです。その部分をあげるのです。味噌汁の具の野菜などはそのままあげても大丈夫です。よっぽど濃い味の味噌汁でなければ、気になるほどの塩分は含まれていません。

●お行儀よく食べるのは

お行儀よく食べる赤ちゃんはなかなかいません。食事中に歩き回るのも普通のことです。ぐちゃぐちゃにしたり、食べ物を下に落としたりするのも赤ちゃんにとっては当たり前のことです。

ぐちゃぐちゃにして、いろんなものを食べ散らかして、そのうち食べ方がわかるのです。みんなが食べているのを見て学んでくれるのです。

どんな赤ちゃんでも2歳くらいになるとちゃんと座ってくれるようになるものです。2歳でもまだ歩き回っている子は、3歳になったら座ってくれるようになると思います。

●家族と一緒に食べよう

赤ちゃんだけに離乳食という特別な献立を特別な時間に設定して与えることはやめましょう。家族と一緒の食事の時間帯に、同じ食べ物を一緒に食べるようにしましょう。家族みんなで食事する中で、赤ちゃんが食事の楽しさや食べ物を口に運ぶという動作を自ら学べる環境を作りましょう。

(2) 幼児期

ごはんばかり食べて、おかずを食べてくれません。

ごはんはよく食べますが、おかずを食べてくれません。バランスよく栄養が摂れるように工夫しておかずを作っていますが、あまり食べてくれません。どうしたらおかずを食べてくれるでしょうか?

ドクター相澤より

小さい子どもはおなかの容量は少ないですよね。だから生きていくために必要なものを知っているのです。ごはんをしっかり食べるとエネルギーになります。

ごはんを食べているのはよいことです。具だくさんの味噌汁にして、味噌汁を好む子どもにしましょう。味噌汁にすると野菜がたくさん食べられます。

手作りふりかけもよいかもしれません。ちりめんジャコ、ゴマ、青ノリや刻みノリ、カツオ節、桜エビなどを用意しておいてください。それらを使えば、何でもふりかけにできます。たとえば、ダイコン葉やコマツナをゆでたものを細かく刻み、ちりめんジャコか桜エビと混ぜて炒めます。刺身などが残ったときはゆでて水を切り、細かくしてゴマやおかかと混ぜ合わせます。こんな感じで、結構、何でもふりかけになります。味が足りないときは塩や醤油を少し加えてください。この手作りふりかけだけでも、バランスのよいおかずになりますよ。

炊き込みごはんや炒めごはんにしていろいろごはんの中に混ぜてみてもよいかもしれません。おにぎりにして、中におかずを入れてもいいですね。

おかずしか食べません。ごはんも何か味を加えないと食べてくれません。

ごはんを食べないでおかずばかり食べます。白ごはんのままだと食べません。ふりかけかつくだ煮と一緒だと食べるのですが、ごはんだけだと食べません。

ドクター相澤より

大好きなものがあると子どもは好きなものから食べます。そうするとおなかがいっぱいになって、容量が小さい子どものおなかにはごはんが入りません。おかずの種類や量を、最初から少なくしておきましょう。

子どもの大好きなご馳走に相当するもの、たとえば鶏のから揚げ、エビフライ、焼き肉などは日々のおかずではなく、数週間に1度くらいの頻度にします。日々のおかずは野菜をたっぷり使った煮物系のおかずにしましょう。

前述した炊き込みごはんや手作りふりかけなどを

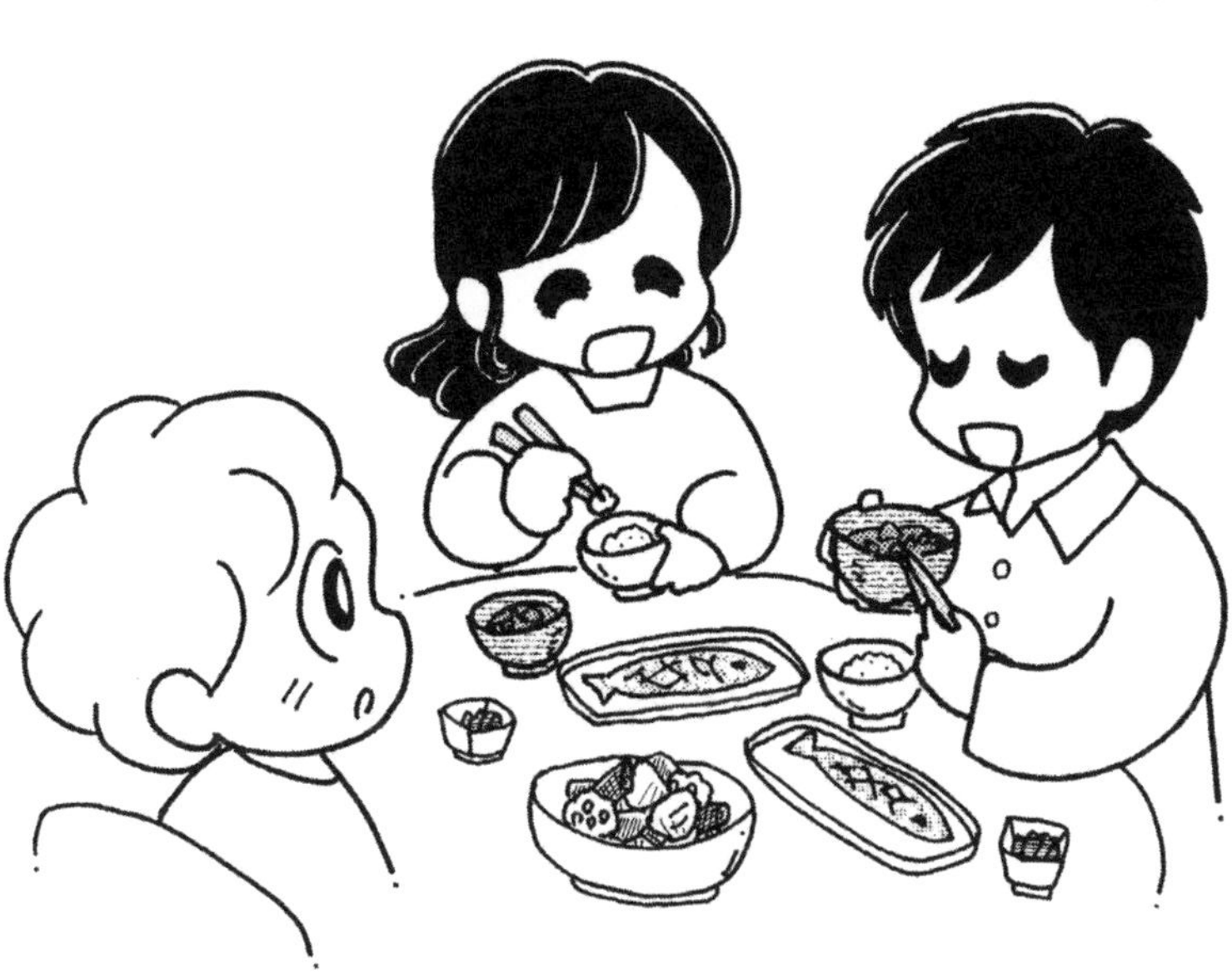

作ってあげると、おいしくごはんが食べられると思います。

家族も一緒に食べて、大人が何でも食べる姿を見せてあげてください。お父さんもお母さんもごはんをたくさん食べましょう。お父さんやお母さんがおかず中心の食事だと、子どもはそれを真似します。

偏食があります。緑の野菜を食べません。

偏食があります。ピーマンやホウレンソウなどの緑の野菜はまったく食べません。炒め物に混ぜたりしても、それだけよけて食べています。お魚も食べません。

ドクター相澤より

緑の野菜を食べないだけならそれほど心配いりません。子どもは色で本能的に食べ物を判断します。黄色や赤は、甘い、熟れている、食べ頃、エネルギーになると本能で感じています。だからおイモやカボチャは甘いし、子どもが好きになる食べ物です。これに対し緑色や黒っぽい色は、苦い、青臭い、まだ熟れていない、食べ頃ではない、毒のようなからだにはよくないもの、と本能で感じるのです。だからネギ、ピーマン、ホウレンソウなどの野菜を、子どもはあまり好きになりません。

大きくなるにつれて、毒ではないことがからだでわかってくるので、だんだん食べられるようになります。お母さん、お父さんはどうですか？　小さい頃嫌いで食べられなかったものが、大きくなるにつれて普通に食べられるようになっていませんか？

それでも、いくつかどうしても食べられないものが残ります。それは仕方ありません。緑の野菜が食べられなくても、海藻類が食べられれば大丈夫です。嫌いなものの代わりに栄養を補給できる食べ物はいくらでもありますよね。嫌いなものを無理して食べていると食事が楽しくなくなります。多少の好き嫌いなら目をつぶりましょう。

それから、お母さん、お父さんが好き嫌いばかりしていたらだめですね。子どもは真似します。お父さん、お母さんが嫌いなものは食卓に並ばないから、そもそも好きにも嫌いにもなれないかもしれませんね。

あとは料理法を変えたり、一緒に作ったり、野菜などを、プランターでかまいません、一緒に育てたり。そんなちょっとしたことで子どもは食べるようになります。

味付けの濃いもの、油っぽいもの、甘いものは誰でも好きになります。あまり小さいうちに食べさせると、そちらのほうが好きになって、野菜などを食べなくなることもあります。

また、野菜もちょっとこだわって有機無農薬などにすると味がよくなって好きになることがあります。魚も新鮮なものをあげてください。おいしさが違います。加工品に含まれる添加物にも気をつけましょう。添加物の味付けが好きになってしまうと、本物の食べ物のおいしさがわからなくなります。

嫌いだからといって食卓に出さなくなると、食べる機会もなくなります。嫌いだと知っていてもたまには出して、周りの大人たちがおいしく食べるようにしましょう。

自分で食べてくれません。いつまで食べさせてあげたらよいのでしょうか？

もうじき3歳になりますが、自分で食べてくれません。スプーンもフォークも持ちますが、すぐに食べさせてくれとせがみます。どうやったら自分で食べるようになるでしょうか。

ドクター相澤より

手づかみ食べもオーケイにしてあげましょう。食べやすいように、ごはんは小さなおにぎりにしてノリで巻いておいてあげるとか、おかずも食べやすい大きさにして、そばに並べてあげてください。食べやすい大きさにした根菜類、たとえばニンジンなどをフォークに刺して持たせてみましょう。一人で口に持っていったら最高のほほえみ顔で「えらいねー」「すごいねー」「一人で食べられたねー」と声をかけてあげましょう。自信がつくと自分で食べようという気持ちがわいてきます。

いつまでも赤ちゃんでいたいという時期もあります。

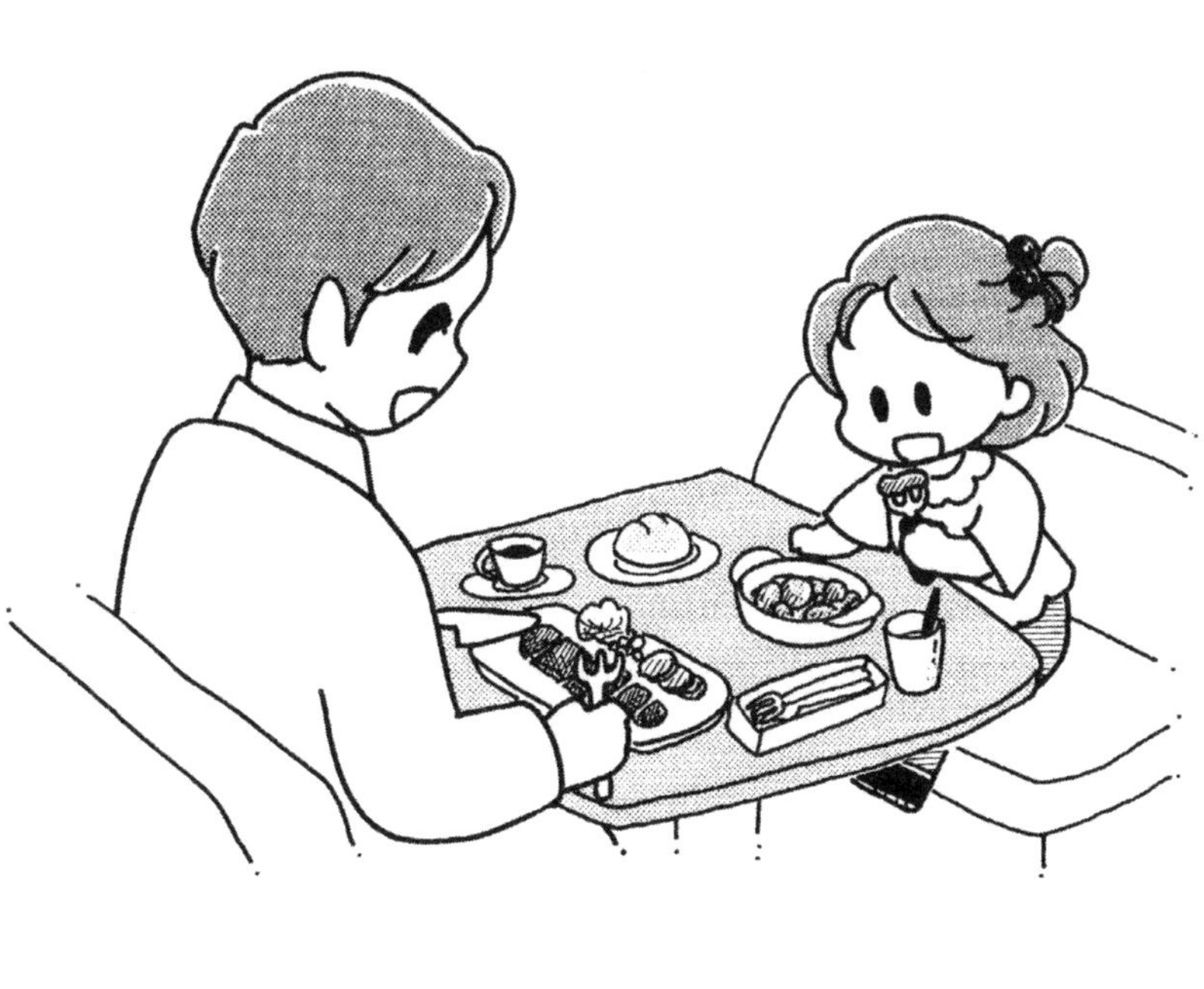

特に下の子が生まれたときなど、余計にお母さんの手を煩わせることもあると思います。そんなときは赤ちゃんのように甘えさせてあげてください。

小食です。食べるのに時間がかかります。

いつも小食です。おなかがすいているはずなのにあまり食べません。食べたいものも少なく、意欲がないようです。食事にいつも1時間くらいかけていますが、用意した半分も食べてくれません。

ドクター相澤より

体重は順調に増えていますか。身体発育曲線（33頁参照）に当てはめてみて、小さくても小さいなりに成長していれば、問題ありません。半分しか食べないと思う量が、その子どもにとっては適量なのです。

体重の増えが悪いようなら、なんとか食べさせたいですね。間食も利用しましょう。

子どものおやつは4回目の食事と考えてください。おやつはお楽しみのお菓子類を与えるのではなく、「小さな食事」にしましょう。焼イモやおにぎり、ノリ巻きやうどんみたいなものでもよいです。一緒に楽しみましょう。

食事を食べてくれないと、せっかく作ったのにと悲しくなりますよね。食べさせようと必死のお母さんの表情が、子どもにはちょっと怖いかもしれません。本当に食べさせたいと思う量の半分から3分の2程度を目標にしましょう。半分食べられたらよし、3分の2食べられたらすごーいと思う気持ちになりましょう。あとは家族で楽しく食べるようにしましょう。

少ししか食べない子どもで、食後少ししてから、決まって「おなかすいた」と言う子もいるかもしれません。そんなとき、「だからちゃんと食べなきゃダメでしょう」としからないでください。そのときはそれでおなかがいっぱいだったのです。食事の残りをあげるか、小さな食事としておにぎりやおイモを追加してあげてください。

遊びは足りていますか？　運動不足だとおなかがすきません。昼間は公園などで思いっきり遊び、買い物

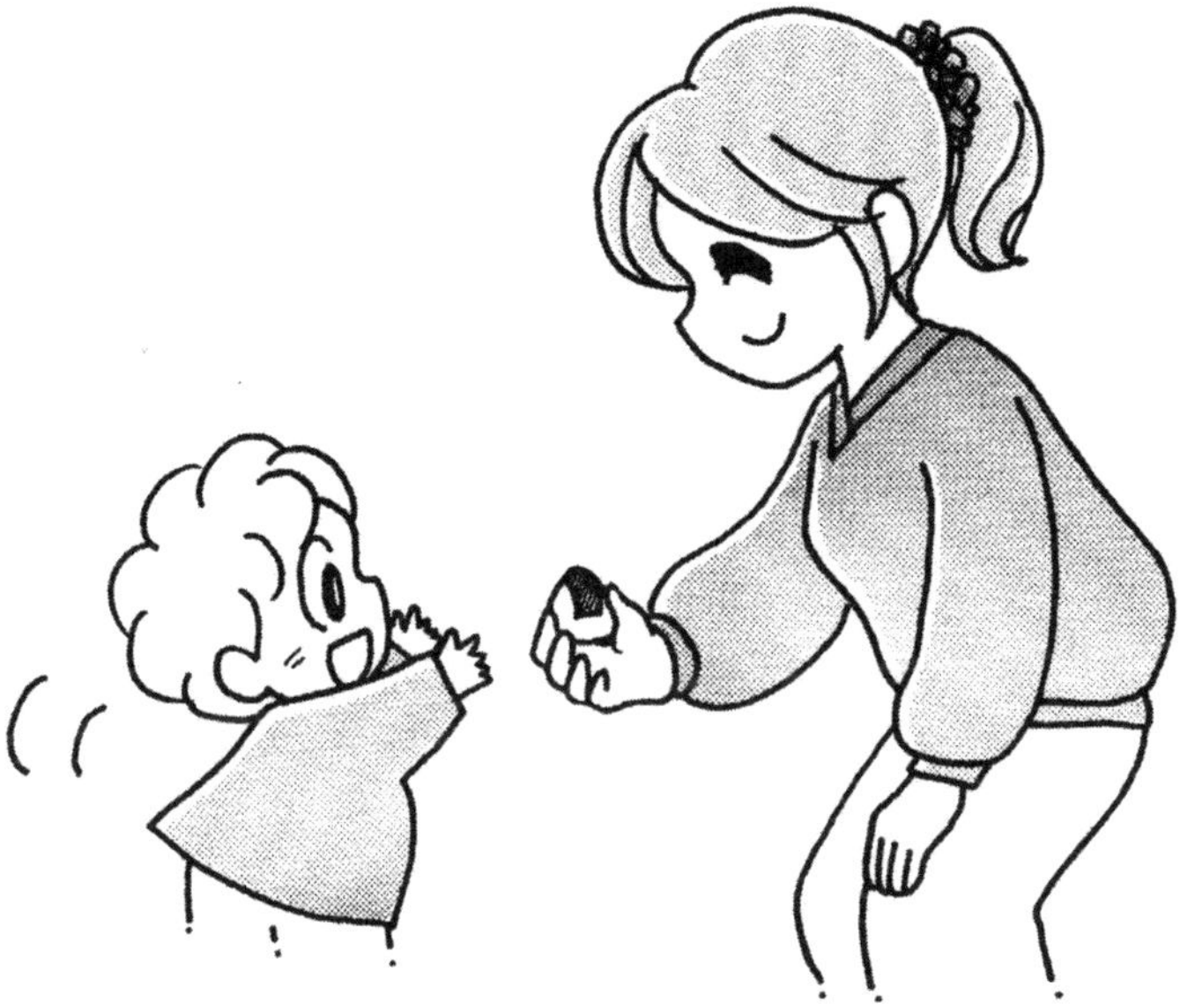

などにも連れていき、たくさん歩かせてください。公園にお弁当を持っていって食べるとよいかもしれません。気分が変わると意外と食べてくれます。

食事と食事の間に果汁などの甘い飲み物や牛乳などを与えていませんか？　甘い飲み物やカロリーがある飲み物は血糖値をあげてしまうので、からだはおなかが満たされていると勘違いしてしまいます。その結果、食事どきにおなかがすかなくなるのです。普段の飲み物は水かお茶にしましょう。もちろん野菜ジュースや清涼飲料水、イオン飲料（スポーツドリンク）もいけません。それらの飲み物も糖分がたくさん入っています。

柔らかいものしか食べません。固いものはすぐに出します。

柔らかいものしか食べません。少し形がある食べ物は口から出してしまいます。どろどろ状になっているものは食べます。お菓子だと少々固くてもせんべいは食べます。おかずは固いと食べてくれません。

ドクター相澤より

離乳期に柔らかいものを与えすぎたのかもしれませんね。でも、ここで後ろ向きになっても駄目です。形あるものを少し小さめにして、始めましょう。

ダイコンなどの根菜類を柔らかく煮たものを、スプーンで食べやすい大きさ1～2㎝程度にして、口に入れます。また、スティック状にした野菜などを持たせてあげてはどうでしょう。かじる楽しさを教えたいですね。大人がお酒のつまみにするスルメイカなどを持たせてみましょう。できればお母さんも一緒にかじってみて。真似するかもしれません。

豆類などもいいでしょう。ソラマメやエダマメはおいしいと感じるかもしれません。柔らかくゆでてあげましょう。野菜の中でもちょっと甘味があるもので練習するといいですね。

食事を一生懸命食べないで、おやつばかりをほしがります。

食事をあまり食べてくれないので、その後おやつをあげるようにしていたら、おやつばかりをほしがるようになりました。食事をたくさん食べさせたいのですが、どうしたらよいでしょう？

ドクター相澤より

悪い癖を作ってしまいましたね。おやつで「おいしいもの」をあげすぎたせいかもしれません。おやつで与えるものは小さな食事にしましょう。おにぎりとかおイモをおやつにする習慣にします。

すでに「おいしい」おやつをあげてしまっていると、今さらおにぎりに変えても食べないかもしれません。そんなときは、一緒におやつ作り！　ごはんやおイモを使った自然な甘味のお菓子を作ります。ごはん、サツマイモ、ジャガイモ、エダマメ、リンゴなどを利用したおやつを考えます。市販のお菓子など（いわゆる「おいしい」おやつ）ではなく、ごはんやおイモがおいしいと感じる味覚を作りましょう。

ふかしたサツマイモをつぶして、ラップでくるんで茶巾にしたり、甘味を加えたいときはリンゴを一緒に煮たり、ふかしたジャガイモに塩を振るだけでもおいしいものです。そんなおやつだったら、ごはんのおかずにしてもいいですね。せんべいがほしいときは、ごはんをつぶして丸く平らにしてオーブントースターなどでちょこっと焼き目をつけます。醤油とみりんでできたタレをぬってもおいしいですよ。

食事の時間に、きちんと家族一緒に食べるという習慣はくずさないようにしましょう。そして昼間は外でからだを使って遊び、食事の時間におなかがすくようにしましょう。


子どもにバランスよく食べさせるには、どのようにしたらよいでしょうか？

バランスよく食べさせるようにしたいのですが、どのようなバランスで食べたらよいでしょうか？

ドクター相澤より

歯のバランスで考えるとよいと思います。詳しくは第3章（212頁以降）で説明しますが、先に簡単に説明すると次のとおりです。

動物は食性によって歯の形が違います。人間は、穀物：野菜：肉魚を噛み切るための歯が、本数で言うと4：2：1の割合でそろっています。この割合で考えると、ごはんを全体の半分よりやや多め、おかずのうち野菜を3分の2、肉魚を3分の1食べるのが、人間の食性だということになります。

食事を作るときは、メインのおかずばかり気にするのではなく、ごはんをいっぱい食べられるようなおかずにするとよいですね。

アドバイスの視点

●味覚を育てる

人間には五味と言われる味覚があります。「甘味」「うま味」「塩味」「酸味」「苦味」です。「甘味」「うま味」は炭水化物、タンパク質の味で、生きるための重要なエネルギーになるので、基本的には誰でも好きになる味です。「塩味」もミネラルの味なのでからだに必要なもの、人間が一般的に好む味です。他方、「酸味」「苦味」は腐敗したものや毒を感じる味でもあります。片方は生きていくために必要なものがわかるための味、もう一方はからだに危険なものを感じ取る味ですが、いずれも人間のからだには必要なものです。

でも、幼児期にわかりやすい「甘味」や「うま味」、味付けの濃いもの（「塩味」）ばかり覚えてしまうと、「酸味」「苦味」がわからなくなってしまいます。たとえば市販の洋菓子やインスタント食品ばかり食べさせていると、自然の食物に含まれる「苦味」や「酸味」のおいしさがわからなくなってしまうのです。

離乳期から薄味、素材の味を教え、五味それぞれの味がわかるように育てるのが理想です。たとえばダイコンには辛いような甘味、ニンジンには臭みのあるほろ苦い甘味、柑橘類は酸味のある甘味があります。薄味でそれぞれの味を覚えさせてください。醤油や味噌などの調味料も、適切な分量なら薄味の塩味ですよね。砂糖の味や油っぽいおいしいものの味は、あまり早くから教えないようにしましょう。

●歯のバランスで食べる

第3章（212頁以降）を参照してください。歯のバランスで食べると便秘もしなくなります。歯のバランスで食べることを小さいうちから覚えさせるようにしましょう。

●子どもに偏食はない

子どもには基本的に、偏食はありません。緑色のものや黒っぽいものは本能で嫌う色。甘いものや油っぽい「おいしいもの」はエネルギーになるので、本能で好むものです。子どもがイモやカボチャが好きで、ホウレンソウが嫌いなのは当たり前なのです。緑色や黒っぽい野菜もそのうち食べるようになるので心配しないでください。

また、子どもは甘いものや油っぽいものを好むので、そちらばかり与えていると、余計に、少し苦味のある野菜などを食べなくなってしまいます。薄味にして素材の味を覚えさせるようにしましょう。そして、甘すぎる砂糖や、揚げ物などの油ものを与えすぎないようにしましょう。

●よく噛むことの大事さ

よく噛むことは大切です。噛むと唾液がよく出ます。唾液には消化の働きを助ける酵素や食べ物の毒性を減らす物質が含まれています。がん予防の効果もあると言われます。よく噛むことで味覚も発達し、脳も活性化すると言われます。

噛むことの大切さを表わす標語があります。『ひみこの歯がいーぜ』です（８０２０推進財団より）。

ひ：肥満予防。よく噛むことで肥満を予防します。

み：味覚が発達します。よく噛んで味わうと食べ物の味がよくわかります。

こ：言葉の発音がはっきりします。よく噛むと口の周りの筋肉をよく使うので、表情がよくなり発音がしっかりします。

の：脳の発達を促します。よく噛むことで脳細胞の働きを活発にします。

は：歯の病気を防ぎます。よく噛むと唾液がたくさん出て口の中をきれいにします。歯周病の予防にもなります。

が：がんの予防。唾液中の酵素には発がん物質の発がん性を消す働きがあります。

い：胃腸の働きを促進。よく噛むと消化酵素がたくさん出て、胃腸の働きを助けます。

ぜ：全身の体力向上と全力投球。歯を食いしばることで力がわきます。

ぜひ、よく噛む習慣を身につけさせましょう。離乳期から、柔らかいものは早めに切り上げて、形あるものを食べさせる習慣を作りましょう。

4 排泄編

(1) 乳児期～2歳

生まれたての新生児は、血液をろ過しておしっこを作る腎臓が未熟です。だから新生児期の赤ちゃんのおしっこは、無色透明に近い薄黄色。膀胱が小さく、おしっこをためられる量も少ないので、少しずつ頻繁に排尿し、1日に10～20回も排尿します。

生まれてすぐの頃は、黒くて緑がかった色をした「胎便」が出ます。これはお母さんのおなかの中にいるときに飲み込んだ羊水や、お母さんから摂った栄養分のカスが出たものです。数日のうちに黄色い便に変わります。新生児のうちは、便の回数は1日8～10回、哺乳ごとに出ますが、それが普通です。1回哺乳した後、少しずつ分けて出す赤ちゃんもいるので1日に10回以上出る赤ちゃんもいます。

月齢が進むと尿はだんだん濃くなって、まとめて出せるようになってきます。それでも赤ちゃんの間、尿の回数は1日10～15回が普通です。

便も月齢が進むと回数が減ってきて、離乳期後半には1日1～2回、大人みたいに固さのある便に変わってきます。

赤ちゃんの便の性状はいろいろあります。どんな便が普通でどんな便が異常なのかわからないことも多いので、悩みはいっぱいですね。

便の回数が多くて心配です。
生後3か月になりますが、便がまだ1日10回以上出ます。いつから回数が減るのでしょうか？

ドクター相澤より

先ほどもお話したとおり、生まれたての赤ちゃんの便の回数は10回以上です。飲むたびに出ますし、少しずつ分けて出すこともあるので、もっと多いこともしばしばあります。生後3〜4か月を過ぎると少しずつまとめて出せるようになり、1日3〜4回になります。個人差も大きいので、いつまでも回数が多い赤ちゃんもいれば、1日1回くらいになる赤ちゃんもいます。

離乳期に入ると、さらに便をまとめて出せるようになり、1日1〜数回くらいになります。ここも個人差があるので、まだ1日3〜4回の赤ちゃんもいれば、2日に1回の赤ちゃんもいます。

体重が順調に増えていることは、消化管からの吸収がきちんと行なわれている証拠です。体重の増加具合が普通であれば、便の回数が多くても心配はいりません。

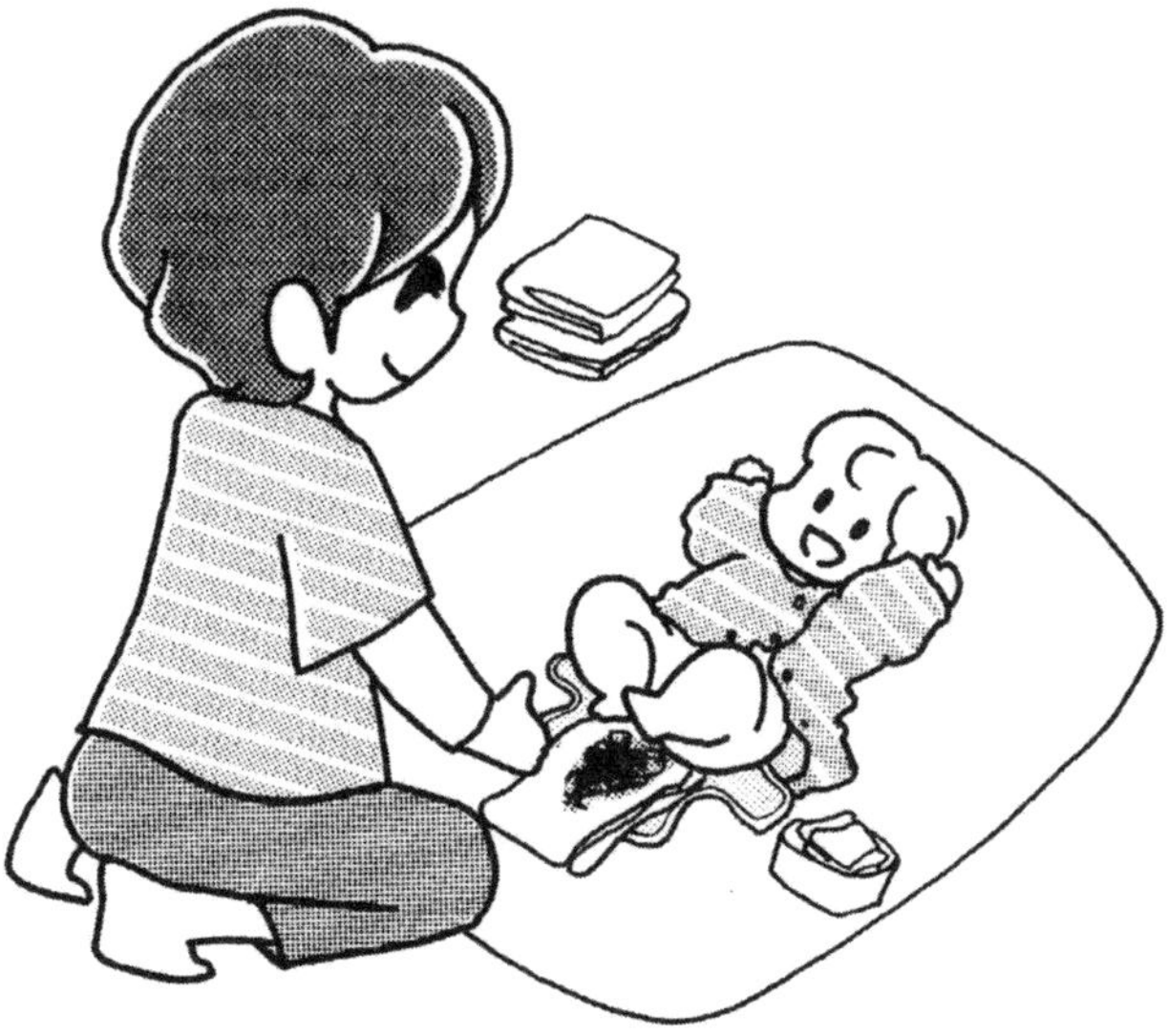

便の色が心配。緑色の便は正常？

便の色が心配です。普段は黄色い便ですが、たまに緑色の便になります。病気でしょうか？

ドクター相澤より

便の色はとても大切です。特に生後間もない頃は、便の色で病気が発見されることもあります。母子手帳に便色カードがついていますので参考にしてください。このカードは平成23年（２０１１年）から胆道閉鎖症チェックのために母子手帳に掲載することが義務付けられたものです。

生後間もないときは胎便なので、黒色の便は心配いりませんが、１週間近くたっても黒っぽい色をしていたり、黄色かった便が黒っぽい便に変わったりしたときは心配です。胃や十二指腸などの上部消化管から出血している可能性があります。かかりつけの医師に相談してください。

白い色の便は病的です。黄色がかった白っぽい便は普通便のこともありますが、白い「米のとぎ汁様」の便はロタウイルスに感染した場合によく見られます。高熱や脱水症状があるときはすぐに病院に行きましょう。

灰色がかった白い便は、新生児肝炎、胆道閉鎖症など肝臓や胆道系の病気の証拠です。生後、黄色い便が出ずに、灰色がかった白い便が続いているときは、先天性胆道閉鎖症の可能性があります。肝臓から腸に胆汁を送る管（＝胆道）がふさがれているか、管自体がない証拠です。生後2か月までに治療を開始する必要があります。必ず医療機関を受診してください。

赤ちゃんの健康なウンチの色は、母乳栄養か人工栄養かでも変わってきます。母乳を飲んでいる赤ちゃんの場合は濃い黄色、ミルクを飲んでいる赤ちゃんでは少し淡い黄色か黄土色に近いウンチになります。

健康な赤ちゃんのウンチは黄色がベースですが、緑色のウンチをする赤ちゃんもたくさんいます。明らかに緑色をしていると心配になると思いますが、大丈夫です。黄色から緑色に変化するのは、便が腸の中にとどまっている時間が関係しています。とどまっている時間が長いと便に含まれている黄色い便のもと（＝胆汁色素）が酸化して緑色になります。また腸内にガスがたまっているとウンチは酸性になるので、緑色に変化します。同じ理由で、緑色のツブツブが混ざることもあります。

赤い色の便は、出血を伴っている可能性が高いです。まだらな赤い血が黄色い便に混ざっているときは、頑固な硬い便のために肛門が切れて出血している場合が多いですが、全体のウンチの色が赤い場合は要注意です。腸重積といって、腸がまくれ込んで腸閉塞を起こす病気があります。これは直ちに処置しないといけない病気ですが、この場合はイチゴジャムのような赤い便が出ます。また、O－157などの病原性大腸菌などの細菌性の大腸炎でも血便になります。血便の場合は、必ず医師に診てもらってください。

便の色が気になるときは、便が入っているオムツごと病院に持参して受診してください。

便がなかなか固まりません。これは下痢でしょうか？

生後10か月になりますが、いつまでもゆるゆるウンチで、なかなか固形になりません。いつ頃固まってくるのでしょうか？　もしかすると腸の病気で下痢便が続いているのでしょうか？

ドクター相澤より

便の性状や回数などは個人差があります。離乳期に入ると、だんだん便をまとめて出せるようになることは先ほどもお話しました。まとめて出せるようになると便の性状もオムツからきれいにはがれるような固形に変わってきます。

離乳期に入っても柔らかいウンチのままの赤ちゃんもいますが、大丈夫なことが多いです。体重が順調に増えていれば、その赤ちゃんにとっては、そのゆるめの便が正常なのです。

便は食べ物の内容によっても変わってきますので、いったん固まってきた便がゆるゆるウンチに変わるときは食べ物をチェックしてみましょう。たとえばヨーグルトや果物などは便がゆるくなります。食べさせすぎないようにしましょう。

便に白いツブツブが混じっています。大丈夫でしょうか？

生後6か月になります。便に白いツブツブ状のものが混ざることがときどきあります。何かの病気でしょうか？

ドクター相澤より

便の性状は、新生児では水様からちょっとねっとり、その後だんだんに泥状になってきます。また、白っぽいツブツブが黄色い便に混ざることがあります。これはおっぱいやミルクに含まれる脂肪とカルシウムが結合したもので、2～4か月頃に見られます。離乳期に入って、便の回数が減ってくる頃には、次第に固まった便に変わってきます。この頃になると消化能力も出てくるので白いツブツブが便に混ざることも少なくなります。

でもなかなか固まらず、軟便ぎみでも、異常ではありません。白い顆粒状の便が5～6か月になっても混ざる赤ちゃんもいます。個人差が大きいのです。それでも、離乳を完了する頃にはオムツからはがれやすい便に変わってきます。

便秘ぎみです。何日まで待って大丈夫？

新生児の頃は大丈夫でしたが、3か月頃から便秘ぎみで、毎日は出ません。現在6か月です。離乳食を始めたら、さらに便秘ぎみになりました。3～4日に1回排便しますが、たまに1週間くらい出ないときがあります。医師に受診するのは何日排便がないときですか？

ドクター相澤より

便が何日以上出ないと便秘なのか、判断に迷うときがありますよね。そういうときは普段の状態と比べてみてください。1日4～5回も出ていたのに、2～3日出ていないのは便秘かもしれません。普段から1日おきの赤ちゃんが数日出なくても便秘で

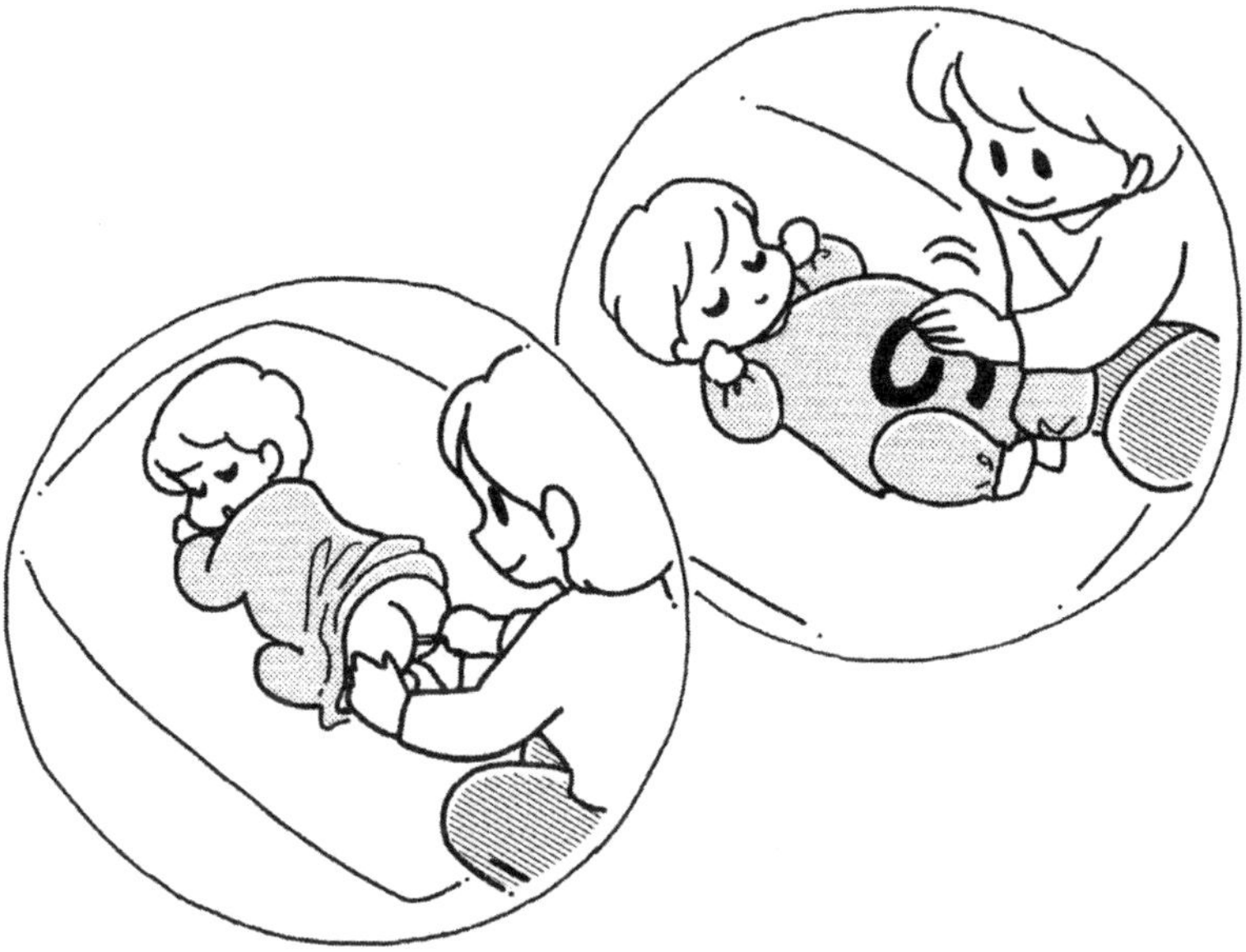

はないかもしれません。
　いきんで顔を真っ赤にして、つらそうで、肛門が切れそうなときは、1～2日出ないだけでも受診しましょう。3日間排便がなくても機嫌よく、たくさん飲んだり食べたりできていたら、もう数日待ってもよいと思います。でも、5日以上排便がないときはやはりお医者さんに相談しましょう。
　下痢や便秘のときは、食べ物と関係があるかもしれませんので、どんなものを飲んだり食べたりしているかメモしておきましょう。おっぱいだけの赤ちゃんは、お母さんの食事内容が関係あるかもしれません。ミルクの赤ちゃんが便秘するときは、調乳濃度が濃い可能性があります。少し薄く作ってみましょう。おっぱいは薄めることができませんので、お母さんの食事を見直しましょう。お母さんがお肉や油もの、甘いお菓子類、乳製品などを摂りすぎているときは少し控えてみましょう。
　離乳期の赤ちゃんの便秘は、食事が進んでおっぱいやミルクの量が減り、水分が足りていないせいかもしれません。汁物やお茶類をたくさんあげてください。ごはんや根菜類は水分を多く含んでいるので、たくさんあげても大丈夫です。

便秘ぎみのときはおへそを中心にして「の」の字にさすってあげてください。下腹部を温めてからさすってあげるとより効果的です。また、オムツを開けるたびに肛門部をマッサージしてあげたり、綿棒の頭の部分を肛門から入れて「綿棒浣腸」をしたりしてみましょう。

オムツに赤い尿のようなものがつきます。大丈夫でしょうか?

ウンチの出る位置ではなく、おしっこが出る位置のオムツに赤いものがつきます。血尿でしょうか? 何か病気があるのでしょうか?

ドクター相澤より

赤ちゃんのオムツにピンク色の細かいツブツブがつくことがときどきあります。これは尿に含まれる尿酸塩という成分が溶けきれずに出てきたものです。

尿が酸性になると尿酸塩が溶けにくくなって結晶成分がオムツについてピンク色になります。時間がたつとレンガ色に変わってきます。尿酸塩の結晶はオムツ全体ではなく一部につきます。

尿酸塩が尿の中に出るのは病気ではなく、赤ちゃんの尿にもともと尿酸が多く排泄されているためです。特に6か月までの赤ちゃんには多いです。

夏場に、汗をよくかいて尿が濃くなることがあります。このようなとき、尿の色が濃い黄色～オレンジがかった色に変わることもあります。このような尿が出るときは、水分が不足ぎみかもしれません。

また、薬を飲んでいるときは、薬に含まれる成分のせいで尿の色が変わることもあります。薬をやめて普通の尿に戻るのであれば心配いりません。

血尿の場合は明らかに血液のような色、コーラのような色になります。この場合は病気の心配がありますので医師に受診しましょう。

いずれの場合も、心配なケースは実際にオムツを持参してお医者さんに診てもらうとよいと思います。尿酸塩か血尿か濃いおしっこなのか、薬のせいなのか、実際に尿検査をしないとわからない場合もあります。

便の中からニンジンが出てきました。消化不良でしょうか?

オムツにした便の中からニンジンのかけらが出てきました。離乳食でニンジンを与えましたが、まだ早かったのでしょうか? もう少し細かくしなければいけなかったのでしょうか? それとも消化不良なのでしょうか?

ドクター相澤より

よくあることです。食べたものがあまり姿を変えないでそのまま便の中に混ざってくることがあります。ニンジンやホウレンソウ、トマトなど、濃い色の野菜が多いと思います。カボチャをたくさん食べるとカボチャ色の便になります。

普段のウンチの中に少量混ざって見える程度なら問題ありません。色の濃い野菜は細かく切ってもすりつぶしても出てきます。仕方ありません。おなかをこわしたわけではありません。多分、かすは出てきても栄養分はちゃんと吸収されていると思います。便自体が普段と比べてかなりゆるめのときは消化不良かもしれません。あまりにも不消化と思われるものは、まだ与えなくてもいいと思います。

布オムツと紙オムツはどう違いますか?

おばあちゃんから紙より布オムツのほうがよいと言われました。布オムツの利点や、紙オムツとの違いを教えてください。

ドクター相澤より

今や紙オムツのほうが当たり前の時代になってきていますね。紙オムツは今のお母さんたちが赤ちゃんくらいの頃から一般的になってきました。でもその頃は、まだ布オムツもよく使われていました。

今の紙オムツはとても性能がいいですね。触った感じが違います。尿で汚れているはずなのに、さらっとしています。濡れているのかどうかさえわからないほどです。そして、コンパクトになりました。オムツを持ち歩いても、昔より少ない荷物ですみます。

紙オムツと布オムツの一番大きな違いは、やはり「感覚の違い」でしょう。布オムツのほうが濡れているとよりはっきり不快に感じます。紙オムツは不快を感じにくいと思います。

吸収力を比べると、紙オムツのほうがより多く吸収できるので何回分かためられますが、布オムツはあまりたくさん吸収してくれないので、こまめに替える必要があります。

経済性を比べると、布オムツは洗濯して何回も使いますから繰り返し購入する費用はかかりませんが、紙オムツは使い捨てなので費用がかかります。他方、布オムツは洗濯するのに手間がかかり、洗濯機を使う場合は電気代・水道代もかかります。紙オムツは洗濯する必要がない代わりに、オムツ替えするごとにゴミが増えます。

素材に関して言うと、紙オムツは不織布というポリエステル、ポリプロピレンなどの合成繊維でできています。これに対し、布オムツは綿100%などの天然素材がほとんどです。お肌の敏感な赤ちゃんには布オムツの天然素材のほうがよいかもしれませんね。

先ほど一番大きな違いは、「感覚の違い」だと言いましたが、紙オムツのほうが赤ちゃんは不快を感じにくくなるので、いつも気持ちよく過ごせます。これは一見いいことのように思えますが、オムツが汚れても赤ちゃんはご機嫌、全然気持ち悪くない……この状態は果たしてよいことでしょうか？　よく考えてみてください。排尿しているのに排尿したと感じない、ウンチをお漏らししているのに気持ち悪くない、それはどうなのでしょう？　尿が出たとき不快に感じること、お漏らしの不快感をからだで覚えることは、これから排泄の自立をしていく赤ちゃんにとって大事なことではないでしょうか。

最近はオムツはずしが遅くなる傾向にあります。以前はあんよができたら、次はオムツはずしでした。だから1歳半くらいからトイレトレーニングを始めたと

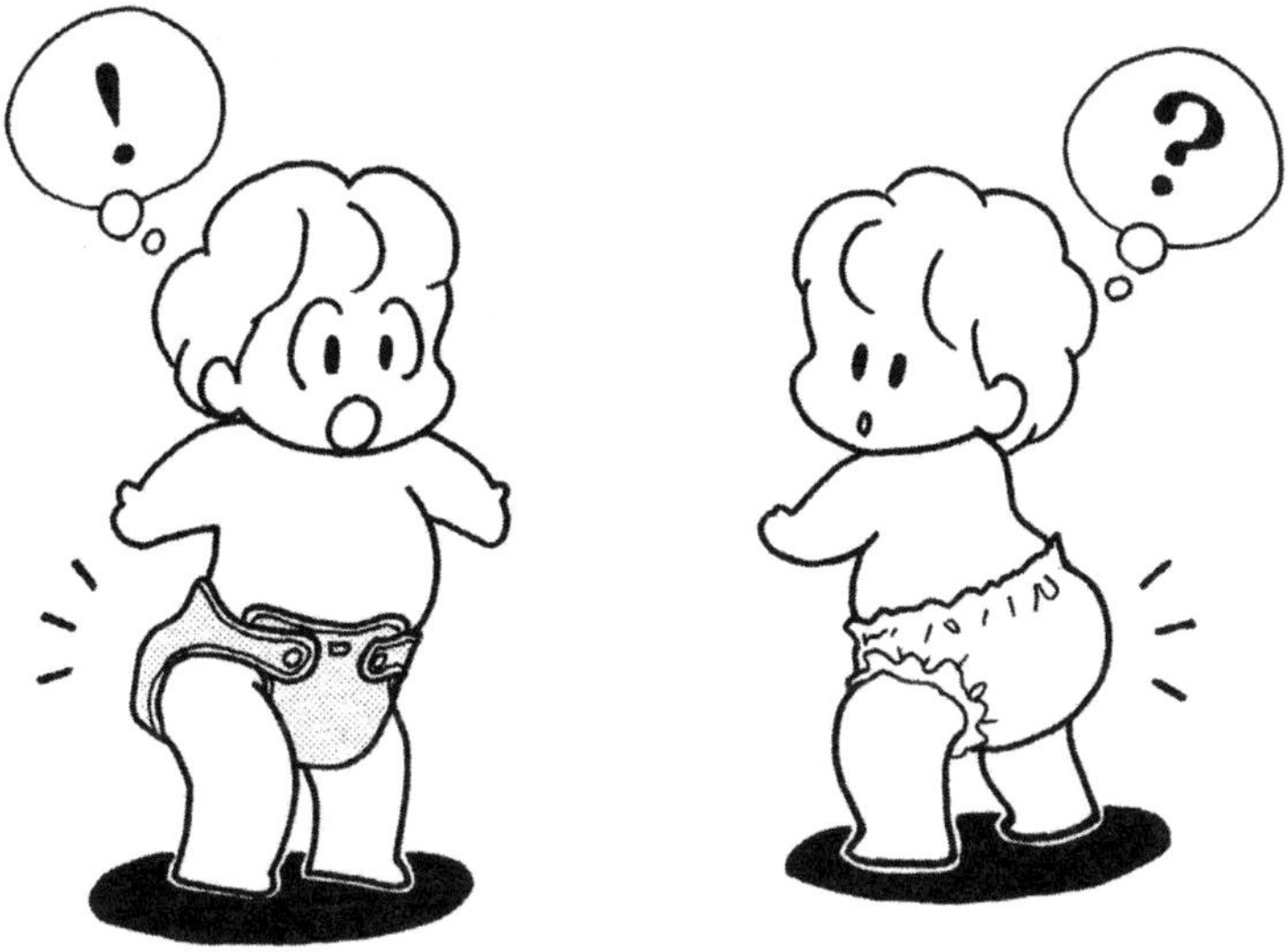

思います。今のお母さんたちが子どもの時代は、2歳前後でトイレの自立をするのが一般的でした。現在では開始が2歳半くらいで、完全な自立は3歳前後でしょうか。

オムツはずしが遅くなったことには、紙オムツの普及が大いに関係していると思います。排泄時に不快を感じることで、赤ちゃんはオムツではなくトイレで排泄したいと思えるようになります。紙オムツの赤ちゃんは、排泄時の不快に鈍感なので、トイレで排泄したいという欲求を覚えにくくなってしまうのです。不快を感じにくい紙オムツよりも、感じやすい布オムツのほうがトイレの自立を促すと言えます。

布オムツのもう一つの利点は、毎回オムツの洗濯をするので、赤ちゃんのウンチやおしっこに触れられることです。ウンチやおしっこは赤ちゃんの健康状態を見るのにも役立ちます。でも、病気のとき、特に感染性胃腸炎などのときは、触らずにくるんで捨てられる紙オムツのほうが衛生的かもしれません。

排尿だけのときは紙オムツをすぐ替えなくてもよいでしょうか？

紙オムツは3回分くらい十分に吸ってくれるし、触った感覚はサラッとしているので、何回かしているかもしれませんが、時間を決めて替えるようにしています。それでよいでしょうか？

ドクター相澤より

オムツ替えは、できれば、赤ちゃんの排尿のタイミングでしてあげてください。紙オムツであっても、できれば1回ごとに替えてあげたほうがよいと思います。尿が出たという感覚はとても大事です。その感覚を赤ちゃん自身がきちんとつかめていたほうが、オムツはずしをするときの自立につながります。

また、お肌が敏感な赤ちゃんは、尿がたくさんしみ込んでいるオムツを長い時間つけていると、かぶれの原因にもなります。

オムツかぶれしやすいのですが、対策はありますか？

昨日まではきれいだったのに、今日オムツを開けたらお尻が真っ赤になっていました。ウンチに気づかずオムツ替えが遅れるとすぐに赤くなります。どうしたらよいでしょう。

ドクター相澤より

お肌が弱い赤ちゃんはオムツの素材を気にしてあげましょう。紙オムツよりは布オムツのほうが、素材として肌にやさしいですね。

でも、布オムツにしていても、替えてあげるのが遅くなればやはりかぶれやすくなります。また、洗剤の成分が残っている状態の布オムツだと肌荒れしやすくなります。柔軟剤や強い漂白剤を洗濯に使わないでください。洗剤もできれば天然のものがよいですが、合成洗剤を使っているのであれば、すすぎの回数をより多くして洗剤の成分が残らないようにしてください。

オムツが湿った状態で長く放置されると蒸れてしま

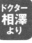

います。排泄に気づいたら早く取り替えてあげましょう。また、ウンチの回数が多いとかぶれやすくなります。

市販のお尻拭きなども余分な成分が入っているので、お肌に合わないことがあります。綿素材のハンカチやタオルのお古などを水で濡らして拭いてあげましょう。ウンチの後はお尻をお湯で洗ってあげたほうがなおよいと思います。

また余裕があったら、しばらくお尻を出したままにして、乾かしてあげるのもよい方法です。

アドバイスの視点

●赤ちゃんの便の性状の変化

赤ちゃんのウンチは成長とともにどんどん変わってきますが、個人差があります。生まれたての新生児は授乳ごとに便が出ます。8~10回くらい出ることもあります。まとめて出せなくて少量ずつ小分けに出す場合もありますから、それ以上の回数のこともあります。

新生児の便は水様からちょっとねっとり、その後だんだん泥状になってきます。

月齢が進むに従って、まとめて出すことができるようになります。3~4か月の赤ちゃんだと4~5回でしょうか? それより多いこともありますし、1日1回のこともあります。すでにお話したとおり、ツブツブとした白っぽいものが黄色い便に混ざることがありますが、これはおっぱいやミルクに含まれる脂肪とカルシウムが結合したものなので心配いりません。

離乳期に入ると、便の回数が1日1~数回に減り、次第に固まった便に変わってきます。この頃になると消化能力も出てくるので、白いツブツブが便に混ざることも少なくなります。便がゆるゆるでなかなか固まらない赤ちゃんもいますが、異常ではありません。前からお話しているとおり、便の性状も個人差が大きいのです。母乳の赤ちゃんの場合は、ミルクの赤ちゃんより若干柔らかめのことが多いです。離乳が完了する頃には、オムツから便もはがれやすくなってきます。

便の色に関してはお悩みの答えのところ（64~65頁

参照）でお話しました。病気の発見のためには観察が大事です。前述の母子手帳についている便色カードを参考にしてください。

●赤ちゃんの尿の変化

生まれたての赤ちゃんの尿は無色透明に近い薄黄色です。少しずつ、何回もします。泣くたび、哺乳のたびに、排尿するかもしれません。

月齢が進むと尿も少しずつまとめて出せるようになります。そうすると尿の色も少し濃くなります。それでも、薄黄色が普通です。

新生児期に黄疸が強いと尿の色も濃くなります。この場合は、病気の可能性が高いので、受診が必要です。治療の必要がない母乳性黄疸でも、多少尿の色が濃くなります。黄疸の状態がなくなると薄黄色に戻ります。

脱水症になると尿が濃くなり、においもきつくなります。この場合、色はオレンジ～褐色になります。

尿酸塩の色でピンクっぽい赤色になることはお話しました。それ以外にも、すでにお話したとおり、病気で尿の色が変化することがあります。お母さんは日々赤ちゃんのウンチやおしっこを見ているので、気になるおしっこやウンチのときは、かかりつけ医に相談してくださいね。

●排尿、排便の感覚の形成

赤ちゃんの間に、排尿や排便の感覚が形成されてきます。最初はたまれば出るという状態だったのが、尿意や便意を感じて出すようになります。つまり、最初のうちは、尿意・便意の直後に出すという状態ですが、年齢とともに、尿意や便意を我慢して、出してもよい場所で出す、というふうに変化してきます。これが排泄の自立です。

夜間でも、尿意を感じたら起きて、トイレで出すことができるようになります。これで夜尿（おねしょ）はなくなるわけです。

赤ちゃんの時期に排尿・排便の感覚がよくわかること、つまりオムツでの排泄に不快を感じられることは、この自立のためにとっても重要です。濡れたら気持ち悪い、便が出てお尻の周りにあるのが気持ち悪い、そのように感じることは自然ですよね。

おしっこやウンチをして泣くのは、気持ち悪いからです。出ましたよ、替えてくださいよというサインです。そのサインをキャッチしたら、すぐに不快感から解放してあげましょう。これが排泄の感覚を磨くためにはとても重要なことです。

出たままでも気持ち悪くない、これは困った状態です。これが紙オムツの一番の欠点ですね。以前は紙オムツでも不快感があったのですが、最近では製品がよく開発されていて、まったく不快に感じません。寝たきりのお年寄りにはよいと思うのですが、これから排泄の自立をしなければいけない赤ちゃんにはよくないと思うのです。いずれにせよ、出たらすぐに替えてあげましょう。

夜間、自立ができなくて夜尿が続いてしまうのは、紙オムツに頼りすぎるためかもしれません。おねしょで布団を汚してしまうことを心配して、紙オムツなら安心だろうと、オムツをはずさないでいるお母さんもいるでしょう。でも、排尿しても不快感なく朝まで起きずに眠れるということは、必ずしもよいこととは言えないのです。夜中でも目が覚めたら必ずオムツチェック、授乳のたびにオムツを見て、1回でも出ていたら替えてあげましょう。

これが排泄の自立に向けて、感覚を磨くことにつながります。

●よい便にはよい食事

生きていくためには食べなければいけません。食べて栄養分をからだに吸収し、食べかすやからだに不要なものはまた体外に出します。これが食事と排泄という、毎日の営みです。

離乳期前の赤ちゃんの主な食事は、おっぱいかミルクです。ミルクは内容が一定しています。母乳はお母さんの血液ですから、お母さんの食べ物が関係してきます。

離乳期に入った赤ちゃんは、赤ちゃん自身の食事の内容が関係してきます。

よい便がきちんと出る習慣にするために、食事はとても重要です。赤ちゃんだけではなくおっぱいをあげているお母さんの食事も重要です。どんな食事がよいのかは第3章で詳しくお話しますので、参考にしてください。

(2)幼児期

腎臓の機能が発達してくると、排尿間隔が長くなり、尿は黄色く濃くなります。排尿間隔が2時間程度になるのは1歳半から2歳くらいです。「あんよ」が始まるこの頃が、オムツはずしの始めどきです。

オムツを覗いてまだ出ていないことが多くなってきたら、排泄間隔があき、まとめて出せるようになってきた証拠です。このような時期になったら、オムツはずしを始めましょう。

トイレトレーニングのやり方がわかりません。
2歳になります。そろそろトイレトレーニングを始めたいと思っていますが、やり方がわかりません。

ドクター相澤より

トイレトレーニング開始のサインは、おしっこの間隔が2時間程度になったときです。ときどきオムツに手を入れて、濡れていないかどうかチェックしましょう。2時間濡れていなかったら、環境が整ったというサイン、トイレトレーニングを始めてみましょう。

まず、朝起きたとき、お昼寝から起きたばかりのときなどにオムツがまだ濡れていなかったら、おまるやトイレに座らせてみましょう。寝起きでボーっとしていて、緊張していないうちなので、おしっこが出ることがあります。出たら、「すごいね、トイレで出せたね」とニコニコ顔でうんと褒めてあげます。そうするとやる気も出てきます。

次に、お昼寝の前後、遊びの前後、食事の前後など、生活の節目でトイレに誘ってみます。出たらとにかく褒めます。出なくてもお母さんは険しい顔をしないでください。

トイレにかわいいポスターを飾ったり、マスコットを置いたり、行きたくなるイメージ作りも大事です。自分から行きたがるときは、行ったばかりでも「また行くの?」、「今出たばかりでしょ」とは言わないでください。出なかったり、失敗したりしても、決してしからないようにしてください。

トイレに誘って2～3回に1回でも成功するようになったら、思い切ってパンツにしてみましょう。いつまでも失敗を怖がっていたら、なかなかオムツははずれません。

なかなか排尿や排便を教えてくれません。

ときどきトイレに誘うと成功するのですが、自分からおしっこやウンチを教えてくれません。出た後に教えてくれます。自分から教えてくれるようになるのでしょうか?

ドクター相澤より

出た後に教えてくれているならもう少しです。出た後であっても教えてくれたなら褒めてあげましょう。トイレに誘って出たときも、褒めてあげてください。自信につながります。その積み重ねが大切です。そのうち必ず教えてくれるようになります。トイレやおまるで排尿することが気持ちよいという感覚の繰り返しが大事です。

パンツにするとお漏らしが多いんです。

教えてくれるようになったので、パンツにしたのですが、直前にせっぱつまって教えるので、間に合わないことが多く、お漏らしをしてしまいます。お漏らしするうちは、オムツに戻したほうがよいでしょうか?

ドクター相澤より

せっかくパンツにしたのですから、もう少し頑張ってみましょう。お出かけでどうしても濡らしてしまうのが心配なときは、無理せず、オムツでお出かけしてもよいです。また、パンツの間に布オムツを挟んでお出かけしてもよいですよ。布オムツを用意していない家庭でも、お父さんのシャツのぼろなんかを適切なサイズに切断して使うのも一つの方法です。

天気がよくて、お母さんに余裕があったら、パンツをはずし、オムツもしないで過ごしてもいいです。可能な限りトイレでさせますが、もちろん失敗は当たり前。お漏らしして床を濡らしたら、雑巾で拭いてということを何回も繰り返してください。

パンツなしで床を濡らし、足を伝っていく尿の感覚や、パンツにしてびしょびしょに濡れた感覚を味わうことも大切です。失敗を繰り返し、濡れた感触を気持

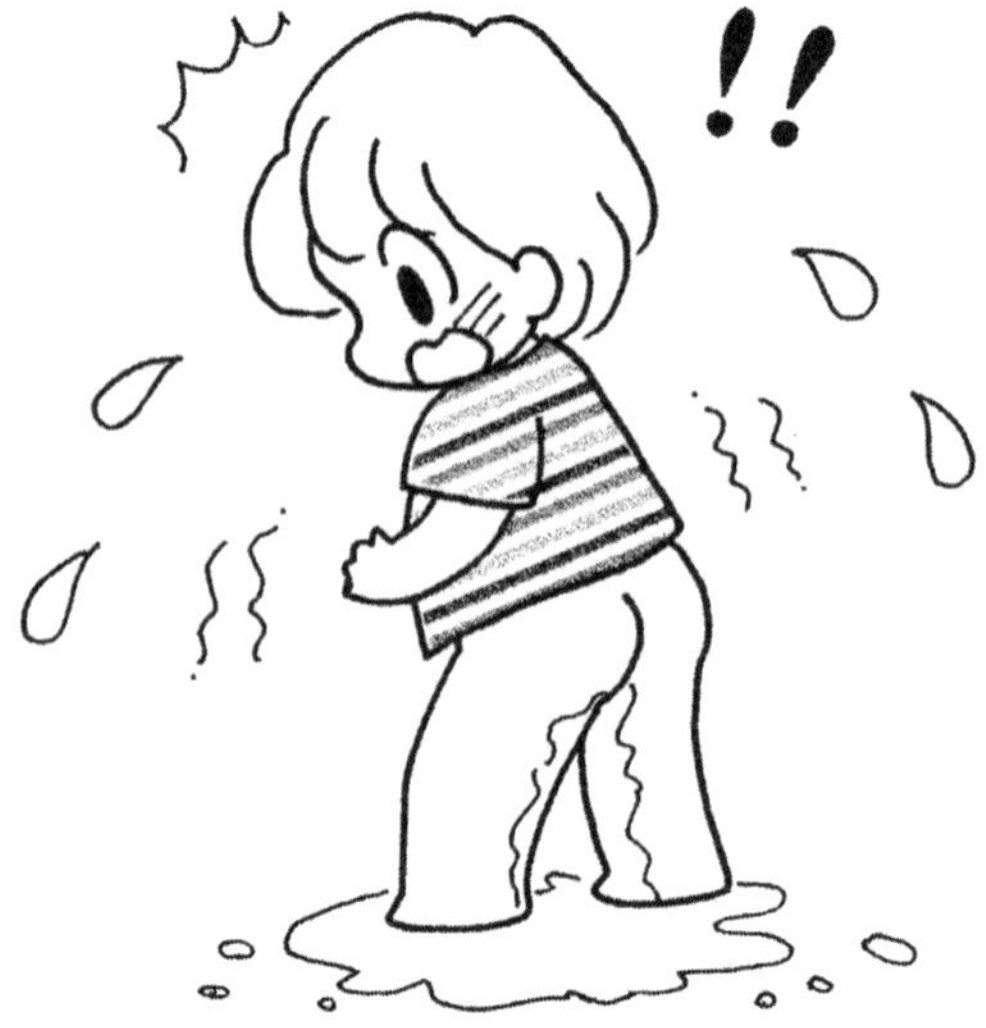

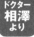

ち悪いと思うことを繰り返しているうちに、だんだんおしっこを教えてくれるようになるのです。

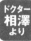

余裕がある日は、オムツもパンツもつけないで、過ごしてみましょう。数時間だけでもいいです。びしゃびしゃになる感覚を味わわせてあげてください。

頻繁にトイレに行きたがります。

「ちっこ出る」と言うのでトイレに連れていくと出ません。何回も教えるのですが不発が多いです。何回かに1回は少し出ることもありますが、はずれが多いので、つい「今行ったばかりだから、出ないでしょ」と言ってしまいます。

ドクター相澤より

トイレで排尿するのが楽しくなったのかもしれませんね。トイレで出すとお母さんに褒められるということもうれしいのかもしれません。できる限り付き合ってあげてください。だんだんに当たりが多くなると思います。出なかったときも責めないで、「出なかったねー」と軽く言うくらいにします。そして「また今度出るからね」と言って励ましてあげましょう。

トイレに行きたがりません。おまるや便器に座ろうとしません。

少し前は誘って連れて行くと成功することもあったのですが、最近はトイレに行くこと自体を嫌がります。トイレの便器もおまるも、座らせようとすると大泣きします。どうしたらいいでしょうか？

ドクター相澤より

しばらくトレーニングはお休みにしましょう。無理に連れていくのはやめて、お母さんやお父さんがするところを見せてあげてください。お風呂に入るときなど、裸にすると出たくなることがあります。そんなときは、お風呂場でさせてしまいましょう。

1～2か月たったら、また再開してもよいですが、無理強いしないようにしましょう。トイレに好きなキャラクターで飾りつけをしたりして、雰囲気を変え

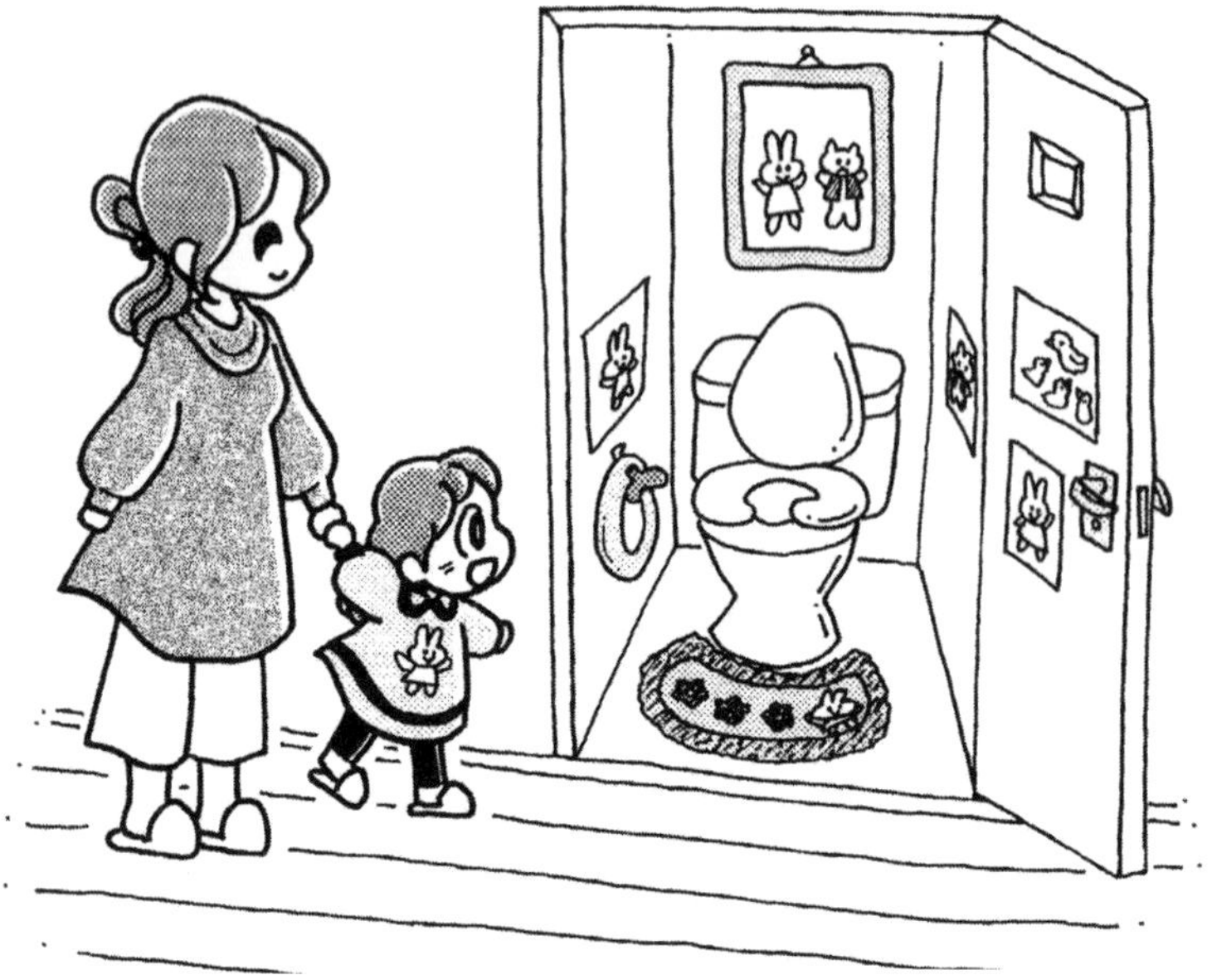

てあげます。便器に座らせないで、トイレに行くだけでもいいです。お母さんのトイレのときに一緒に入ったりしてもいいと思います。トイレの向かい合わせにおまるを置いて、お母さんがするとき向かいに座らせて、一緒にすると、安心して出してくれるかもしれません。

とにかくトイレが怖い場所ではないという感覚にしましょう。お母さんが後ろに座って前に抱え込んであげるのもよいかもしれません。トイレで失敗して行きたがらなくなった子は、おまるで新たに始めてみましょう。逆におまるが嫌で座らなくなった子はトイレで始めてみましょう。

教えるようになりましたが、紙オムツでしたがります。

尿意を言えるようになったので、パンツに替えたのですが、おしっこは紙オムツの中にしたがるので、もう一度紙オムツにはき直して、尿を出しています。トイレでしてくれるようにするにはどうしたらよいでしょう。

ドクター相澤より

これも困った問題ですね。トレーニングを始めるのが遅かったのかもしれません。オムツに出すほうが普通になってしまったみたいです。せっかく教えてくれているのなら1回はトイレでしようと誘ってみてください。ただ、しつこくはしないようにして、ダメならオムツにさせてあげてください。

タイミングを見計らって、行動の前後でトイレに誘い、なるべく座る機会を多くしましょう。もちろん、座って成功のときは大いに褒めてあげてください。教えてくれてオムツでしたときも、教えてくれたのですから、もちろん褒めてあげましょう。

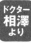

だんだんトイレでする快感を覚えていけば、トイレでするようになります。女の子はお母さんが、男の子はお父さんが、実際にトイレでしている姿を見せてあげましょう。

尿は教えるが、便は教えてくれません。

尿のほうは教えてくれますが、便のほうは言わないで、部屋の隅で何かにつかまっていきんでオムツの中にします。パンツに替えてみたのですが、それでも隠れてパンツの中にしてしまいます。どうしたら、トイレでするようになるでしょうか？

ドクター相澤より

尿のほうを教えてくれるなら、もうすぐ便のほうも教えてくれるようになりますから待ちましょう。ウンチのそぶりを見せたら、トイレに誘ってみてください。トイレでしたがらないときは、そのままオムツやパンツの中でさせてあげてください。

ウンチは基本、立ち姿勢で少し前のほうにかがみこ

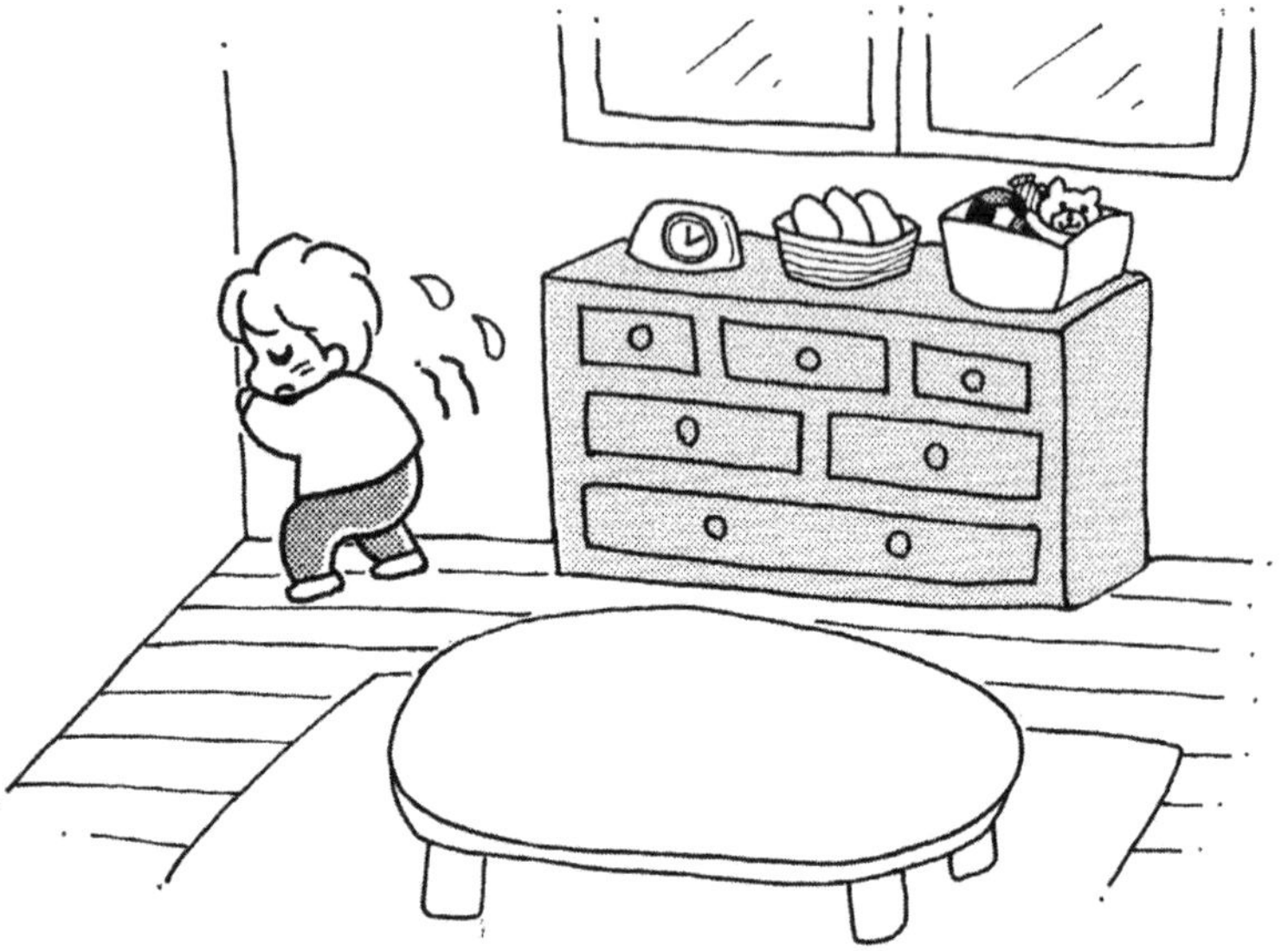

んでするのが、出やすいようです。子どもにそのようなポーズが見えたら、嫌がらない限りは、便器やおまるに座らせてあげましょう。

おねしょが心配で夜間のオムツはずしをしていません。いつまで夜間のオムツをしていても大丈夫ですか？

3歳半になります。昼間は排尿も排便も教えてくれるようになり、パンツにしていますが、夜間におねしょをして布団を濡らすのが心配で、夜間だけ紙オムツを続けています。いつまで夜間のオムツをしていても大丈夫でしょうか？

ドクター相澤より

この頃、夜尿症の相談に来る小学生のほとんどが、夜間のオムツはずしをしないまま、今も夜間に紙オムツをしています。そして、そのような子どもたちは、夜中に少しずつ何回も排尿しているので、なかなかオムツをはずせないそうです。

これは、オムツはずしの時期を逃してしまったせいかもしれません。オムツはずしの時期は、ある程度我慢できるので膀胱に尿をためられるようになってきている時期です。この時期にオムツをはずして、さらに我慢する訓練をすることで、夜間も尿がためられるようになるのです。

　夜間にオムツのままだと、オムツの中にして当たり前と、からだが覚えてしまうのだと思います。オムツだと何回出しても安心なので、膀胱が尿をためる訓練をしなくなってしまいます。その結果、夜間に何回も紙オムツの中で排尿してしまうのです。紙オムツがさらっとして濡れた感覚がないので、不快に感じないのも問題です。

　昼間のオムツが取れたら、夜間も早めにオムツはずしをしましょう。何回もパジャマや布団を濡らす経験をして、だんだん尿をためられるようになっていくのです。からだの機能を怠けさせてはいけません。膀胱の訓練だと思って、早くにはずしましょう。

おしっこを教えてくれますが、便器の外で漏らしてしまうことが多いです。どうしたらよいでしょう?

おしっこを教えてくれたので便座に座らせると出ません。出ないので便器からおろすと、そこで排尿してしまいます。長く座らせても出ないのに、おろしたとたんに出すので困っています。

ドクター相澤より

よくあることです。繰り返していくうちに、タイミングが合うようになって、便器で排尿してくれるようになります。

もうすぐです。焦らないで、失敗をしからないようにしてください。教えてくれたのですから、失敗しても笑顔で褒めてあげてください。

出そうな時間帯に誘うのですが、頑として出ないと言います。漏らすのが心配です。

自分で尿意を口にするようになり、1か月前からパンツにしています。お出かけのときや、数時間行っていないときにトイレに誘うのですが、頑固に出ないと言い張ります。お漏らしが心配です。

ドクター相澤より

お子さんの言葉を信用してあげましょう。本当に出たくないのです。仮にその10分後に出たいと言ったとしても、それは事実なのです。10分たってから出たくなったのです。尿が出たいと思う感覚を大事にしてあげましょう。その感覚の積み重ねが自立につながります。何時間も我慢できるようになってきているのであれば、その分、膀胱の機能も発達してきている証拠だと思います。

アドバイスの視点

●失敗してもしからない、成功したら褒める

見出しの内容は、トイレトレーニングの基本です。失敗してもしかってはいけません。「出る」と言ったのに「出ない」ことはよくあります。お母さんががっかりしたり、怒ったりした顔をしないでください。いつでも笑顔です。

最初は出てから教えるかもしれません。出たことを教えてくれたのですから、間に合わなくても笑顔で褒めてあげてください。排尿の感覚がわかり始めたところです。

子ども自身も失敗してしょげているかもしれません。つらいときにお母さんの笑顔は必須です。

出たいと思ってからトイレまで間に合わずに出てしまうことも多くなりますが、こうなればあと少しです。お漏らししても笑顔笑顔。間に合わなくても教えてくれたのですから、ニコニコ顔で褒めてください。

なかなかはずせないとき

始めてからだいぶたつのになかなかオムツをはずせないということもあります。失敗してから教える、教えてくれるが間に合わないというのはあと一歩ですが、まったく教えてくれないこともあります。また、何回も出ると言ってトイレに座らせるのに毎回空振りで、何も言わないときに出てしまうなど、いろいろです。

オムツをなかなかはずせないときは、最初からパンツにしてしまうのも一つの手段です。パンツを濡らすのが大変だと思ったら、夏場なら、部屋の中では思い切ってノーパンで過ごさせてみましょう。もちろん天気によってやる日もあり、やらない日もありでかまいません。時間帯で区切って午前中だけにする、今から2時間だけやろう……など、いろいろ試してみましょう。

子どものウンチは毎日見よう

毎日どんな便が出ているかチェックすることはとても大事です。ウンチは健康のバロメーター。1歳を過ぎると大体大人の便と変わらないウンチが出ます。

健康な状態のウンチは、第3章（216頁）でも詳しくお話します。毎日、よい便が出ているかどうかを確認しましょう。

オムツ替えをするときには、ウンチを必ず見ますし、お尻を拭くときには触ってしまうこともあります。においもかぐので、毎日の便の状態がよくわかります。布オムツでは、オムツの洗濯をしなければならないので、さらに詳しくわかるかもしれません。日々の便、よく見てくださいね。

膀胱トレーニングについて

生まれて間もない頃は、赤ちゃんの膀胱は小さく、膀胱の壁も少々硬めです。ゴム風船を思い浮かべてみてください。新しい風船は固くて膨らますのに力がいりますね。その状態です。だから、尿をためられなくて、少しの尿が送られてくると、すぐに出てしまいます。

それがからだの成長とともに、膀胱も大きくなり、その壁もおしっこを入れているうちに膨らみやすくなり、尿がだんだんためられるようになります。

少し我慢できるようになると、さらに大きく膨らむので、ためられる量もだんだん増えてきます。それが膀胱トレーニングです。

だから、お漏らしが心配で、まだ尿意を催さないうちにトイレに行くことが多いと、なかなか膀胱が膨らみやすくなりません。めいっぱいたまってから行くようにしていると、尿意を感じるようになってきます。

トイレトレーニングの最初の頃は、時間ごとに誘ったり、寝起きやお出かけ前など、行動の前後にこまめに誘ったりして、トイレに座らせてみますが、ある程度、尿の出るタイミングがつかめてきたら、少し間隔をあけて誘ってみましょう。「出ない」と言われたら待つ、「お漏らししてもいいや」「言ってくれるまで待とう」という姿勢で大丈夫です。待ったほうが膀胱にたまる量が多くなるので、膀胱トレーニングになります。

●オムツなし育児、オムツ減らし育児

「オムツなし育児」なんてできるの？　と思うかもしれません。赤ちゃんにオムツなしなど無理じゃない？と思いますよね？

オムツなしというのは、なるべくお母さんが気配を察しておしっこやウンチをキャッチしてあげるということです。そろそろ出るタイミングかなとオムツを開けたらまだ出ていないというときに、子どものからだを支えながらトイレやおまるに座らせます。授乳中よくブリブリってオムツでしますよね。最初から授乳のときはオムツを外し、片手でおまるをささげてみます。やってみると、意外とうまくキャッチできることがあるのです。この繰り返しがオムツなし育児です。オムツなしといっても、普段はオムツやパンツをしています。

新生児から使えるおまるや、傾けてお尻に当ててもこぼれにくいホーロー製のおまるも売っています。それらを用意しておいてもよいですし、百均で小さな洗面器を買って、おまる専用に使ってもよいと思います。

なるべくオムツを減らそうとよく観察してキャッチすることを繰り返していると、どういうときに出たいかという排泄のタイミングがわかってきます。子ども

によってサインの出し方が違いますが、うんうんうなる、ぐずりだす、動きが止まる、からだが震える、泣く、足をけるなど、サインが見えたら、オムツをはずし、おまるに座らせます。

首がすわった後のほうが、抱っこしても安定するので、その頃にオムツなしをスタートするほうがよいかもしれません。最初はお母さんが抱いたり支えたりしながらおまるをお尻にあてがいます。

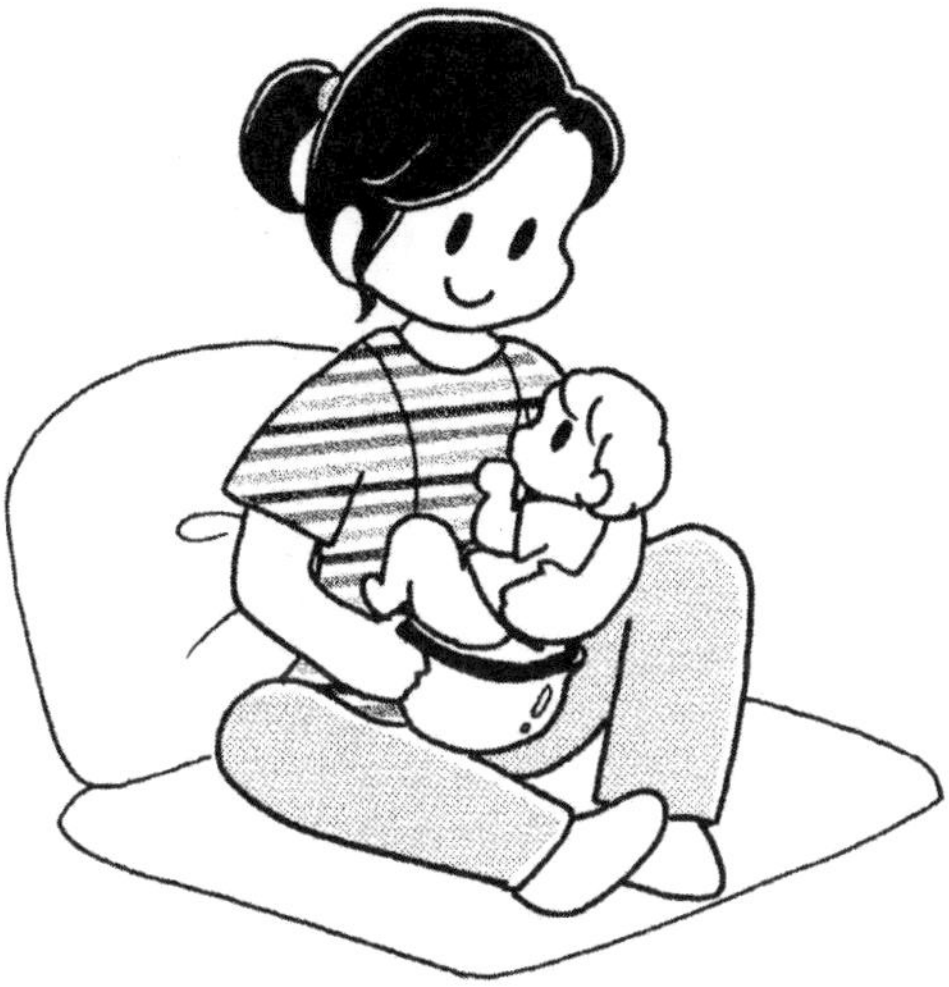

これを続けていると、不思議なことにオムツに出すことが減ります。開けたタイミングで出たりもするので不思議ですね。子どものほうもオムツをしないで出したほうが、気持ちよいと感じるようになるのだと思います。

オムツなし育児とはいかないまでも、今言ったような方法でオムツ減らし育児は誰でもできると思います。いつもはオムツをさせるけど、出たかしらと思って開けたら出ていなかったということがよくあります。そのタイミングでトイレやおまるに座らせるだけでもよいと思います。「オムツ節約育児」と思ってやってみてはいかがでしょうか？　紙オムツの線が青くなるまでたっぷりためてから、オムツ替えをしてオムツを節約するのではなく、オムツ減らしを実践してオムツを節約しましょう。

オムツはずしの時期を少し早めにスタートして、オムツ減らし育児にしてもよいと思います。オムツでするのは不快、オムツをはずしてするほうが気持ちよいと感じさせてあげてください。

5 発達・言葉・遊び編

(1)乳児期〜2歳

赤ちゃんは生まれたばかりの頃は、母親と一つの共同体です。赤ちゃんは、一人で裸のまま生まれてくるのですから、最初はまっさらな状態と言えます。

生まれたての頃は視力がはっきりせず、明暗がわかる程度で、生後1か月の視力は0・01〜0・02程度です。視界は授乳時のお母さんの顔がぼんやりわかる程度なのです。6か月で0・1程度、1歳になるとようやく0・2程度になります。

生まれてぼんやりわかる程度の頃から、だんだん母親の存在がわかるようになり、いつもそばにいることを求めるようになります。母親に包まれ、母親に愛されている自分を感じ、自分自身を信頼するようになるのです。これは「基本的信頼感」と呼ばれます。この基本的信頼感があるから、人は他者から大切にされていると感じることができます。そして、これが人生を生きるうえでの基本的な安心感となるのです。

1歳に近づく頃になると、だんだんとすべてが自分の思うようにならないことに気づきます。この頃になってくると母親に世話をされるだけではなく、自分の世界を作り始めるのです。ここで、社会で生きていくことの基礎ができあがります。

ほかの子どもと比べて小さくて、体重がなかなか増えません。

健診でも身体発育曲線の枠には入るが、小さいほうと言われます。体重がなかなか増えていない気がして心配です。

ドクター相澤より

体重が増えないのは心配ですね。生まれて1か月は1日約30g、1か月健診では生まれたときから大体1kg増えるくらいが標準です。3か月の終わり頃、生まれたときの体重のおよそ2倍になります。その後は体重の増加がゆるやかになり、1歳頃生まれたときの3倍の体重になります。

もともと小さく生まれた子どもも、小さいなりに大きくなります。3か月頃までは1日30g、その後は1日10～20gくらいの増え方が標準です。

すでにお話したとおり、母子手帳の後ろのほうにも身体発育曲線が載っていますので、心配な人は、体重を測るたびにグラフに赤ちゃんの体重を記入して当てはめてください。小さい子は小さいなりに、だんだんに大きくなってきていれば、それがその子どもの正常です。平均値より低いから異常ということではありません。平均というのは、大きい子も小さい子もいて成り立つものです。身体発育曲線の一番上と一番下の枠にある程度はまっていて、曲線と並行して増えていれば、大丈夫です。気になるときは定期的に体重を測りましょう。

枠からはずれるときや、体重の増え方が少ないとき、その曲線に並行して増えていないようなときは、かかりつけの小児科医に相談しましょう。

6か月になりますが寝返りをしません。発達が遅れているのではないかと心配です。

6か月になりますが、寝返りができません。首はすわっているようですが、発達が遅れているのではないかと心配です。

ドクター相澤より

子どもの発達には個人差があります。発達の程度の目安はありますが、子どもたち全員が同じように発達するわけではありません。経過を見てあげてください。

大体の目安として、首がすわるのは3～4か月、寝返りは5～7か月、お座りは6～8か月、ハイハイは8～10か月、つかまり立ちは9～10か月、つたい歩きは10～14か月、一人歩きは11～16か月です。

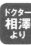

しかし、この目安にはまらないからといって異常というわけではありません。寝返りができるようになる前にお座りができたり、ハイハイをしないでつかまり立ちをしてつたい歩きをしたり、順番もいろいろです。

ほかの子どもと比べないでください。その子の1か月前の状態と比べてください。そして、またその1か月後を見てあげてください。

1か月前はまったく寝返りのそぶりしかなかったのが、半分だけ横を向くとか、からだを動かしながら場所を移動しているとか、少しだけでも進歩の兆候が見られるはずです。

寝返りしない子は、うつぶせになること自体が嫌いなのかもしれません。最終的にハイハイすらしないかもしれません。でも、そのうちお座りができて、つかまり立ちができて、つたい歩きができるようになってしまうこともあります。そのような経過をとったとしても、発達が遅れているわけではなく、その子にとっては正常の発達なのです。

ハイハイの仕方がおかしいです。四つん這いになるハイハイが見られないのですが大丈夫でしょうか？

9か月になりますが、なかなか普通の四つん這いのハイハイになりません。座った状態で手をつきながら前に進みます。だんだん四つん這いになるのではないかと期待していたのですが、今度は座ったままの移動で早く移動できるようになってきました。これはハイハイなのでしょうか？

ドクター相澤より

四つん這いの姿勢にならず、座ったままの状態で前に進む赤ちゃんをシャフリングベビー、もしくはシャッフラーと呼びます。この座ったままで前に進む動きはハイハイの一種で、「尻バイ」「座りバイ」とも呼ばれます。一般的なハイハイとは違いますが、決して珍しいわけではなく、個性的ではありますが、異常ではありません。うつぶせが嫌いで、寝返りをしないこともあるようです。シャフリングベビーは

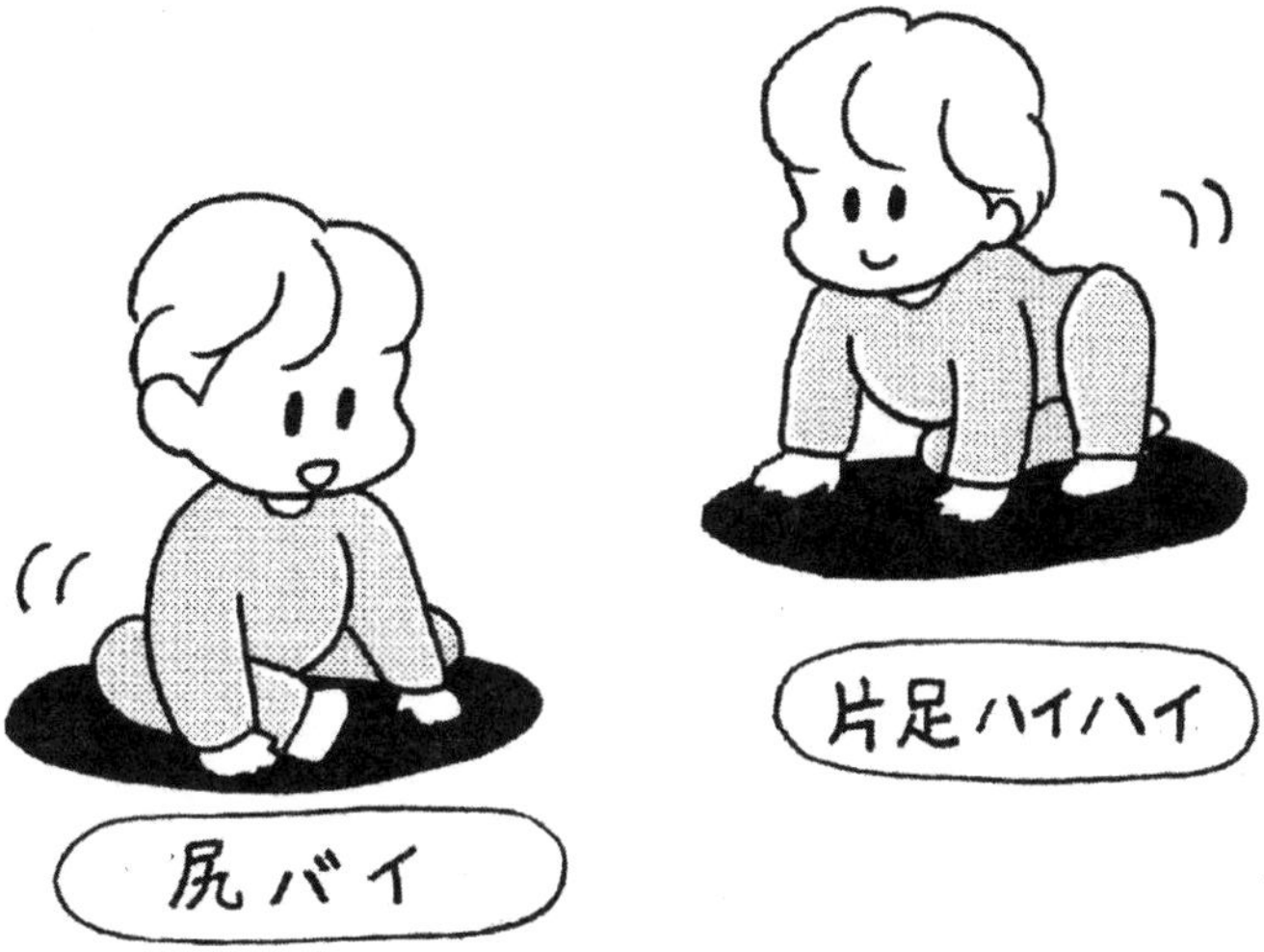

一般的なハイハイはまったくせず、つかまり立ち、一人歩きと進みます。歩き始めは少し遅く、1歳6か月〜2歳くらいになることが多いようです。その後の発達は正常で、成長の遅れは見られませんので心配しないでくださいね。

ほかにも片足だけ普通のハイハイで、あぐらをかいたようにもう片方の足をおなかの下に入り込ませるようなハイハイをしたり、体育座りをくずすような格好でハイハイをしたり、ちょっと変わったハイハイをする赤ちゃんはよくいますが、その後の発達に特に問題はないようです。

人見知りをまったくしません。誰にでも愛想がよいのですが、大丈夫でしょうか？

10か月になります。今まで人見知りをしたことがありません。誰にでも愛想よくします。人見知りはこころの発達には欠かせないと言われているので、心配です。

ドクター相澤より

人見知りは赤ちゃんのこころの成長と関係しています。生後5～6か月頃になると、だんだん自分のことをとっても大事に思ってくれる相手や、いつも身近にいてやさしくしてくれる相手がよくわかるようになってきます。人見知りというのは、そんな赤ちゃんのこころの発達の現われです。早い子は5か月くらいから、普通は7～8か月頃から人見知りするようになります。

赤ちゃんでも性格が子どもによってずいぶん違います。怖がりの赤ちゃんもいれば、人懐っこい赤ちゃんもいます。人見知りをしない赤ちゃんでも、お母さんがそばを離れると後追いしたり、泣かないけど、すぐにお母さんのもとに帰りたがったりすることはあります。それも軽い人見知りです。ちゃんと親しい人とそうではない人を区別しています。

もちろん、誰にもニコニコ、お母さんが離れてもまったく平気という子どももいます。いつもたくさんの大人たちに囲まれる環境にいて、誰からもやさしくされている子どもはそうなることが多いように思います。それはそれで、たくさんの信頼できる大人たちに囲まれてしあわせなのかもしれません。そんな子どもでも、まったく新しい環境に置かれたときは、見知らぬ他人に少し変な顔をすることもあると思います。

心配なケースは、誰にも泣きもせず、怖がりもせず、関心を示さず、されるがままになっている子どもかもしれません。気になるときは、詳しく観察しながら、かかりつけの小児科医に相談してみましょう。

1歳ですが、なかなか一人歩きをしません。大丈夫でしょうか？

1歳になります。同じ年頃の友だちは歩いている子どもが多いので心配です。つかまり立ちをして、少しつたい歩きもできますが、まだハイハイのほうが速く、ハイハイで移動することが多いです。大丈夫でしょうか？

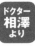

ドクター相澤より

一般的には9か月でつかまり立ち、10か月でつたい歩き、1歳3か月で一人歩きと言われ

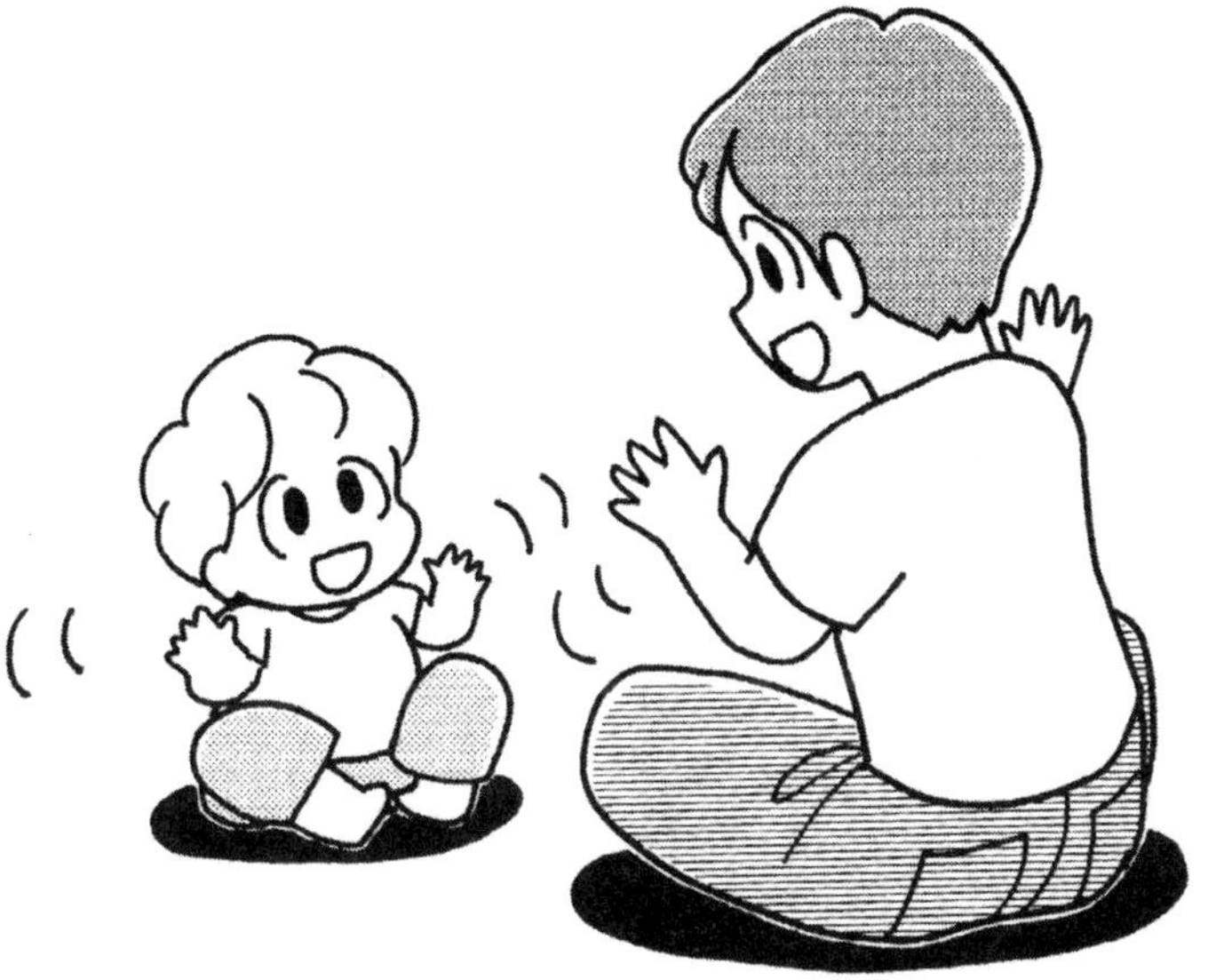

ます。でも、何度も言うように、子どもの成長発達には個人差があります。半年くらいの違いは十分あります。一人歩きできるようになるのも、早い子は9か月ですが、遅い子は1歳8か月ということもあります。体重の増え具合のところでもお話しましたが、運動発達面についても、1か月前の状態と比較してください。1か月前にできなかったことができているなら心配いりません。すでにつかまり立ちをしているのであれば、1か月後にはつたい歩きをしていると思いますし、その数か月後には一人歩きをしていると思います。

運動面で遅いなあと心配なときは、知能面を磨いてあげてください。1歳前後であれば、教えれば何でも覚えてくれます。「バイバイ」「いないいないばあ」「ちょうだいな」「はーい」みたいな芸を教えてみましょう。

芸をいろいろ楽しんで覚えるうちに、運動面での発達も見られると思います。

言葉が遅い気がします。なかなか単語が出ません。大丈夫でしょうか？

1歳3か月の男の子です。まだはっきりとした言葉がありません。1歳になるといくつか単語が出てくると聞いたのですが、意味のある単語を話しませんせん。男の子は口が重いとか、話し始めが遅いと聞きますが、心配です。大丈夫でしょうか？

ドクター相澤より

言葉の出始め（発語）は、一般的には1歳で意味のある単語が1語、2歳で2語文（単語と単語が2個つながった言葉）が1個出ればよいと言われています。ところが、言葉の発達も個人差がとても大きいです。早い子は10か月くらいから単語が出始め、1歳半頃には2語文まで出ますが、遅い子は1歳半でも単語が数個出るのみで、2歳半頃ようやく2語文、3歳でも会話にならず片言という子もいます。

声をよく出し、「あーあー」とか「だーだー」のような喃語《なんご》（意味のない赤ちゃん言葉）を話しているならもう少しです。ひょっとしたら何かを言っているつもりで言葉になっていないということもあります。そのような感じのときは、聞く耳を持ってあげてください。「あんあん」と言っているだけのように聞こえていても、「ワンワン」のことを言っているのかもしれません。目の前に犬がいるなら、「ワンワンね」と言い直して、正しい言い方を教えてあげてもよいです。「まあん」も「ママ」かもしれませんし「マンマ」かもしれません。目の前にごはんがあるなら「マンマね～」と言い直してあげてください。「違うよ、ワンワンでしょ」「違うよ、マンマだよ」と否定してはいけません。子どもが自信をなくしてしまうような否定的な言い方は避けましょう。

お母さんや家族がおとなしい人で、何も話さないという場合も、子どもはなかなか言葉を覚えません。行動のたびに言葉かけしてあげましょう。「オンモ行こうね」とか「マンマ食べようね」とか「クック履こうね」とか「ワンワンいたね」など、子どもが言いやすい単語を入れてあげてください。

まったく言葉を発しなくても、こちらの言っている言葉を理解しているようであれば心配ない場合が多いです。「オンモ行こうね」と言うと玄関に行って靴を履こうとしたり、「ご本を読もうね」と言ったら絵本を取りに行ったりするようであれば、大丈夫です。そのうち話すようになると思います。焦らず待ちましょう。

子どもが好きな歌を一緒に歌ったり、リズムをとったり、歌に身振り手振りをつけたり、いつも楽しくニコニコ顔でやりましょう。言葉より先に、身振り手振りを真似することもあるでしょう。一緒に踊ったりもするでしょう。そのうちそこに言葉がついてきます。楽しいことが大事です。

言葉を話さないうえ、こちらのいろんな働きかけに無反応な場合は、医師に相談しましょう。

こちらが言っていることはわかりますが、言葉が不明瞭です。大丈夫でしょうか?

こちらの言っていることはよくわかっていて、お話もしているみたいですが、何を言っているかわかりません。大丈夫でしょうか?

ドクター相澤より

本人が話しているつもりなら、よく聞いてあげてください。何と言っているか、言葉のニュアンスなどから類推し、わかったときは正しい言葉で言い直してあげましょう。「そうじゃないよ、こうだよ」というように否定してはいけません。「そうね、○○ね」と肯定してあげてください。

こちらが聞く耳を持っていれば、だんだん正しい言葉を話せるようになるものです。

2歳になります。単語はありますが、2語文が出てきません。大丈夫でしょうか？

発語も遅かったのですが、単語はようやく出てきています。2歳になって、意味のある単語は10個以上ありますが、2語文はまったく出てきません。こちらの言うことは理解できています。2語文で話しかけるようにしていますが、なかなか2語文を話しません。大丈夫でしょうか？

ドクター相澤より

単語がたくさん出てきているのであれば、大丈夫です。単語の数も増えてきているようなので、待ちましょう。

こちらからも子どもが知っている単語を入れて、2語文で話しかけましょう。「マンマおいしいね」とか「公園行こうね」とか「電車見よう」とか「ちっこ出たね」とか「お花きれいだね」などです。

一人遊びをしません。そばを離れることができず、家事もできないので困っています。

もうじき2歳になりますが、一人遊びをしません。私（母親）のそばをいつでもついて歩きます。同じ年頃の友人の子どもは一人で遊べています。離れてくれないので、家事がまったくできずに困っています。家事が終わらないので、外遊びに連れていくこともできません。

ドクター相澤より

まだ、1～2歳だったら一人遊びができなくても普通です。お母さんのそばを離れたくないし、お母さんが見えないと不安になるのです。お母さんと一緒なら、いつもニコニコしてたくさん遊びます。

眠くなったり、おっぱいをしゃぶりたくなったりする時間は離れなくても仕方ありませんね。ただ遊びたいだけのときは、一緒に家事をやってみてはいかがでしょうか？

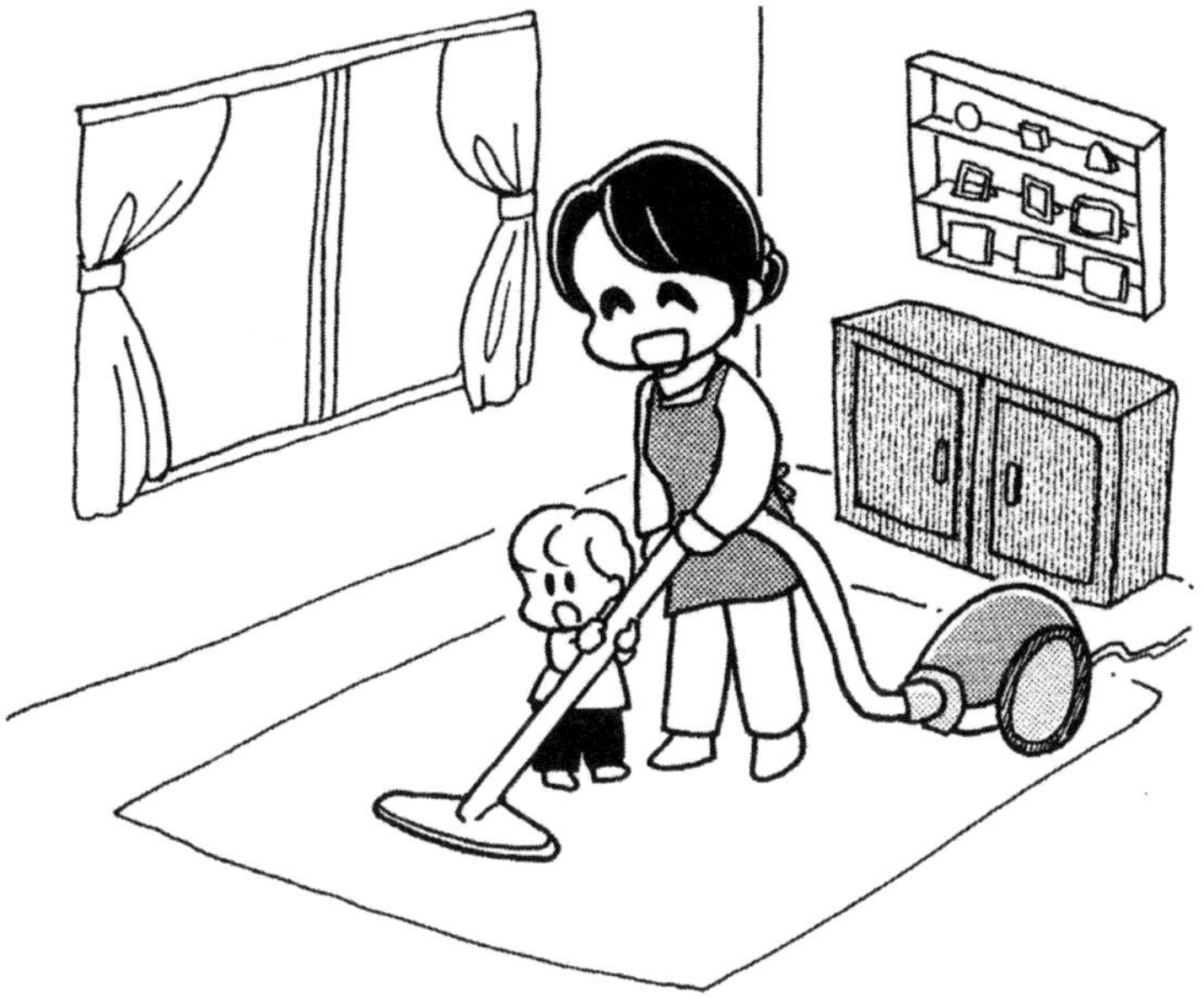

お母さんがお掃除のときは掃除機のそばに置いて、掃除機をときどき触らせたり、手を添えて一緒にやったり、小さいほうきを持たせたり……なんか楽しそうでしょ？　最初は掃除にならないかもしれませんが、だんだん上手にお手伝いしてくれるようになりますよ。

洗濯物を干すときも、そばに置いておきます。とはいえ、危なくないように工夫してください。お母さんは洗濯物を干しながら、目を子どもに向けていてくださいね。洗濯バサミでもいじらせておきましょうか。洗濯物を広げてパンパンも、一緒にやりましょう。いよいよ大変になってきたら最後の手段、おんぶひもで背中におんぶして洗濯物を干してしまいましょう。

お母さんが台所に入って料理するときも、危なくないように工夫したうえで、台所に入れてあげてください。間違って食べても大丈夫そうな野菜を持たせておいたり、米を研ぐときに一緒に水に手を入れて研いだり。水の中に手を入れるのを子どもは喜びます。お手伝いできそうな2歳前くらいの子どもには、タマネギの皮でもむかせてあげてください。大変なときはやはりおんぶですね。

お母さんの大変そうな顔はできるだけ見せないでくださいね。いつも険しい顔をしていないか気をつけてみてください。ニコニコするのは余裕がないとできないものかもしれませんが、少しでも笑っていれば自分自身も穏やかな気持ちになります。背中におぶうと案外眠ってくれることもありますよ。重くて大変ですが、ちょっとの間おんぶで辛抱してください。お母さんにぴったりくっついていると子どもは安心なのです。

そんなふうにしていると、子どもも落ち着いてくるものです。お母さんが忙しいときもわかってくれるようになりますし、少しの時間なら、一人遊びもできるようになるかもしれません。

アドバイスの視点

●身体発育曲線の見方

母子手帳の後ろのほうに身体発育曲線が載っています（33頁参照）。これは厚生労働省平成22年（2010年）調査からの平均をグラフにしたものです。

子どもの身体発育には個人差が大きいので、この曲線に測定1回分だけ当てはめたとき、下のほうにあれば小さいとがっかりしてしまいますよね。できれば毎月測定して、点と点を結んで線にしてみてください。そしてこの帯の中で帯の線と並行して大きくなっていれば問題ありません。

世の中には当然、大きい子もいれば、小さい子もいます。小さい子は小さいなりに、大きい子は大きいなりに成長していれば正常なのです。

乳幼児健診やほかに体重や身長を測る機会があったら、この曲線に点を記入しておきましょう。次回の健診の参考にもなります。

●赤ちゃんの運動発達

お母さんの悩みに答えるときにもお話ししましたが、赤ちゃんの運動発達にはだいぶ個人差があります。追視：1か月、首のすわり：3～4か月、寝返り：5～7か月、お座り：6～8か月、ハイハイ：8～10か月、つかまり立ち：9〜10か月、つたい歩き：10〜14か月、一人歩き：11〜16か月くらいです。

しかし、これに当てはまらないからといって、異常ではありません。私もこれまでずいぶんいろいろな赤ちゃんを見てきました。1か月半で寝返りする子がいるかと思えば、10か月になってようやく寝返りができたという子もいました。どちらもその後の発達は正常です。お座りが好きで寝返りはしないけれど、お座りから前に手を出し、ハイハイを始めた子もいました。寝返りもしない、ハイハイもなかなかしなかったのにお座りからつかまり立ちして、つたい歩き、1歳くらいには一人歩きという子もいました。

赤ちゃんの運動発達は本当に個人差が大きいのです。ほかの子どもと比べてしまうと、気になることも多いかもしれません。身近な人にいろいろ言われて、悩みが大きくなることもあります。でも、ちょっと待ってあげてください。1か月たって、できなかったことができるようになる、ほかの子どもと違うパターンでも、何らかの仕方で一歩前進している、そんな変化を見てあげてください。何度も言いますが、ほかの子どもと比べるのではなく、1か月前のその子の状態と比べてください。それでも心配なことが多いときは、かかりつけの小児科医に相談しましょう。

●乳幼児の言葉の発達

言葉の発達も個人差が大きいです。赤ちゃんが声を出すようになるのは、生後2〜3か月頃です。「あーあー」「うーうー」「だーだー」みたいな意味のない言葉で「喃語《なんご》」と言われるものです。それが、9〜10か月頃になると、「パッパッパー」「マンマンマー」などと言葉らしくなってきます。そして、11〜12か月になると、意味のある単語に変わってきます。たとえば食べ物や食事を摂ることを「マンマ」と言い、お父さんを「パパ」と言い、お母さんを「ママ」と言うようになってきます。

普通は1歳で1語を話すようになります（発語）。この発語の時期は早い子で10か月くらい、遅い子で1歳6か月くらいです。

だから、1歳を過ぎて言葉を発しなくても大丈夫です。1歳半くらいまでは待ってあげてください。そのうち、いくつか単語が出てきます。

周りの大人は聞く耳を持ってあげてくださいね。本人は一生懸命話しているのに伝わらないのでは、つらいですよね。たとえばアンパンマンを見て「あーば」と言ったら、「そうね、アンパンマンだね」と言い直してあげてください。決して「違うよ、アンパンマンだよ」とは言わないでください。否定されたら、次から言いたくなくなると思います。子どもが話した言葉を理解して、正しい言葉を言い直してあげましょう。繰り返しているうちに、正しい言葉を覚えていきます。

とはいえ、1歳6か月くらいになってもまだ単語が出てこない子もいます。その場合は少々心配ですよね。でも、意味をはっきり理解していて、行動に移せる子はもう半年待ってあげてください。2歳までに単語が出てくれれば大丈夫です。

単語と単語を2つ組み合わせて話す言葉を、2語文と言いますが、2語文が出てくるのは2歳頃です。言葉が遅い子は3歳ということもあります。「ワンワンいた」とか「パパ、バイバイ」とか、「でんしゃ来た」みたいに単語と単語を組み合わせて言うようになります。

ちゃんとした会話になるのは3歳頃でしょうか。早い子は2歳半くらいでもう会話になっていますが、3歳過ぎても2語文までのこともあります。言葉が遅いと思ったら、数か月前はどうだったか思い出してください。2語文になっていなかったのに2語文が出てきた、2語文が1個だけだったのが7~8個になったなど少しでも進歩していたら大丈夫です。

行動も見守ってあげてください。こちらの言っていることがわかっているかどうかも大事なことです。一緒に遊べるかどうかとか、「ワンワンどこ?」と聞いたら、犬を指さすとか、ちょっとしたことでも意味を理解しているか見守りましょう。

幼稚園など集団に入ると、言葉があふれるように出てくることがあります。

言葉のことも、心配なときはかかりつけの小児科医に相談しましょう。

(2) 幼児期

幼児期になると、子どもは、母親を中心に自分の世界を作り始めます。最初は母親の見守る範囲内で自分の世界を広げます。初めのうちは母親のすぐそばでないと行動できなかった子どもが、だんだん行動範囲を広げていくようになります。

それにつれて、母親がいなくなる不安（＝見捨てられ不安）を抱くようにもなります。その不安を克服しながら、子どもは徐々に成長していくのです。その際必要なのは、子どもが自立し、自分の世界を広げていったときに、それを認めてくれる母親の存在です。「自分の世界ができること」は同時に、「今まで守り育て、愛情を注いでくれた母親と離れること」です。母親のもとで愛情を供給してもらうことで「どんなに母親から離れ、自立しても、自分のことを愛し見守ってくれる存在がいる」ことを確認できると、子どもは「見捨てられ不安」を克服し、真の意味で母親から離れていくことができるようになります。

この過程で、だんだんと母親に反抗するようになり、「いや」と言えるようになります。この時期が第１反抗期（イヤイヤ期）です。母親への信頼があるからこそ反抗できるし、反抗しても決して自分が見捨てられていないことを確信できるのです。そして、母親がいなくても楽しめるようになってきます。

外遊びが大好きです。なかなか帰ろうとしないので困ります。

外遊びが好きなので、毎日のように公園に行くのですが、この頃「そろそろ帰ろう」と言っても、帰ろうとしてくれません。夕食の支度などができなくて困っています。

ドクター相澤より

外遊びが好きなのはよいことです。元気にからだを毎日動かすことは、心地よい睡眠にもつながります。毎日公園でたくさん遊びましょう。時間が許す限り、遊んであげてください。帰らなければならない時間の少し前に、「あと1回ね」と予告します。その後、「もっと遊びたい、帰らない」と言ったら、「じゃあもう1回だけね」と譲ります。何回か繰り返すかもしれませんが、今度こそこれで最後というときを作ります。これとこれをやったら最後、夕飯のために帰らないと大変ということを何回も説明します。だんだんわかってくれると思います。

「帰りたくない」とかなり粘って駄々をこねる場合は、時間に余裕を持って、「帰る」宣言を早めにしましょう。何回かお母さんのほうが譲ることで、満足してくれると思います。

また、外遊びに出かける前に、お母さんがある程度夕飯の支度の下準備をしたり、おかずを1品だけ作ったりしておくとよいと思います。そうすることでお母さんのほうにも余裕ができるので、いらいらしないで「帰ろう」と言えると思います。自分に余裕があれば、帰る時間が少し遅くなっても許せますよね。

お出かけが好きですが、少ししか歩かず、すぐ抱っこをせがみます。

お出かけが好きなので、たびたび出かけますが、電車で行くことが多く、ベビーカーなしで出かけると必ず抱っこをせがみます。しばらく歩いてくれた後は抱っこしてもよいのですが、長く歩かないうちに抱っこをせがむので、こちらの体力がなくなり困っています。

ドクター相澤より

なるべく歩かせたいですね。この頃の子どもは体力がないので、体力をつけるためにもたくさん歩かせたほうがよいです。なるべく普段からよく歩く習慣づけをしましょう。買い物や、近くの公園に行くときなどは、ベビーカーで行かず、歩いていくことにしましょう。普段からたくさん歩く習慣にします。ベビーカーで行くときも、最初はベビーカーに荷物を載せて、子どもを歩かせましょう。

お出かけのときは余裕を持って、出かけます。お母さんに余裕があれば、おしゃべりしながら、遊びながら、階段などもじゃんけんして順番に上がったりします。さんざん歩いた後に抱っこをせがんできたら、少しは歩こうと促しますが、2回に1回は抱っこしてあげましょう。しばらく抱っこしたら、またおろして、「遊びながら歩き」を続けます。眠くなってしまったときは、抱っこも仕方がありませんね。おんぶひもを持ち歩くようにして、困ったときはおんぶにしましょう。

単語はいくつか出ますが、会話ができません。大丈夫でしょうか?

2歳10か月になります。単語が出るのも遅かったのですが、ようやく単語の数は増えてきました。たまに2語文が出ますが、片言の単語しか話しません。同じ年頃の友だちは普通に会話しています。大丈夫でしょうか?

ドクター相澤より

言葉の発達には個人差があります。単語を話し始めるのが遅かったとのこと、2語文や会話の開始もその分、若干遅れるかもしれません。でも、明らかに半年前よりも言葉数が増えているのであれば、また半年先を見てあげてください。今よりも話せる言葉が多くなっていれば心配いりません。

言葉が遅いと思っていても、話し始めると、案外急にたくさん話し出すことがあります。今までためていたものを、一気に吐き出すかのごとく話す子どもがいます。会話の数も次第に増えてくると思います。気長に見てあげてください。

いろいろな言葉かけは大事です。本を読んであげたり、一緒に歌ったり、歌と一緒に手遊びや体操などもしてあげれば、言葉の発達を促すと思います。たくさん遊んであげてください。

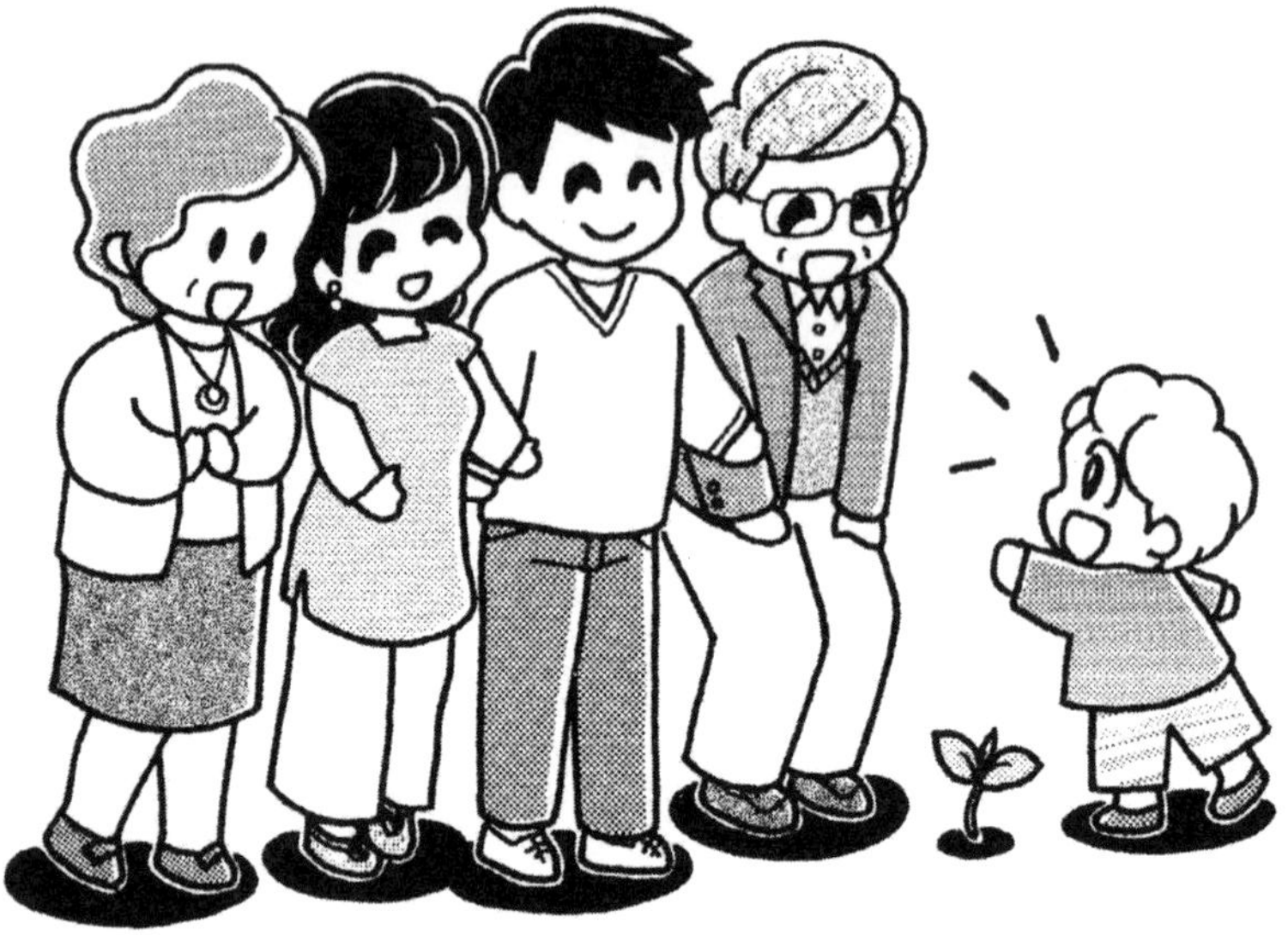

発音が悪く、言葉が不明瞭です。治す方法がありますか?

いろいろ会話をしているのですが、ときどき何を言っているのかわからないことがあります。はっきりした言葉を発音していないことが多いように思います。どのようにしたら、はっきり話せるようになるでしょうか?

ドクター相澤より

子どもが話していることに対しては、聞く耳を持ってあげてください。そして話している内容を否定しないようにしてあげてください。肯定したうえで正しい言葉を言い直してあげてください。たとえば「アンパンマン」のことを「アンアンワン」と話すとします。お母さんは、「ああアンパンマンのことを言っているのだな」とわかったら、「そうね、アンパンマンだね」と正しい言葉で言い直してあげましょう。赤ちゃん語でずっとしゃべっている子どももいると思います。「公園行って、遊ぼう」と言うところを「コーエン行って、あしょぶ」などというかもしれません。そうしたら「そうだね、公園行って遊ぼうね」と言ってあげましょう。何度も繰り返しているうちに正しい言葉を覚えていきます。

いつも一緒にいる大人が会話をよく聞いて理解してあげることが大切です。自分が通訳してあげるのだと思ってください。

吃音《きつおん》があります。注意したら人前で話さなくなりました。どうしたらよいでしょうか？

吃音があります。しゃべりたい言葉がなかなか出てこないので、正しい言葉を周りから先に言われてしまいます。そのせいか、自分から話さなくなりました。どうしたらよいでしょう。

ドクター相澤より

本人が話し始めたら、できるだけ最後まで聞いてあげましょう。お友だちなどはもどかしく思って、先に正しい言葉を話してしまったり、からかったりするかもしれません。親しいお友だちのお母さんたちには状態を説明しておいて、聞いてもらうようにお願いしておきましょう。

ゆっくり待って、否定せずにさりげなく最後まで聞いてあげましょう。たとえば「り、り、リンゴ」と話し始めたら、「ダメでしょ、リンゴって言いなさい」などとは決して言わないでください。「そうね、リンゴ食べたいの？」と言ってあげましょう。「た、た、食べたい」と答えてきたら、「そう、じゃあ食べようね」と言うようにします。

少し大きくなると、急に自分の話し方が変だと意識してしまうことがあります。そうするときちんとしゃべろうと意識するせいで余計にどもってしまうことがあります。そのようなときはなるべく意識させないでゆっくりしゃべってもらうようにして、こちらもゆっくり聞いてあげる態勢でいましょう。

いつまでも吃音の状態がひどかったり、逆にしゃべろうとしなくなったりして、困ることが多くなった場合は、かかりつけの小児科医から専門家を紹介してもらいましょう。

集中力がなく、落ち着きがありません。一つの遊びが長続きせず、すぐに違う遊びをしたがります。

遊ぶのは好きなのですが、一つの遊びを続けてやろうとしません。集中力がなく、落ち着きがないと感じます。絵本を読んでいても、1、2頁読むのがやっとで、すぐに違う本を要求します。幼稚園でも、すぐに立ち上がったり歩き回ったりするようです。落ち着きがないのは大丈夫でしょうか?

ドクター相澤より

2~3歳の子どもは落ち着きがなくて普通だと思ってください。いろんなことに興味を持って、いろんなことがしたいのです。絵本も、長い物語だと面白さがまだよくわからない時期なのだと思います。動物の絵本、乗り物の絵本、簡単なお話の本だと見てくれるかもしれません。

道具を使って遊ぶより、からだを使って遊んであげ

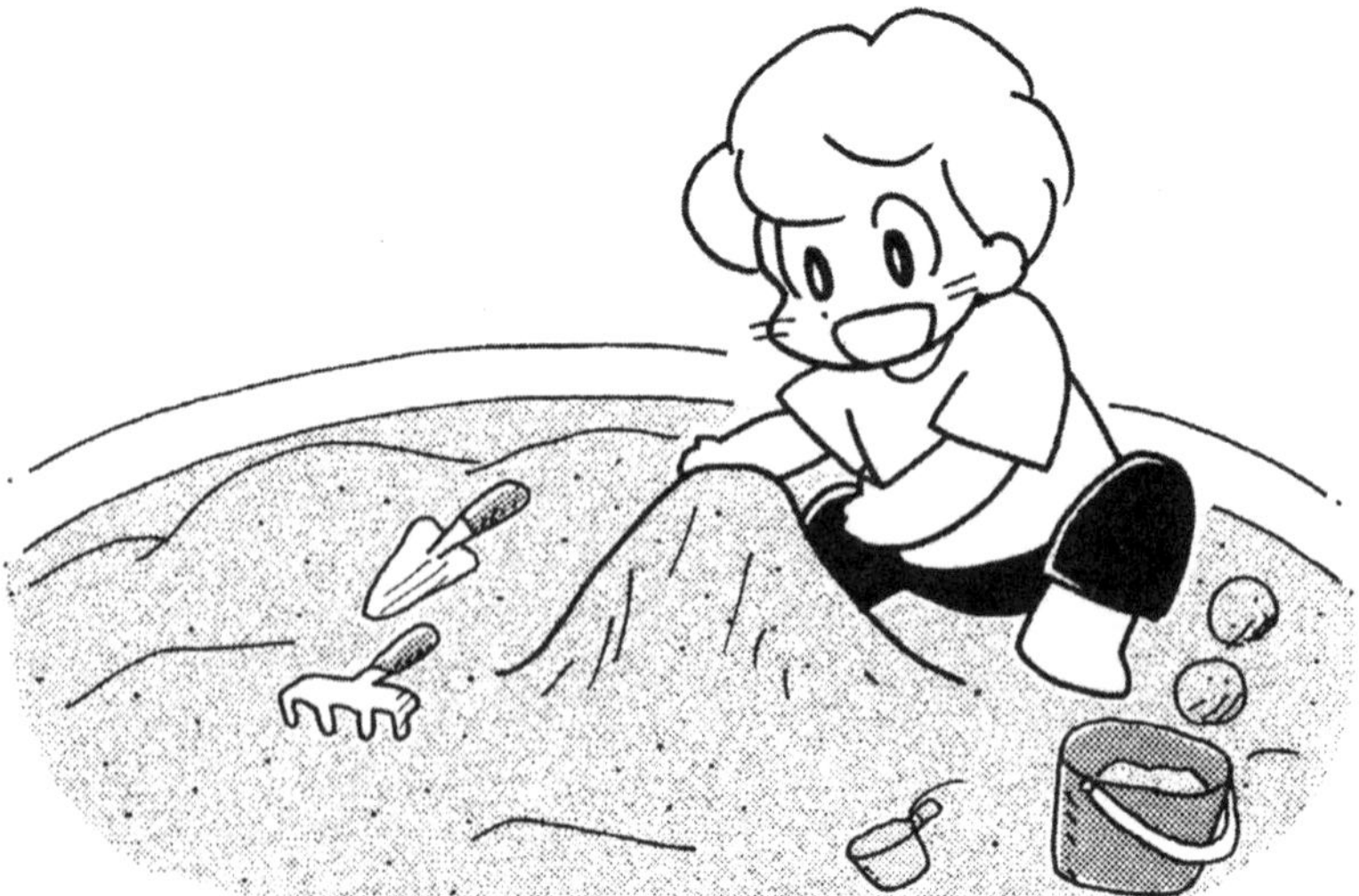

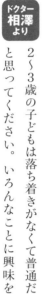

てください。歌いながら踊ったり、手遊びができる歌を歌ったり、簡単な物語など本を見ないで語ってあげたり、くすぐりごっこなどもよいかもしれません。

それから何と言っても外遊びです。外遊びは毎日しましょう。砂場などは飽きずに遊んでくれるかもしれません。公園の水場も子どもは大好きです。公園の中でいろいろな遊具で遊んでいるうちに、好きな遊びができて夢中になるかもしれませんよ。雨の日は傘をさして長靴履いてお出かけしましょう。いつもと違う遊びが見つかるかもしれません。

なかなか言うことを聞きません。ダメと言ったことをしたがります。

買い物に連れていくと、すぐにほしいもののところに行き、「買って、買って」と駄々をこねます。「また今度ね」と言っても聞きません。出かけたいのに準備をさせてくれなかったり、夕食の準備をしたいのに一緒に遊びたくて離れてくれなかったりします。もう寝る時間なのにまだ寝ないと言ったり、お風呂に入ろうと言うと入らないと言ったりします。どうしたら、言うことを聞いてくれるようになるでしょうか?

ドクター相澤より

駄々をこねるのも甘えの一種と思ってください。こちらのペースに合わせようとばかりしていると、子どもとしても反抗したくなるのでしょうね。ほしいものはほしいし、ダメと言われると余計にほしくなるものです。大人だってそういうときがありますよね。かといって何でも買ってあげるわけにはいきません。わがまま放題になってしまうのも心配です。

でも、気持ちを汲んであげることは大事です。なぜほしいのかを考えてあげましょう。ほしがるのも無理はないなと思ったときは10回に1回くらいは買ってあげてもいいのではないかしら？　品物にもよるでしょうが。

物が本当にほしいのではなく、ただ遊んでほしい場合もありますね。遊ぶ時間を作ってあげてください。特にお母さんが忙しいときは駄々をこねることが多いかもしれません。夕飯の支度のときは、台所に入れてあげてください。簡単なお手伝いをさせてあげましょう。お母さんと一緒に仕事をすることが子どもはとてもうれしいのです。

お風呂に入りたがらないときも、お風呂の中の遊びを作ってあげてください。遊びで誘うとすんなり言うことを聞いてくれるかもしれません。

ドクター相澤より

何でも自分でしたがります。手伝うと怒るのでいちいちやらせていると時間がかかるし、失敗するとぐずるので困っています。

最近は「自分で」が口癖になりました。服のボタンも自分でかけたがりますし、靴も自分で履くと言います。自分でやりたがるのでやらせるのですが、時間がかかります。待ってあげていると、できなくてかんしゃくを起こすこともあります。どうしたらよいでしょう？

やる気があるときにやらせることは大切なことです。本人がやり方を覚えることにもなります。もしダメと言い続け、全部こちらでやってあげることにしたら、自分からやろうとする気がなくなります。その結果、何でも人任せにする、やる気のない子どもになってしまいます。

お出かけのときに「自分で」が出てしまうと、遅れてしまい、困ることもあると思います。そんなことが

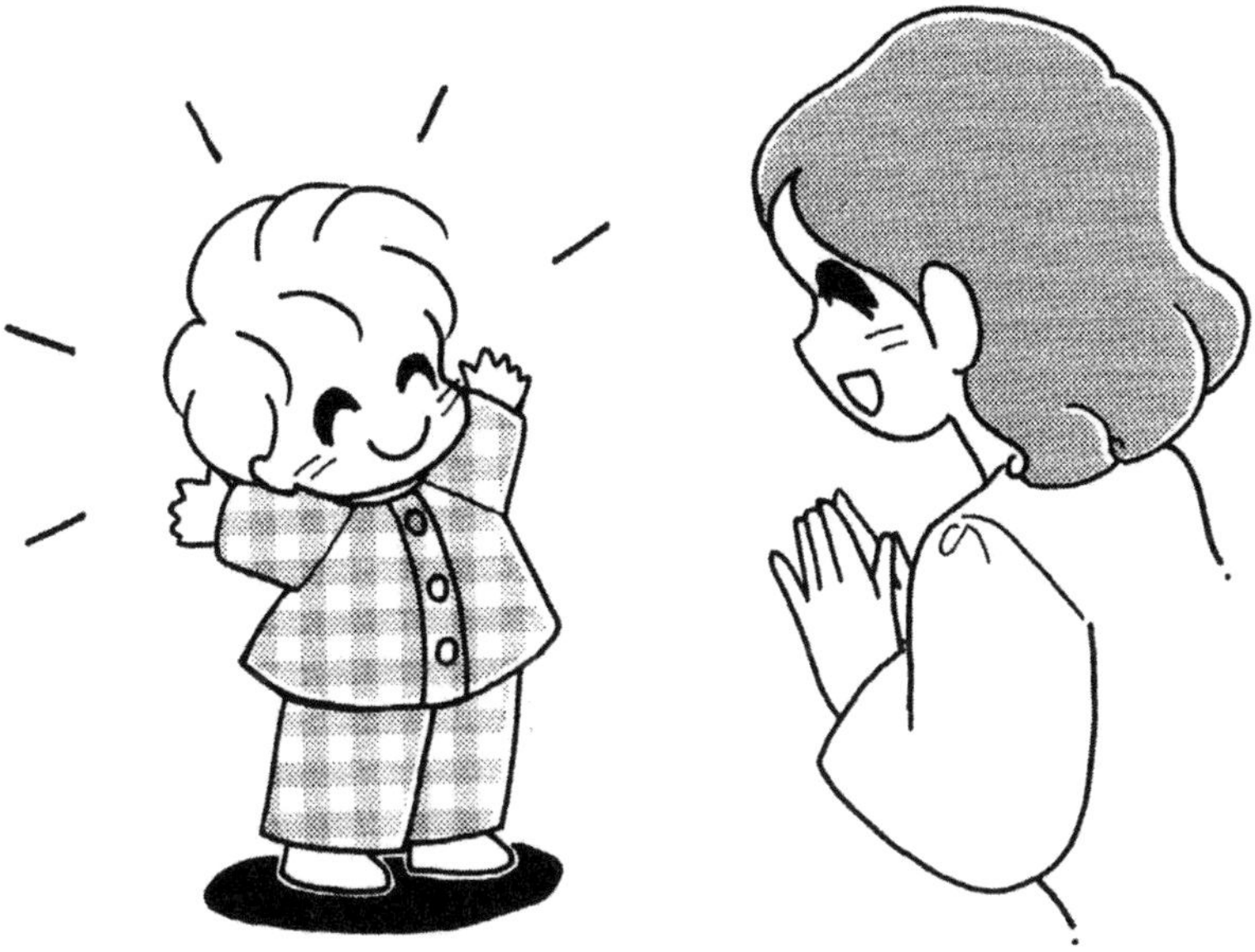

ないように、時間にはいつも余裕を持つようにしましょう。

またボタンなどは穴が大きいものを用意しておいてあげたり、お母さんが穴のほうを持って大きく広げてあげ、ボタンだけ自分ではめるようにしてあげたりします。手伝ってできたときでも、自分一人でできたかのように「できたねー、すごいねー」と言ってあげましょう。褒められるとうれしいものだし、そうやっているうちに本当に自分一人でできるようになります。

靴も自分で履けそうな靴を用意してあげましょう。左右逆に履いてしまってもいいです、そのままでよしとしましょう。靴を広げて持ってあげておいて、足を入れてくれたら、マジックテープのぺったんだけやらせてあげます。そうすると、自分でできた満足感を得られます。

できたら褒める、できなくてもやろうとしてできたところまでで褒める、そんなことをしているうちに子どもは本当に何でも自分でできるようになってしまいます。本当にすごいですよね。

歯磨きをしてくれません。むし歯にならないか心配です。

乳歯が生えそろってきました。歯磨きを嫌がります。歯ブラシを口に入れてくれません。むし歯になるのではないかと心配です。どうしたら歯磨きしてくれるでしょう。

ドクター相澤より

歯磨きの習慣づけは難しいですね。ブラッシングのイメージは、実際に見せてあげることです。食卓にみんなの歯ブラシをコップにさして置いておくというのも一つの案です。食後はみんなで歯磨き、お父さんも、お母さんも同じことをしていれば、逆に真似してやりたがるかもしれません。

歌いながらやるのもよい方法です。お母さんが専用の歌を作ってもよいと思います。「はーみーがーき、シュッシュシュッシュ、はーみーがーき、シャカシャカ、シャカシャカ……」みたいな楽しい節回しでどうでしょう。

遊びの一環としても、歯磨きをやってみましょう。何をやっても歯ブラシを口に入れてくれないときは、口をゆすぐだけでもいいです。ごはんの後はお茶で「ぶくぶくごっくん」でもいいですよ。お母さんが口の中を点検してあげましょう。歯と歯の間に食べかすがついていたら、取ってあげてから、「ぶくぶくごっくん」します。「ぶくぶくぺっ」ができれば、「ぶくぶくぺっ」ですね。

むし歯は甘いものを食べすぎるとなりやすいので、おやつなどは砂糖が入っているもの、油分があって歯につきやすくなるものは避けましょう。ドーナッツやケーキ類、クリーム類はもちろんよくないですね。

指しゃぶりの癖が治りません。前歯が出るのではないか心配です。

指しゃぶりをやめさせたいのですが、注意したら余計にひどくなった気がします。どうしたらやめられるでしょうか？　指しゃぶりのせいで前歯が出るというのは本当ですか？

ドクター相澤より

乳児期の指しゃぶりは乳児期の発達過程の生理的なものですから、そのまま様子を見ます。2、3歳では5人に1人くらいの割合で指しゃぶりの習慣があるようですが、4歳を過ぎると自然にしなくなります。いろいろなものを持ったり、お友だちと遊ぶようになったり、いろいろな楽しみができてくると指を口に持っていかなくなります。とっても退屈なときや眠いときだけ指しゃぶりをするように変わってきます。指しゃぶりを一日中しているのでなければ、様子を見ましょう。

指しゃぶりを一日中していたり、お友だちと遊ばず指しゃぶりをしていたりするときは、少し注意が必要です。やめさせようとすると余計にひどくなることもあります。指しゃぶりをやめるように注意するのではなく、こちらの遊びに引き入れて忘れさせてあげてください。からだを使った遊びがよいと思います。楽しい音楽で体操したり、くすぐりごっこをしたり、積木やブロックをやったり、手をたくさん使えるとよいですね。

指しゃぶりの頻度が多いと、噛み合わせに影響することもあります。気になるときには小児歯科医に相談しましょう。

アドバイスの視点

子どもの遊びについて

子どもは「遊び」を通じて成長します。最初はもちろん一人では遊べません。お母さんや親しい家族と1対1で遊びます。赤ちゃん時代は「いないいないばあ」とか、一緒に手遊びなどするといいですね。1、2歳になると物を使えるようになり、遊びの幅が広がってきます。ごっこ遊びなどもできるようになりますが、このときもお母さんや親しい家族との遊びが中心です。

3歳を過ぎるとだんだんお友だちとも遊べるようになり、会話もできるようになるので、ごっこ遊びもより高度な遊びができるようになるでしょう。まだ少人数の遊びですが、楽しさを友だち同士で分かち合うことができるようになります。
4、5歳になるとちょっとしたルールでの集団遊びもできるようになります。鬼ごっこやかくれんぼ、ボール遊びなどです。次第に社会性も磨かれてきます。
友だちとけんかしたり、仲直りしたりしているうちに、どうしたらみんなで楽しく遊べるようになるかもわかるようになります。こうして社会の一員であることを学ぶようになるのだと思います。

●イヤイヤ期と自我の芽生え

1歳半から2歳くらいになると、今まで受け身でお母さんや周りの大人たちにされるとおりになっていた子どもに自我が芽生え、自分の意見を周りに伝えられるようになります。何でも自分でやろうとするとともに、自己主張も強くなります。何でも「いや」と言うようになります。これがイヤイヤ期（第1反抗期）と言われる時期です。

「いや」という言葉を覚えると、さかんに「いや」と言うようになります。お母さんの困る姿が面白いのかもしれないし、他の人に対し自分の意思表示ができるということがわかってきたのかもしれません。ただ単に反抗しているというよりは、何でも自分でやりたい、自分で決めたいという自我の表われだと思います。

イヤイヤ期は1歳半くらいから始まり、1年くらい続きますが、3歳を過ぎると落ち着いてくることが多いようです。でも、子どもによっては、4歳になってもまだイヤイヤ期が続いていることもあります。

イヤイヤ期が続くとお父さんもお母さんもどうしてよいか悩んだり、困ったり、イライラしたり、怒りたくなったりしますよね。でもイヤイヤ期があるということはこころが順調に発達している証拠です。上手に付き合っていきましょう。

上手に付き合うには、頭ごなしに否定するのではなく、まず、「聞いてあげること」「認めてあげること」、そのうえで「自分の考えで決めさせてあげること」を優先しましょう。どちらがよいか、いくつか選択肢を出してあげるとよいかもしれません。そして「自分で」が出たら、辛抱強く待って、やらせてあげてください。

●言葉の発達について

言葉の発達は個人差が大きく、2歳ですでに会話になっている子もいれば、ようやく2歳で単語がいくつか出始めるという子がいます。周りの環境にも影響を受けやすいです。

もともとお母さんと2人きりで過ごすことが多く、お母さんが引っ込み思案であまり外へ行かない場合は、子どもに対する話しかけも少ないので、言葉の発達が遅れるかもしれません。逆に家族が多く、人の出入りも多く、お母さんが社交的でよく出かけて、いろんな人と交流する場合は、言葉も早くに出るかもしれません。

お母さんの影響だけではありません、本人の個性も関係があるでしょう。生まれながらの性格もあるかもしれません。

いずれにしても、気長に待ってあげましょう。前にもお話ししましたが、少し待ってあげて半年前と比べてみてください。単語が増えたとか、2語文が出てきたとか、会話になってきた、というように進歩してきているときは心配いらないことが多いです。

そしてこれも前に言いましたが、言葉が出てくるのを待っている間に、物事がどのくらい理解できているか、よく観察しておきましょう。言うことを聞けたり、行動に移せたり、内容をよく理解できているときは大丈夫です。言葉がなくてもそのうち、問題なく会話ができるようになると思います。

いつまでたっても単語が出ないとか、増えない、進歩の様子が見られない、言っていることがよくわかっていないなどというときは、かかりつけの小児科医や保健所などに相談して、言葉の専門家を紹介してもらいましょう。

●発達障害が気になるとき

「発達障害」とは、生まれつき脳機能がアンバランスであったり、凸凹《デコボコ》であったりすることから、その人が過ごす環境や周囲の人とのかかわりのミスマッチが生じ、社会生活に困難が発生する障害のことです。

生まれつきの脳の機能障害なので、「母親の愛情不足」とか「母親の育て方が悪い」ということではありません。だからお母さんは自分が悪いと勘違いしないでくださいね。

早期に何らかの手を打ってあげると、症状は現われにくくなり、社会生活上の困難も減ってくると思います。

気になる症状というのはいろいろあります。少し様子を見ているうちに気にならなくなるときもあります。集団に入ると目立ってくる場合もあります。次のようなときはよく観察してあげてください。

①おとなしすぎる
②視線を合わさない
③言葉の発達がかなり遅い
④こだわりが強い
⑤奇声を発する
⑥気に入ったことをいつまでも続ける
⑦気が散りやすく、集中力がない
⑧制止がきかない
⑨落ち着きがない
⑩友だちと一緒に遊べない

誰でもいくつかは当てはまりますよね？　いくつも重なるときや、とても困ることが多いときは、幼稚園の先生や祖父母など、その子どもとかかわりの多い人に同じように感じるかどうか、意見を聞いてみてください。よく観察することが大事です。困ることが多いときは、かかりつけの小児科医から専門家を紹介してもらいましょう。

発達障害に関しては第2章194頁以降で詳しくお話します。

第2章

お医者さんとの付き合いに迷うとき

人間には、自分の病気を自分で治す自然の力があります。自然治癒力と言われることもありますが、要は免疫力のことです。自分の病気を自分で治す力があるなら、できればその力だけで病気を治したいですよね。

しかし、まだ免疫力が弱い子どもは、その病気を治す力が弱いのです。ですから、少し前まで元気だった子どもでも、急に具合が悪くなることがよくあります。また、子どもは小さければ小さいほど、具合の悪さを訴えることができません。ただ泣いてばかりいたり、熱が出ているだけだったり、どこがどのように具合が悪いのかわかりにくいことがあるのです。

そんなとき、頼りになるのはやはりお医者さんです。では、どのような状態まで自分で看て、どのようになったらお医者さんにかかるのがよいのでしょうか？

まずは、迷わずすぐに受診が必要な場合についてお話しします。

1 迷わずすぐ受診する場合

(1) 乳児期初期の発熱

一般的に、「生後3か月以内の赤ちゃんは風邪を引かない」と言われています。これにはわけがあります。赤ちゃんはお母さんのおなかの中にいるとき、さまざまなウイルスに対する免疫の力を、お母さんから胎盤を通してもらっています。だから、生後間もない赤ちゃんは、普通の風邪を引くことはありません。お母さんからもらったこの免疫の力＝「抗体」は、月齢とともに少しずつ効力を失い、生後6か月くらいになると、ほとんどなくなります。だから、生後5〜6か月を過ぎると、風邪を引くようになるのです。

そんなわけで、お母さんからもらった免疫の力で守られているはずの、抗体の効力がたくさんある時期、具体的には生後3か月以内に発熱するときは要注意です。これは普通の風邪ではない確率が高いのです。この場合、「発熱」とは一般的には38度以上のことをいいます。この時期の赤ちゃんは自分で免疫を作る力はまだ弱く、さまざまな細菌に対応することができません。ですからこの時期の発熱は、重症の細菌性感染症の可能性が高いのです。

ただ、生後早期の乳児は体温調節の働きも未熟なので、少しくるみすぎただけでも体温が上がってしまいます。感染症なのか、体温調節の問題なのかは、やはりお医者さんに確認してもらう必要があります。場合によっては入院して経過観察し、血液検査や尿検査、髄液検査などが必要になります。

もちろん経過観察して問題のないケースもありますが、細菌性髄膜炎や尿路感染症、敗血症など早期に適切な治療が必要なケースもありますので注意しましょう。

生後3か月以内は風邪を引かないといっても、実際には、間近にいる人、お母さんや兄弟姉妹が風邪を引いたり、熱を出したりしていると、感染して熱を出すこともあります。そうだとしても、生後間もない時期に熱を出した場合は、お医者さんにはっきり診断してもらわなければなりません。

(2)呼吸困難、けいれん、チアノーゼ、意識障害

この状態になるときは命にかかわることがありますのですぐに受診しましょう。場合によっては救急車を呼んで受診したほうがよいと思います。

呼吸困難というのはかなり息苦しい状態です。息が苦しくて横になることができない、眠れない、食事や水分が摂取できない、しゃべることができないというときは、呼吸困難のひどい状態です。呼吸困難状態

が悪化すると、血液中の酸素濃度が低くなり、顔色が白っぽく、唇の色が紫色になります。この状態を「口《こう》唇《しん》チアノーゼ」といいます。さらにひどくなると手足まで紫色になります。この状態を「末端チアノーゼ」と呼びます。チアノーゼ状態が長引くと脳の低酸素状態となり、けいれんを起こしたり、意識障害を起こしたりすることもあります。この場合は緊急処置が必要です。

けいれんは自分の意志とは無関係に、勝手に筋肉が収縮する状態です。からだをこわばらせたり、手足を突っ張らせたりします。通常意識はありません。チアノーゼが見られることもあります。けいれんの状態が続くと、血液中の酸素濃度が下がり、脳も低酸素状態になってしまうので、やはり緊急処置が必要です。

意識障害は、周囲のことや自分のこと、あるいは時間的なことを判断できなくなった状態です。意識障害といっても、瞬間的に意識が飛び、短時間意識が消失する「失神」から、正常な判断ができなくなる「昏迷」、放っておくと眠ってしまう「傾眠」、長く意識が回復しない「昏睡」までさまざまな状態があります。

子どもの場合の意識障害は、けいれんのときに見られることが多いですが、やはり何か異変があったときに起こります。緊急処置が必要なことが多いので、救急車を呼んで受診してください。

赤ちゃんの意識障害もけいれんのときに見られることが多いですが、意識障害かどうかわかりにくいことがあります。けいれん時以外にも、ぐったりしている、チアノーゼがある、目つきがおかしい（1点を見て凝視している）、泣かないなど、普段と違う状態のときは緊急処置が必要な状態かもしれません。救急車を呼んですぐに受診しましょう。

(3)おう吐回数が多い、顔色が変わるほどの腹部激痛、血便など

何度もおう吐し、腹部に激痛を伴う状態は、「腸閉塞」の症状です。腸閉塞というのは、腸管が完全にふさがれた状態です。腸がふさがれ、消化液や食べかす

などが出せないので、たまって苦しくなります。その結果、おう吐が何度も見られます。腹痛も伴います。子どもでは腸重積が原因のことが多いです。この場合は血便が見られることもあります。

腸重積は発症後12時間から24時間以内であれば、手術ではなく高圧浣腸という方法で処置が可能です。腸重積の症状は腹痛、おう吐、血便（イチゴジャムのような便）です。乳児期では痛みを訴えてくれませんので、不機嫌で泣き通しの状態になります。痛みは一定の時間をおいて強まったり弱まったりすることが多いので、大泣きして少し休んで、また大泣きするというような状態を繰り返すかもしれません。

腸重積は早くに発見されると手術しないですみます。初期は血便がありませんので、腹痛、おう吐が見られるときは腸重積も考慮に入れてすぐに受診しましょう。

また、腸重積だけでなく、おう吐や腹痛がひどいときや泣き続けるときなどは、すぐ処置が必要な病気の場合が多いので、受診したほうがよいです。消化管の病気では「急性虫垂炎」「腹膜炎」などの心配もあります。

おう吐と発熱を伴う病気は消化管以外でもあり、早くに治療開始しなければならないものがあります。「髄膜炎」や「脳炎」「尿路感染症」などです。おう吐する状態のときは必ず医療機関を受診して、原因を確認しておく必要があります。

(4)水分が摂れない、尿が出ない、脱水状態

おう吐したり、下痢をしたり、からだの外へ水分が奪われるような状態で、なおかつ水分が摂取できないと「脱水症」になります。乳児では単に高熱が出るだけでもおっぱいを飲まないことがあり、「脱水症」になります。重症の脱水症は命の危険もあります。脱水症がひどいと尿が出ません。水分が摂れない、尿の出方が少ないというようなときは医療機関を受診し、脱水症になっていないか確認してもらいましょう。脱水症になっている場合は点滴などの処置が必要なことも

あります。子どもは、大人よりも体重あたりの水量が多いので、「脱水症」になりやすいのです。早めに受診することが大事です。

(5)その他

子どもの状態が普段の状態と著しく違うときは心配ですね。お母さんが「あれっ」と感じたことは、何かを起こしている状態かもしれません。いつもは元気で遊ぶはずなのが遊ぼうとしない、大好きなおやつを見ても喜ばないし食べようとしない、歩けるようになっていたのが歩かなくなった、よく転ぶようになった、いつもと比べてしゃべり方がおかしい、なかなか起きてくれない、すぐに眠りたがるなどなど。お母さんのちょっとおかしいという直感が、大きな異変の発見につながるかもしれません。直感を無視しないでくださいね。

2 ホームケアのポイントと受診のタイミング

子どもが病気になったとき、どこまでおうちで看ていてよいのでしょうね？　悩むところです。たとえば、風邪はそのまま様子を見ていればそのうちよくなってしまうことが多いですよね。でも、「風邪は万病のもと」とも言われます。途中で違う病気に発展してしまうこともよくあります。どのタイミングでお医者さんを受診したらよいのでしょうか。

また、お医者さんに行く前に家でできることはないでしょうか？　病気になったときに早く快方に向かうように、おうちでケアしてあげる方法はないでしょうか？　子どもが少しでも楽に過ごせるような、日常的なケアを考えてみましょう。

(1)熱が出たとき

●まずはどうする

熱が突然出ると心配ですね。抱っこしたり、触ったりしたときに熱いと感じたら、まず、きちんと体温を測りましょう。

体温の正しい測り方は図2－1aのとおりです。体温を測るときは食後や入浴後、運動後を避けます。泣き騒いでいないときのほうがよいですが、赤ちゃんが泣くのは仕方ないですよね。熱が出始めたら、1日に数回決まった時間に測るようにし、体温表をつけておくとよいと思います。体温表（図2－1b）の欄外には、食事の状態や熱以外の症状などを記入します。

●ホームケアのポイント

①解熱剤を安易に使わない

からだが熱を出すということは、何らかの免疫の反応を起こしているということです。感染症であれば、原因となるウイルスや細菌と戦っているということです。ということは、解熱剤を使って熱を下げてしまうことは、ウイルスや細菌との戦いを先延ばしすることになり、病気の治りは遅くなります。

とはいっても、熱のせいでからだが消耗してしまい、病気と戦うだけの体力がなくなってしまうこともあります。どのような状態になったときに解熱剤を使うとよいのでしょうか。以下にそのことを考えてみます。

②全身状態を把握する

熱が出たとき、38度台の熱で、全身状態がよければ、おうちでおとなしくしているだけで様子を見ます。全身状態というのは、いつもどおり元気で、食事も普段どおり食べ、夜も普段どおりよく眠れているということです。

熱以外の症状がないか？　食事はどのくらい食べているか？　排便はあったか？　尿は出ているか？　遊ぶ元気があるか？　など、子どもの状態を把握します。

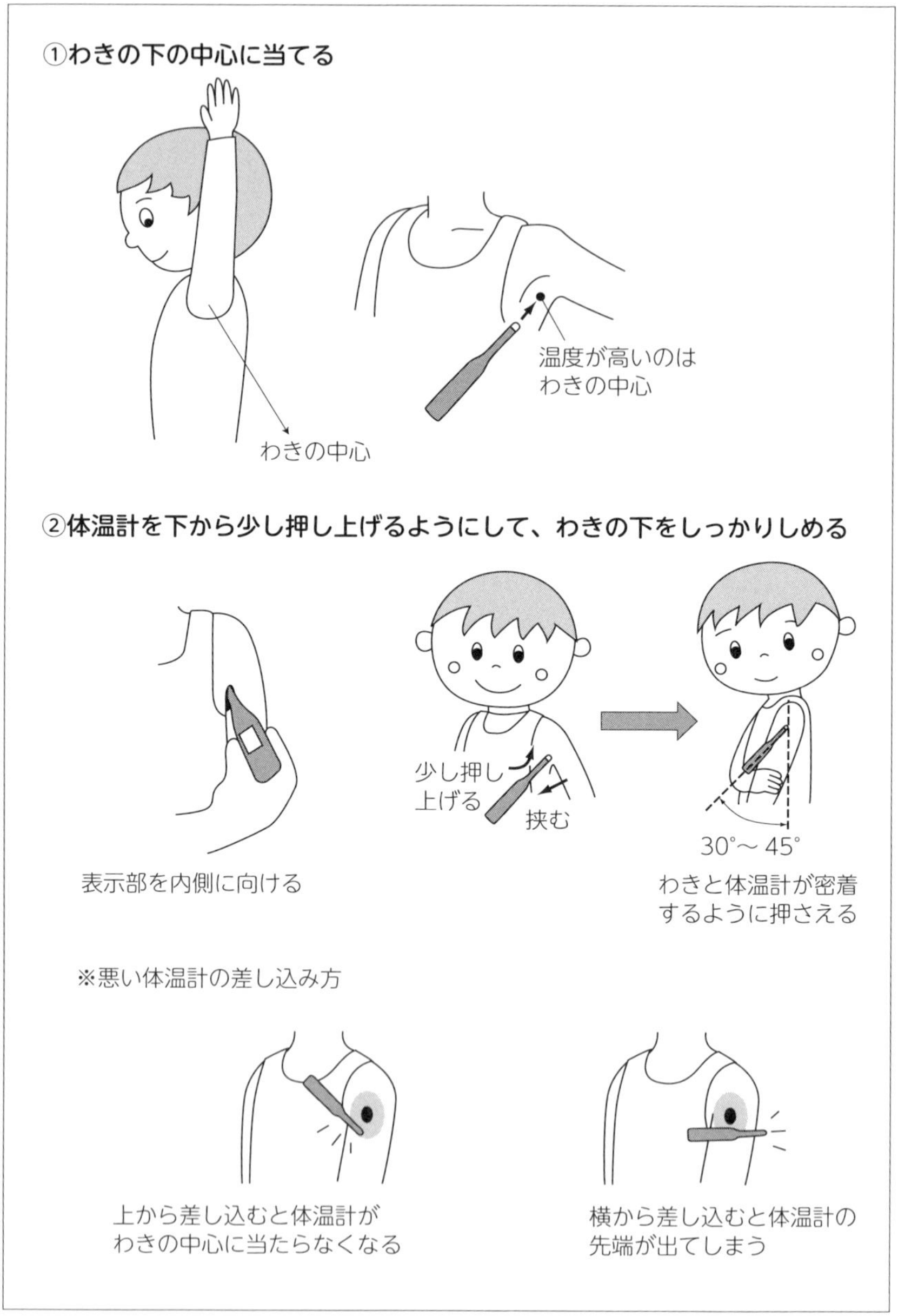
①わきの下の中心に当てる
温度が高いのは
わきの中心
わきの中心
②体温計を下から少し押し上げるようにして、わきの下をしっかりしめる
少し押し
上げる
挟む
30°～45°
表示部を内側に向ける
わきと体温計が密着
するように押さえる
※悪い体温計の差し込み方
上から差し込むと体温計が
わきの中心に当たらなくなる
横から差し込むと体温計の
先端が出てしまう

図2-1a　体温の測り方

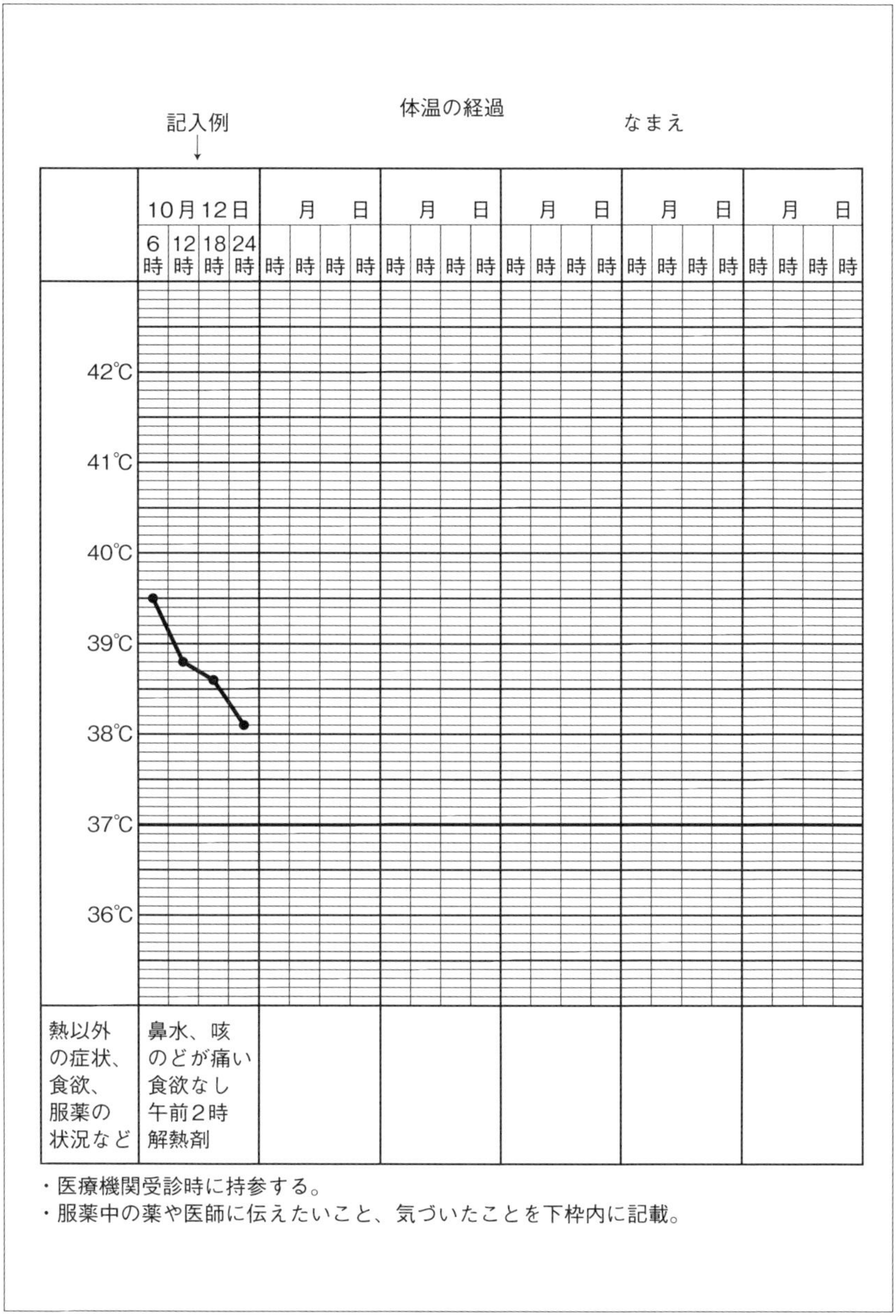

図2-1b　体温表の記録のとり方

体温を測りながら、それらの様子も体温表に記入しておきます。

③食事、水分補給の注意点

熱が出ているときは、消化管の働きも普段より落ちています。だから、熱が出ると食欲がなくなるのです。食欲を落とすことで、弱った消化管を酷使しないように、自分のからだを守っているのです。

そういう状態なので、熱が出て食欲がないときはないなりに、食べられるものを食べたいだけあげるようにして、様子を見ます。子どもが食べやすいようにおかゆやうどんなどにして、消化がよい食事にしましょう。食欲がないからと子どもが好むものばかりあげてしまうと、子どもも気持ちで食べてしまいます。消化できないものを食べてしまうことにもなります。その結果、吐いてしまうこともあります。与えるものは気をつけましょう。

水分はこまめに与えます。わざわざイオン飲料（スポーツドリンク、経口補水液）にする必要はありません。普段飲んでいるお茶類をこまめに与えます。ごはんをおかゆにするだけで水分が足されていますし、味噌汁やスープ類など汁物のおかずを多くして、汁のほうをたくさん飲ませるようにします。汁物の塩分で塩分補給にもなります。

離乳期の赤ちゃんの場合は、食欲がなければ、離乳食を一時中止し、母乳やミルクだけにします。母乳は薄めることができませんが、ミルクを与えている赤ちゃんの場合は少し薄めて与えます。1さじ程度薄く作ってあげると、発熱時には飲みやすくなります。1さじ薄くというのは、ミルクを作るときに8さじで160㎖のミルクを与えているのであれば、7さじで160㎖のミルクにするということです。

④日常生活上の注意点

37度台の発熱で、全身状態がよい場合でも外出は避けます。室内でおとなしく遊ばせます。といっても元気な子どもはおとなしくしてはくれませんね。でもそれは元気な証拠なので、多少は動き回っていてもよいでしょう。

幼児期であれば、布団を敷いてそこにいさせるようにすれば、子ども自身がおとなしくしなければいけないと思うようになるものです。

入浴については37度台で全身状態もよければ、軽く入れても大丈夫だと思います。でも、汗をかいたり汚れたりしていなければ、わざわざお風呂に入れなくてもよいですね。

⑤発熱時のクーリング（冷やし方）の方法

38度くらいまでは、そのまま冷やさず様子を見てもよいですが、だんだん熱が上がると元気がなくなります。38・5度以上の発熱時には冷やすようにしましょう（図2－2参照）。

まず、氷を数個ビニール袋に入れて口をしっかり縛り、水がこぼれ出ないようにしたものを4個用意します。それをハンカチかガーゼにくるんで細長くします。そして、2個を両方のわきの下に氷の部分がくるように当てて肩で縛ります。もう2個を両方の太ももの付け根に氷の部分が当たるようにして、その裏側で縛ります。わきの下や太ももの付け根は太い血管が通っているので、その部分を冷やすと、全身に血がめぐっているので、冷やすのに有効なのです。ハンカチやガーゼの代わりにストッキングを用いてもよいでしょう。ストッキングのほうが結びやすいかもしれません。氷の代わりに小さな保冷剤を使ってもよいでしょう。また、シロップなどの薬が入っていた空き容器があれば、それに水を入れて凍らせたものを4個用意し、ビニール入りの氷の代わりにする方法もあります。シロップの空き容器だとごつごつしないので、わきの下に入れやすいですね。

動き回る幼児などは、子ども用の小さなリュックを背負わせて、そのリュックの中に適当な大きさの保冷剤を入れておくのもよい方法です。そうすると動き回っていても冷やせます。

〈クーリングする部位〉（右図）

▶わきの下と両足の付け根（ここは太い血管が通っているため、冷やすとこの血液が全身をめぐるので体温も下がりやすくなります）

▶嫌がらなければ、首の両側を冷やすのも効果があります。

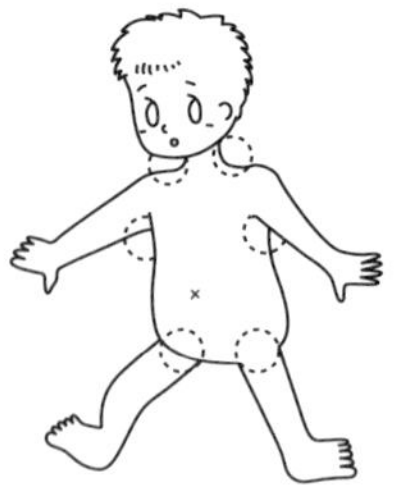

〈手作り氷のうの作り方〉

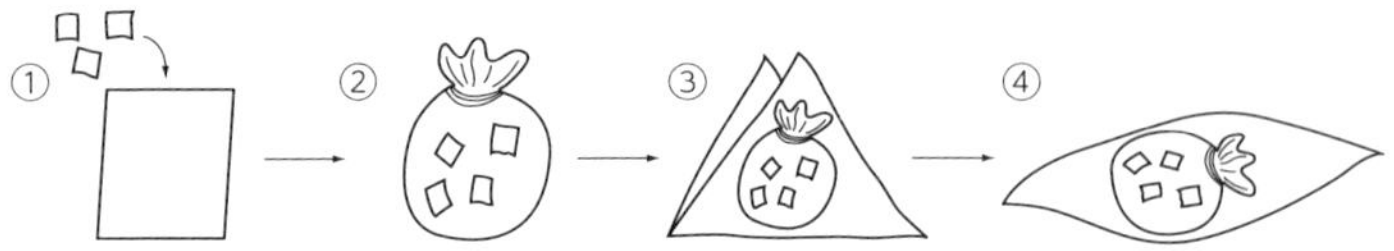

①15cm×25cmくらいのビニール袋の中に氷を３～４個と水を少し入れます。
②ビニール袋の口を固く縛り、ボール状にします。このボール状の氷のうを４個作ります。
③氷のうが直接肌に触れないように大きめのハンカチかガーゼにくるんで細長くします。
④これをわきの下に当てて肩で縛り、足の付け根に当て、後ろ側で縛ります。

▶ビニール袋の代わりにお医者さんからもらったシロップの薬の空き容器を利用する方法もあります。この場合は、ごつごつしないので便利です。水を入れて凍らせたものをハンカチかガーゼにくるんで使います。

▶大きめのハンカチの代わりに伸縮包帯、ストッキングを利用しても縛りやすいです。

▶寒がらない限りは、頭の下に氷枕を入れたり、背中の下に保冷剤を入れたりして冷やしましょう。歩き回る子どもは右のようなリュックを作り、中に保冷剤を入れて背負わせてもよいでしょう。

リュックの作り方

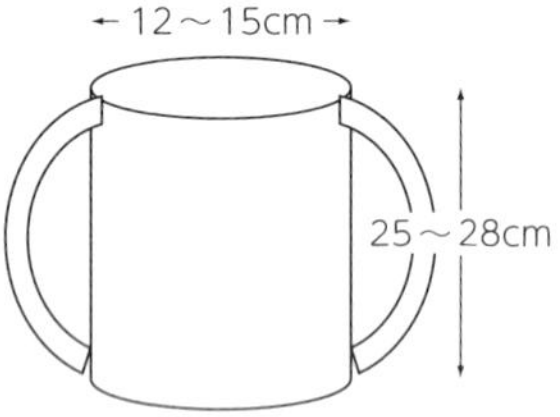

▶歩き回ったり、あばれたりして冷やさせてくれないときは、元気がある証拠なので無理強いしないでください。

▶１時間くらい冷やしたら、１回はずして冷やした部分の皮膚を必ず確認しましょう。10分くらいおいてから体温を測ります。まだ熱が高いときは、もう一度同じように冷やしましょう。

▶冷却ジェルなどは心地よいかもしれませんが、実際の冷却効果はそれほどではありません。

図2-2　熱が38.5度以上出たときのクーリングの仕方

ショウガくず湯の作り方（2歳以降）

風邪の引き始めや熱の出始めには最適です。

【材料】（作りやすい分量）

ショウガすりおろし　小さじ1、本くず粉　大さじ1、熱湯　180ml、ハチミツ（お好みで）

【作り方】

①小鍋に熱湯とショウガのすりおろしを入れる。

②本くず粉を同量の水で溶き、①に加える。くずが透明になってとろみがつくまでよく混ぜる。

③やけどをしないように、適温に冷ましてから飲む。好みでハチミツを加えてもよい。

（子どもによってショウガすりおろしの量は加減する）

●受診のタイミング

38・5度以上で、元気がなくなってきたら、まずは冷やしましょう。なるべく冷やして、自分の力で熱を下げることを試みます。それでもなお熱が上昇し、どんどん元気がなくなり、食事や水分があまり摂れなくなり、夜も寝つけない状態のときは、多分熱が39・5度以上あると思います。そのようなときは解熱剤が必要だと思いますから、お医者さんを受診しましょう。

そのような状態が真夜中で、夜間救急に行こうかどうしようか迷うこともあるかもしれません。39・5度以上でもなんとか冷やしながら眠れていれば、翌日の受診でも大丈夫です。夜中の高熱が心配で朝まで看病して、一生懸命冷やしていたら、朝になって案外熱が下がっていたなんてこともあります。

冷やすほどでもないし、38度台で元気で食事もよく摂っていて、風邪症状もひどくないというときは、1〜2日様子を見ていても大丈夫です。

ただの風邪かなあと思っても、発熱して下がる傾向が見られなければ、3日目はかかりつけ医に受診しましょう。受診して風邪と言われたら、もう数日、自宅で看ていても安心できます。

お医者さんにかかるときは、熱を下げてもらうことや、風邪薬をもらうことよりも、子どもの状態が今はどの程度なのかを判断してもらいましょう。風邪なのか、風邪以外の病気なのか、あるいは風邪から気管支炎や肺炎になっているのか、服薬が必要な状態かなどを判断してもらいます。食事や入浴、生活上の注意事項などもアドバイスしてもらいましょう。

(2) 鼻水、鼻づまりが続くとき

●まずはどうする

風邪を引くと、くしゃみや鼻水が見られます。これらの症状は本来、自分のからだを自分で守っている反応です。風邪のウイルスが鼻腔から侵入します。それをくしゃみや鼻水で追い出すのです。だから、くしゃみや鼻水が出ても、食欲が普通で、元気があり、夜もよく眠れているようであれば、そのままで大丈夫です。そのうち治ります。

そのままでも大丈夫なことが多いのですが、風邪の引き始めでもありますので、状態を見守ることが大切です。食欲はあるか、赤ちゃんならおっぱいやミルクが飲めているか、鼻水以外の症状はないかなど、経過を見てください。

鼻水や鼻づまりがひどい場合は、ホームケアをしてあげてください。

●ホームケアのポイント

①鼻を吸ってあげる

市販の鼻水吸引器を用いて、赤ちゃんの鼻にノズルを入れてお母さんが吸ってあげたり、お母さんが直接赤ちゃんの鼻を口で覆って吸い出してあげたりしましょう。鼻吸い器でやる場合、ノズルを奥まで入れすぎたり、強く吸いすぎたりしないようにしてください。鼻の粘膜を傷つけると治りが遅くなります。

②鼻水をつまんで出す

小鼻を軽くつまんで、鼻の穴にたまった鼻水を押し出すようにして、外に出た鼻水を拭きます。力を入れすぎないように、長時間鼻をふさがないように、気をつけましょう。

子どもの鼻に固まったものが見えたら、子ども用の綿棒でかき出してあげてもよいですが、綿棒を入れるときに押し込まないように気をつけてあげてください。

③鼻をお茶で洗浄する

これは、小学生くらいになって鼻がかめるようになった子どもに効果的な方法です。片方の鼻の穴を押さえ、もう一方の鼻にスポイトで番茶を入れます。そのまま鼻をかむ要領で番茶を排出します。

④鼻の下に蒸しタオル

蒸しタオルを鼻の下に近づけると、湿気で鼻の通りがよくなります。蒸しタオルは、濡らしたタオルを電子レンジで加熱すると簡単に作れます。くれぐれも、タオルの温度には気をつけてください。熱くしすぎる

ひとくちメモ

医療機関にかかるときの注意事項

〈抗ヒスタミン剤について〉

医療機関を受診し薬をもらった場合でも、薬の使い方は難しい問題です。鼻水を抑える薬として抗ヒスタミン剤があります。抗ヒスタミン剤は脳血液関門を通過し、脳内に移行します。このため、副作用として強い眠気や認知機能の低下などのほか、けいれんを起こしやすくしたり、脳症の原因になったりすることもまれにあります。したがって、軽い症状では使わないほうがよいでしょう。最近は脳への移行が少ない抗ヒスタミン薬も開発されていますが、私は漢方をお勧めします。漢方を処方してくれるお医者さんも多いので、相談してみてください。

〈鼻水吸引について〉

鼻水がひどいと、耳鼻科や小児科で鼻水を吸ってくれることがあります。まだ鼻がかめない赤ちゃんにとって、鼻水を取ってあげるために必要な処置と思われているかもしれません。でも、お医者さんでやる鼻水吸引は、細い管を赤ちゃんの小さい鼻の穴から、鼻の奥のほうまで入れることが多いので、刺激しすぎて粘膜を傷つけてしまう心配があります。また、鼻の奥と中耳は耳管という管でつながっているので、強く吸いすぎると耳が痛くなったり、中耳炎になったりする心配があります。鼻水は強く吸いすぎないほうがよいですね。鼻水が少し減ればよいくらいの感覚で吸ってもらいましょう。

と、子どもにやけどさせてしまいます。また、乳児の場合は鼻と口を覆って窒息させないように気をつけましょう。

⑤ペパーミントを利用する

洗面器にお湯を張った中にアロマオイルのペパーミントを何滴かたらし、その蒸気をかぎます。ペパーミントのハーブティーでもよいかもしれません。ハーブティーは飲まなくても、香りをかぐだけで鼻の通りがよくなります。

●受診のタイミング

①食事や睡眠に影響があるとき

鼻水がひどい、あるいは鼻づまりがひどいせいで、おっぱいやミルクが飲みづらい、食事をしづらい、午睡できない、夜も眠れない、睡眠中ときどき起きてしまうなどというとき、また、ホームケアをしてもなかなかよくならないときは、お医者さんに相談しましょう。

②膿性の鼻水が長引くとき

鼻水が黄緑色になる、いわゆる「青っぱな」ですが、副鼻腔炎（蓄膿症）ではないかと心配されるお母さんがいます。確かに副鼻腔炎の鼻水は黄緑色の濃い鼻水です。でも、風邪の治りかけでも青っぱなになります。黄色みの濃い鼻水になったら、少し待ってみてください。風邪の治りかけなら、数日でよくなります。何日も濃い鼻水が出るときは、お医者さんに相談してみましょう。

(3)のどが痛い、声がかれるとき

●まずはどうする

のどが痛かったり、声がかれたりするときは、風邪の引き始めかもしれません。まずは安静にしましょう。熱が出ないか、食欲はあるか、咳や息苦しさはないかなどを観察します。はしゃぎすぎたり、大声を出しすぎたりしても、声がれや咽頭痛が出てきます。

子どもが口を開けてくれるようなら、のどの奥を

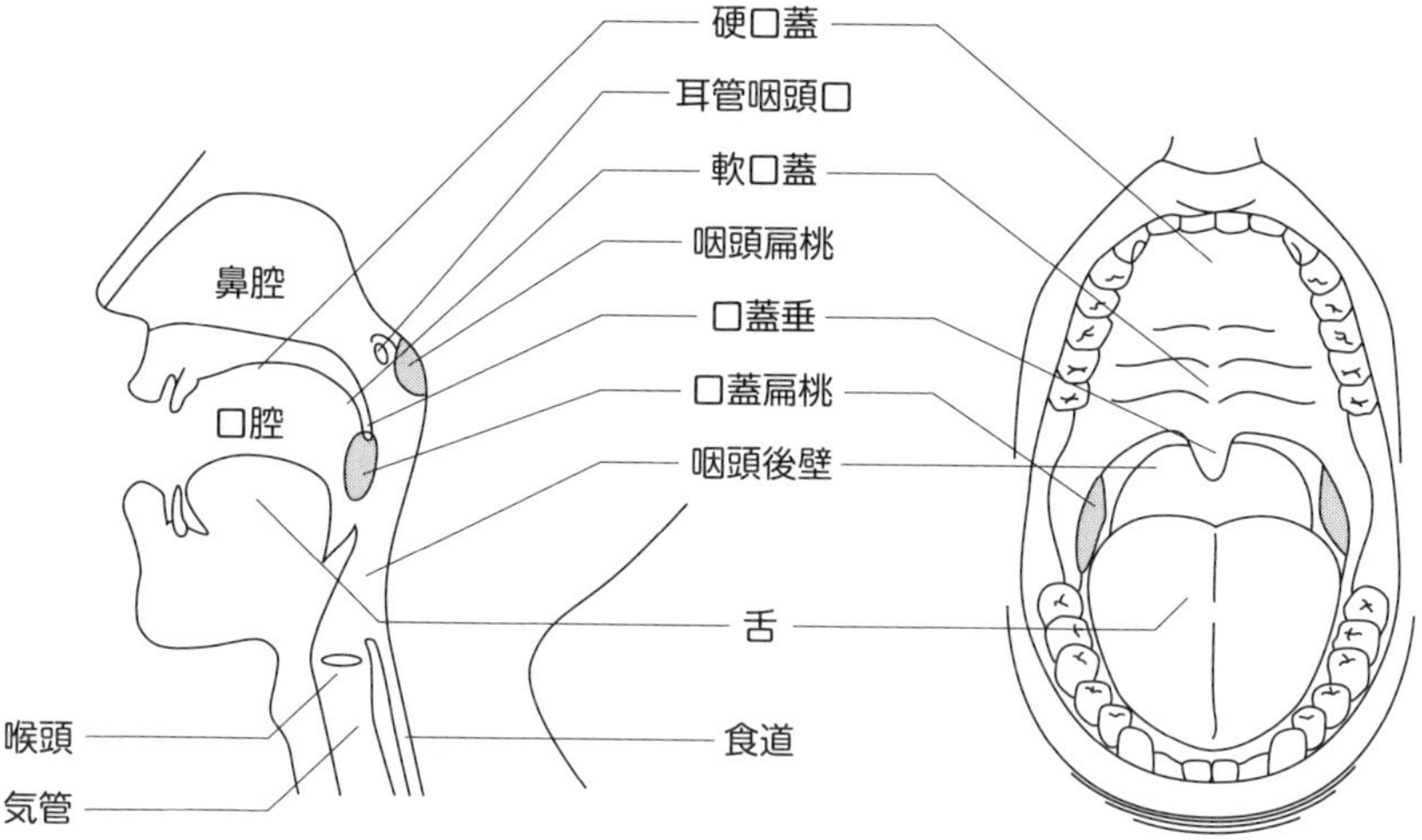

図2-3　口腔・咽頭の位置関係

覗いてみましょう。のどは図2－3のような感じです。真ん中に「口蓋垂《こうがいすい》」、いわゆる「のどちんこ」があり、その手前側の天井が「軟口蓋」、歯に近いほうは「硬口蓋」と言われる場所で、口蓋垂の下のほうの両側に「口蓋扁桃」が見られ、奥の壁が「咽頭後壁」です。どのあたりが赤いか、扁桃腺に膿《うみ》はついていないかなど、よく見てみましょう。

　のどの様子の変化を知るためには、普段の様子を知らないとわかりません。歯磨きのときや、泣き叫んだときなど普段から子どもの口の中を覗いて見ておくとよいと思います。

「のどが赤いですね、風邪ですね」と言われたときののどは、咽頭後壁あたりが全体に赤くなっています。「扁桃腺が腫れていますね、扁桃腺に膿がついています、扁桃炎ですね」と言われたときは、口蓋扁桃が腫れていて、そこに膿がついている状態です。「溶連菌《ようれんきん》感染症」でのどが真っ赤というときは、口蓋垂から軟口蓋にかけてむくみっぽく腫れて赤くなっています。そこから出血することもあります。扁桃腺に膿がつくこともあります。

赤ちゃんの場合、のどが痛そうというのはお母さんの感覚で、本人は痛いと言いませんから、赤ちゃんの状態で判断することになると思います。いがらっぽい咳をしている、熱が出ている、おっぱいの飲みが悪い、声がかれているなどの症状があれば、のどが痛い可能性があるので、注意してあげましょう。少し大きくなると、「のどが痛い」と言うようになりますから、より状態を判断しやすくなります。

●ホームケアのポイント

のどが痛いときのホームケアは咳のときのホームケアと重なりますので、後で一緒に説明します（134頁参照）。

●受診のタイミング

①発熱や発疹を伴うとき

発熱や発疹を伴うときは、溶連菌感染症などの感染症の可能性があります。治療の必要性があるかもしれませんので、医療機関を受診したほうがよいでしょう。

のどが赤い＝風邪＝扁桃炎と考えられがちですが少し違います。風邪では抗生剤が必要ありませんが、扁桃炎では抗生剤が必要な場合と必要でない場合とがあります。

②全身状態がよくないとき

受診のタイミングは、熱のときと同じ考え方で大丈夫です。食欲がひどく落ちているとか、痛そうで眠れないとか、のどを刺激して吐いてしまうとか、そのようなときは受診しましょう。

③声が出ない、声がれがひどい、息苦しいとき

声がれも軽い場合は様子を見てもよいですが、ひどい場合はクループ（喉頭炎）の可能性がありますので受診しましょう。のどの奥にある気管から気管支につながる場所を喉頭と言いますが、クループというのは、この部分に炎症がある状態です。この喉頭の入り口に声門がありますので、炎症を起こすと、声門が腫れ、

声がかすれて、咳も犬の吠え声のような咳が出ます。

声がかれているときも、「のどが赤いです、風邪ですね」と言われます。この場合、咽頭後壁も赤いのかもしれませんが、腫れている部位はもっと奥になります。のどのもっと奥の、普通にあーんと開けたくらいでは見えない部分に喉頭があって、その先が気管や気管支です。喉頭鏡がないと、のどの入り口にある声門は確認できませんが、声があまり出ないときは、声門の腫れもひどいので呼吸困難の原因になります。ですから声がれがひどいときは、早めに受診しましょう。

(4)咳が出るとき

●まずはどうする

風邪を引くと大体鼻水の次に咳が出てきます。咳はどうして出るのでしょう。鼻水のところでも話しましたが、風邪を引くとからだが反応し、自分のからだを守るためにいろいろな症状が出ます。鼻腔からウイルスや細菌が侵入するとくしゃみや鼻水で追い出そうとしますが、追い出しきれないとのどのほうに侵入します。すると、のどや気管支の粘膜から粘液が出され、それがウイルスや細菌、異物などをからめとる痰になります。そして咳反射で、ウイルスや異物をからめとった痰をからだの外へ追い出そうとするのです。ですから、咳が出るのも、本来、自分のからだを守るためのしくみなのです。

咳が出る原因は、風邪のほかにもいろいろあります。風邪以外の病気、喘息や気管支炎、肺炎でも咳が出ます。百日咳や132頁でお話したクループのように変わった咳が出る病気もあります。病気以外でも温度差で出ます。外から冷暖房のきいた室内に入ったときや、逆に部屋から出て外気に触れたときに出ることもあります。また、お風呂に入ったときや、温かい汁物などの湯気を吸ったときにも出ます。さらに、夜寝る前や明け方など交感神経と副交感神経の切り替わる時間帯に、咳が出ることもあります。そしてまた、空気を思い切って吸うだけでも出ますし、薬などの副作用で咳が出ることもあります。

まずどのようなときに咳が出るのか、子どもの様子を観察しましょう。

●ホームケアのポイント

①水分をしっかり補給する

痰が切れやすくなるように、白湯やお茶で水分をこまめに補給しましょう。水分が足りなくなると、痰が固くなってからみやすくなります。のどが痛いと、食事も水分ものどを通らなくなるので少しずつ補給します。

②湿度が高い環境を保つ

部屋の乾燥を防ぎ、呼吸しやすい環境にしましょう。湿気があると痰が出やすくなり、呼吸も楽になります。湿度は50～60％を目安にし、加湿器を利用したり、洗面器にお水を張ってそばに置いたり、濡れたタオルをハンガーにかけて干したりするとよいです。

③入浴について

高熱が出ていなければ、入浴しても大丈夫です。浴室は湯気が立って湿度が高くなっているので、蒸気を吸って呼吸が楽になります。ただし、長湯にならないようにしましょう。具合が悪いときに体力を使いすぎるのはよくありません。

④姿勢について

咳がひどいときは、上体を起こしてあげたほうが楽になります。布団の下に座布団を入れて上半身を起こすようにしてあげたり、お母さんが抱っこの姿勢でどこかにもたれかかってあげたりしてもよいです。また、あおむけになるよりは少し横に向けてあげたほうが、痰がのどに詰まらないと思います。枕やタオルを丸めて背中のほうに置いてあげましょう。

⑤激しく咳き込むとき

上体を起こし、布団を少し高くしてもなお咳き込むときは、縦抱きにして肩甲骨の間をとんとん軽くたたいてあげます。背中を強めにさすってあげてもよいです。痰が出やすくなります。

足裏にはツボが集中しています。土踏まずやその周辺が少し硬くなっているようであれば、ゴリゴリこすってあげ、マッサージしてもみほぐすようにします（図2−4）。のどの痛みや咳が楽になります。

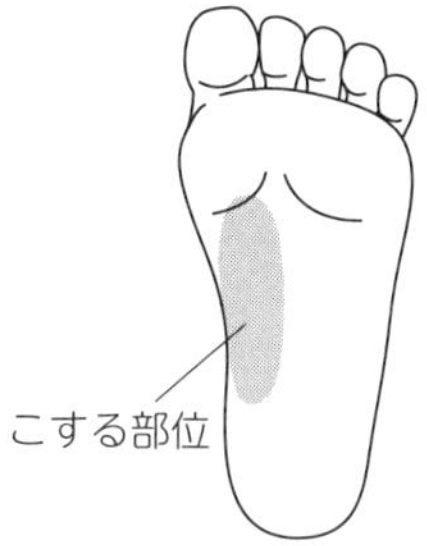

図2-4　足裏マッサージの部位

⑥乾いた咳・のどの養生用ドリンクなど

レンコンのすりおろし汁

鍋にだし汁か水1／2カップを入れ、皮ごとすりおろしたレンコン30〜50gと混ぜて、ひと煮立ちさせます。10か月以降の子どもに与えるときは、塩少々で味付けしてもよいです。

ダイコン・ネギ湯

ダイコンのすりおろし汁20mℓに小口切りにした長ネギ3cm分を加えて、熱湯を注ぎ、よくかき混ぜます。のどの痛みや鼻水に効果的です。

ナシのジュース

ナシ1／4個をすりおろしてジュースにします。温めてもよいです。1歳以降ならショウガのしぼり汁少々を加えます。

カリン・キンカン煮

どちらかを作り置きしておくと便利です。キンカン10個のタネを取り除き、3〜4分下ゆでします。水1カップを加え、柔らかくなるまで20分ほど煮ます。カリンの場合は硬いので、薄切りにしてから同じように煮ます。1歳以降であれば、カリンやキンカンを生のままハチミツ漬けにしておくと、保存ができて便利です。

⑦湿った咳・鼻水の養生用ドリンクなど

カブのスープ

鍋でだし汁1カップと薄切りにしたカブ1／2個分を柔らかくなるまで煮込み、ミキサーにかけます。10か月以降の子どもには塩少々で味付けします。

ダイコンハチミツ（1歳以降）

ダイコン5㎝程度を1㎝角に切り、密閉容器に入れます。ダイコンが軽く隠れるくらいにハチミツを入れ、ふたをしてしばらくおきます。ダイコンの水分が出てきたら、上にたまったシロップを水やお湯で割って飲みます。

●受診のタイミング

①咳が長引くとき

咳が出ていても、発熱がなく食欲も普通で、日常的な遊びが普通にでき、夜もぐっすり眠れる状態なら、数日は待ってもよいと思います。

軽い咳でも1週間以上続くときは気になりますよね？　単なる風邪なのか風邪以外の病気なのか、かかりつけ医に確認しましょう。

また、百日咳の咳は立て続けに咳き込んだ後にヒューーと音がするような咳です。「コンコンコンヒューー」の咳は早めに受診しましょう。とはいっても初期は「コンコンコンヒューー」ではなく、風邪の咳と変わりません。咳が長引いてくると、「コンコンコンヒューー」に変わってきます。

②ゼイゼイする咳、痰がらみがひどい咳

痰がからまる咳が長引くときやゼイゼイする咳は、喘息の咳の可能性があります。ゼイゼイがひどく、ケンケンした犬の吠え声のような咳なら、クループ性の咳（132頁）です。呼吸困難がひどくならないうちに受診しましょう。

③発熱を伴うとき

3日以上の発熱（38度以上）を伴う咳は医療機関を

受診してください。風邪から肺炎に変わっているかもしれません。

最初軽い咳で風邪かなと様子を見ていたら重い咳に変わってくることもありますし、途中から高熱を伴うようになることもあるかもしれません。状態が変化したときは迷わずすぐに受診してください。

④その他の気になる咳

朝だけ、あるいは朝と夕方だけ出る咳、温度差があるときや空気を吸い込んだときに出る咳は、軽い場合は何もせず、様子を見ていても大丈夫です。しかし、やはり気になる咳は受診しましょう。

運動すると咳き込んだり、思い切り冷たい風を吸い込んだときに止まらなくなったりする咳は、「運動誘発性喘息」かもしれませんので医師に相談しましょう。

(5)気持ち悪い、吐く、便がゆるいとき

●まずはどうする

子どもが吐くと、びっくりしますね。子どもが吐くときにはいろいろな原因があります。病気でなくても吐くことがありますし、おなかの病気以外の原因で吐く場合もあります。

赤ちゃんは病気でなくてもよく吐くことがあります。赤ちゃんの胃は縦にまっすぐな形で、胃の入り口の筋肉が弱くてゆるい構造になっています。このため、胃の中のものが逆流しやすく、ゲップなど、少しの刺激で吐きやすいのです。1回吐いても機嫌がよく、次の授乳時に異常がなければ大丈夫です。

おなかの病気が原因なのか、おなか以外の病気が原因なのかを見分けることが大切です。吐く病気には、急性虫垂炎など手術が必要な腹部の病気や、頭部外傷、髄膜炎、脳炎などの頭部の病気があり、すぐに対応が必要な場合もあります。見分けるためには次のことに

注意しましょう。

1、母乳・ミルクを飲みすぎていないか
2、直前に何か悪いものは食べていないか
3、激しい腹痛があるか。便の性状はどうか
4、ひどく不機嫌ではないか
5、ほかの風邪症状がないか
6、発熱を伴っていないか
7、頭を打ってはいないか
8、脱水症になっていないか

●ホームケアのポイント

①吐ききって胃の中を空っぽにする

子どもの様子を見て、「吐きそう」と思ったら、素早く上半身を下に向けて吐きやすくしてあげます。「吐いた分、少しでも栄養を」と、水分や食事をすぐに与えてしまうお母さんも多いと思いますが、少し待ってください。それが刺激になってさらに吐いてしまうこともあります。吐ききってしまえば、病原体も外に追い出せるので、回復も早くなります。

1歳未満の赤ちゃんが吐くときは、いつまた吐いてもよいように、バスタオルを赤ちゃんのからだの下に敷き、汚れたら交換します。

吐いたものがのどに詰まると、呼吸困難や窒息の危険があります。誤嚥《ごえん》を防ぐためには、からだを横向きにして寝かせるのが原則です。

お風呂は体力を消耗し、からだの水分も奪います。吐き気がおさまるまで入浴は控えましょう。汚れが気になっても、軽くシャワーで洗い流すくらいにとどめましょう。

②水分補給をするのはおう吐がおさまって30分~1時間後

吐き気があるときは、水分補給をあわてることはありません。胃の中のものを吐ききって、空っぽになった後で「そろそろおう吐もおさまってきたかな」と思ったら水分補給を始めます。最後に吐いてから30分~1時間くらいたった後、湯ざましやお茶をスプーン1杯与えてみます。15分たっても吐かなければ、少し

ずつ補給量を増やします。

　赤ちゃんの場合、母乳栄養児であれば、母乳は通常どおり与えます。授乳間隔はできれば一定にします。

離乳期以降であれば、離乳食は一時中止します。そして、母乳と母乳の間に湯ざましなどの水分を与えます。

人工栄養児の場合は、1さじ薄いミルクを通常量の半量くらいから4時間おきに与え始めます。ミルクとミルクの間には水分をこまめに補給します。便の状態を確認して、便の状態が悪くなければ、徐々に1さじ薄いミルクの量を増やしていきます。

　たとえば、普段10さじで200㎖のミルクを飲んでいる場合、その半量というと100㎖になります。そして1さじ薄く作るということは4さじで100㎖にし、それを4時間ごとに与えます。便の状態が悪くなければ、次は5さじで120㎖のミルクに増量します。4時間ごとに何回か与え、また6さじで140㎖のミルクというように増やしていきます。下痢便の回数が多い場合は、ミルクの量は増やさずそのままの量にします。

　便の状態は必ずチェックし、尿が出ているかも確認します。尿の量が少ないときは脱水状態の可能性もあるので注意しましょう。

　幼児期以降は図2－5のような方法で進めます。

　おう吐が続いている間は少し待ちます。子どもがほしがれば、のどをうるおす程度にします。少しおう吐の間隔があいてきたら、水分を10～20㎖与えます。

　このとき与える水分は、湯ざまし、普段飲んでいるお茶類、野菜スープ（ニンジンスープなど）、味噌汁を薄めたもの、果汁を欲するならリンゴ果汁お湯割り（100％果汁をお湯で2倍に薄めたもの）です。おう吐がひどいときは塩分も補いたいので、麦茶や薄めたリンゴ果汁に少し塩を加えたものでもよいです。

　最初の水分を与えた後、15分ほど待って吐かないようであれば、20～30㎖に増やします。15分おきに少しずつ量を増やしていき、量が増えてきたら少しずつ間隔をあけても大丈夫です。増やし方の目安は、子どもの年齢や、飲めそうな感覚で判断して増やします。量を増やすと吐きそうな間は20～30㎖を15～20分間隔

①**最初に始めるのは水分です。**

▶与える水分は湯ざまし、お茶類、リンゴ果汁お湯割り、野菜スープの汁だけ、味噌汁を薄めたものなど。ニンジンスープ（本文参照）の汁も、塩分などが補給できるのと下痢を止める働きがあるので効果的。

▶吐いたばかりのときやまだ吐きそうなときは１～２時間待ちます。

▶水分をほしがるときは、茶さじ１杯程度の水で口の中をうるおします。

吐かなければ

１段階　10～20mℓ
↓ 15分待ちます
２段階　20～30mℓ
↓ 15～20分間隔
３段階　40～60mℓ
↓ 20～30分間隔
４段階　60～80mℓ
↓ 30～40分間隔
５段階　80～100mℓ
↓ 50～60分間隔
６段階　100～150mℓ

吐いてしまったら

1）始める水分量を減らします。5～10mℓなど。
2）水分量を減らして数回吐くようなら医療機関を受診しましょう。
3）大きいお子さんで直前まで元気だったら、１時間待ってから再度始めます。
4）段階をあげたときに吐くようなら、その前の段階に戻します。

注：各段階で飲みたがらないときは次の段階に行かず、その段階でとどまります。
量は年齢に応じて、増減してもよいです。

②**食事の進め方**

半日程度は食事を摂らなくても大丈夫です。
水分補給が不十分なうちに食事を始めると失敗します。

トータルの水分として300～500mℓ摂れたら、第１ステップの食事に

第１ステップ	おかゆ1/2杯から（嫌いな人はうどん）	→１口２口しか食べない、あるいは吐くときはまだ水分不足です。水分をしっかり与えましょう（味噌汁やうどんの汁でも可）。尿の出方をよく見ましょう。尿量が少ないときは医療機関を受診しましょう。

最初の食事をペロッと食べる元気があれば、よくなってきた証拠です。でも、おかわりをほしがっても与えず、我慢させましょう。特に目の食欲に注意（子どもは見るとほしがります）。次の食事までは４時間くらいあけて、その間は水分をしっかり与えましょう（300～500mℓくらい）。

第２ステップ	おかゆと野菜を煮たおかず程度。野菜スープ、ニンジンスープの中の野菜でOK。下痢がひどい間や食べる元気がない間は、第１ステップ～第２ステップの食事にとどめます。
第３ステップ	下痢回数が減って便性がよくなってきたら第３ステップに進みます。柔らかめに炊いたごはんと煮物、焼き物程度。便がゆるい間はここまでです。
第４ステップ	白ごはんと油っこくないおかず。吐き気や下痢の状態を見ながら食事を進めましょう。水分チェック表（表2-1）を活用するとわかりやすいです。

図2-5　おう吐、下痢のときの食事療法　―おう吐が止まった後の水分や食事の始め方―

表2-1　水分チェック表

月・日	時刻	食事／ミルク 摂取	量	水分摂取	量	おう吐の有無	尿量	便の状態	備考（薬など）
記入例 4・20	AM								
	7:00			湯ざまし	20mℓ		少量		
	7:30	おかゆ	2さじ			中等量			体温37.5度
	7:40							下痢便 多量	整腸剤服用
	7:50			お茶	30mℓ				
	8:20			リンゴ果汁	50mℓ	少量		下痢便 少量	
	8:45			麦茶	50mℓ		中等量		

で与えるようにします。１００mℓくらい飲めるようになってきたら、１時間おきの補給でも大丈夫でしょう。

水分がどのくらい摂れているか、足りているかを見るために、水分チェック表をつけておくと便利です（表２－１）。

③水分補給ができたら、消化のよい回復食をスタート

吐かずにトータルで３００～５００mℓ飲めたら食事を開始します。約３時間でその程度飲めるのが目安です。第１ステップは、おかゆを茶碗半分程度（どうしてもおかゆが食べられない子はくたくたに煮たうどん）を与えます。１口か２口しか食べられないときは、そこでやめます。また吐くかもしれません。しばらくは水分だけにして、４時間の間に３００～５００mℓの水分を摂るようにします。そしてもう４時間後に先ほどと同量のおかゆ（うどん）でチャレンジします。

最初におかゆ半分をペロッと食べてしまい、おかわりをほしがることがあるかもしれません。こんなときはよくなってきた証拠です。でも、おかわりは与えず、次の4時間までは我慢させます。その4時間の間は、また水分を300〜500mℓ与えるようにしましょう。

第2ステップは、おかゆを茶碗1杯にします。そしてニンジン、ジャガイモ、ダイコンなど柔らかく煮た野菜などのおかずを少しプラスしてもよいです。野菜スープや味噌汁の具などです。便が出たときは、その便性もチェックします。下痢が多く、食べる元気がない間は、第2ステップの食事のままにします。下痢便の回数が1日2〜3回程度で水様便でなければ、翌日、第3ステップに進みます。

第3ステップは、柔らかめに炊いたごはんと煮物系のおかずです。その状態で便性が改善され、食欲も順調であれば翌日、次の第4ステップに進みます。

第4ステップは、油っこくない普通食です。ごはんを普段の固さにし、おかずは煮野菜や、白身魚、豆腐など消化がよいものにします。揚げ物や生ものなどは胃腸に負担がかかり、再び吐いたり下痢をしたりするかもしれませんので、しばらくは避けましょう。

おやつは第3ステップまでは与えないようにします。第4ステップに入り、食欲が順調に戻ってきていれば、せんべいやおイモ程度のおやつは与えても大丈夫です。

④下痢のホームケア

下痢のホームケアは、基本はおう吐のときと同じです。第1ステップの食事から始めてみましょう。便の状態や食欲に合わせて第2ステップ、第3ステップと進みます。

胃腸の状態が悪いと、食欲が落ちます。食欲が落ちてくると、お母さんや周りの人たちはなんとかして食べさせてあげたくなります。少しでも食べてほしくて、子どもの好むものばかり与えてしまうこともあるでしょう。子どもは大好きなものだと、調子が悪くてもつい食べてしまいます。そうすると、おなかに負担がかかって、おなかの調子がなかなかよくなりません。

おやつは、おなかが完全によくなるまでは与えないようにしましょう。

ニンジンスープの作り方

ニンジン1～2本を細かく切り、たっぷりの水で30～40分間ぐつぐつ煮ます。ニンジンにはペクチンが含まれているので、便を固める働きがあります。ニンジンのエキスがしみ出た汁に、塩少々を加えます。ちょうどよい塩加減よりやや薄味にします。ニンジン以外にタマネギ、ダイコン、ジャガイモなどを加えても、味はまろやかになります。

水分補給の間、お茶や湯ざましだけでは飽きてしまいますし、塩分補給も必要になってくるので、ニンジンスープはとても役立ちます。これにより、おう吐・下痢で奪われた水分と塩分が補えます。塩は塩化ナトリウムですので、ナトリウム、塩素が入りますし、野菜中のカリウムも補うことができます。脱水症の治療で点滴をしますが、この点滴液の成分はナトリウム、カリウム、塩素などの電解質です。点滴中にはブドウ糖も含まれますが、ニンジンスープだけではなく、重湯を与えれば、重湯はデンプンですから、この糖分も補うことができます（デンプンは分解されると、最終的にブドウ糖になります）。

手作りスポーツドリンクの作り方

おう吐・下痢のとき医療機関を受診すると、イオン飲料（スポーツドリンク）を勧められますが、手作りしたほうがよりおなかにやさしくなります。作り方は簡単です。

【材料】（作りやすい分量）

水　500㎖、ハチミツ　大さじ2、レモン汁　大さじ2～3、塩　小さじ1／4

【作り方】

すべての材料をよく混ぜ合わせて溶かします。溶けにくいときは少量のお湯で溶いてから混ぜ合わせます。

（『自然治癒力を引き出す子どもの「食養生」レシピ』相澤扶美子、榊玲里、ＰＨＰエディターズ・グループ、２０１１年より）

梅しょう番茶の作り方

【材料】（1人分）

梅干し　1個、醤油　数滴、ショウガのおろし汁数滴、番茶　湯のみ1杯（約180㎖）

【作り方】

①梅干しの種を取り除き、湯飲み茶碗に入れて箸でほぐす。

②①に醤油（できれば有機のもの）を数滴垂らし、箸で練り、ショウガのおろし汁を数滴加える。

③②に熱い番茶を8分目ほど入れてよくかき混ぜる。

⑤おう吐物や下痢便の処理の仕方

おう吐や下痢を起こす感染性胃腸炎の場合、おう吐物や下痢便の処理の仕方に気をつけないと、家族内に感染を広めてしまいます。特にノロウイルスはヒトの腸管内で増殖しますが、乾燥や熱にも強いうえ、自然環境下でも長期間生存が可能です。感染力も強く、少数のウイルスでも発病します。

洗濯は家族とは別にします。おう吐物はペーパータオルなどで拭き取り、ビニール袋に入れ、口を固く縛って廃棄します。汚れた服やタオル類は、消毒のた

表2-2　おう吐・下痢の程度と脱水症の重症度

	軽症	中等症	重症
おう吐・下痢	少ない	軽症と重症の中間	頻回の水様下痢 おう吐も多い
態度	あやせば笑う	不機嫌 だんだん笑わなくなる	不安・興奮・不眠 脱力・笑わない
食欲	普通	低下	ない
排尿	普通	減少	減少～無尿に近い
脱水症状	目立たない	皮膚・口が乾く 目が少し落ちくぼむ	顔色が悪い 目が落ちくぼむ ※大泉門陥没
体重減少の程度	病気前の 2～3%減少	病気前の 5～7%減少	病気前の 7%以上減少

注．乳児の場合、大泉門がまだ開いているときは、脱水症などがあると、その部分が落ちくぼんだ状態になることがあります（図2-6参照）。

め塩素系漂白剤に浸け込んでから、洗います。

下痢が始まったら、オムツの赤ちゃんであれば、布オムツより紙オムツのほうが処理しやすいです。紙オムツはオムツ替えのたびに一つずつビニール袋に入れ、口を固く縛り廃棄します。

じゅうたんは重曹をかけて乾かし、掃除機で吸い取った後、消毒します。畳は固く絞った布でたたいてから、消毒します。ノロウイルスはアルコール消毒や熱には抵抗力があります。ノロウイルスの流行期には塩素系漂白剤を薄めたものを用意しておいて、それで消毒します。

⑥おう吐・下痢の程度と脱水症の重症度

おう吐や下痢の回数が多く、水分の補給が間に合わないと脱水症になります。脱水症の重症度によって、軽症、中等症、重症と分類されます（表2－2）。軽症のうちに手当てしたいものです。軽症ではおう吐・下痢回数は少なく、あやせば笑いますし、食欲もあり

ひとくちメモ

塩素系漂白剤薄め液の作り方

0.1%塩素系漂白剤を作っておきます。市販の塩素系漂白剤は約5%なので、水1ℓに対し、原液20mℓを入れたものを作ります。家族内でおう吐が発生したら、ポリタンクなどに作り置きしておくとよいと思います。ただし、漂白剤なのでもちろん漂白する働きがあります。色落ちしたら困るものの取扱いには注意しましょう。

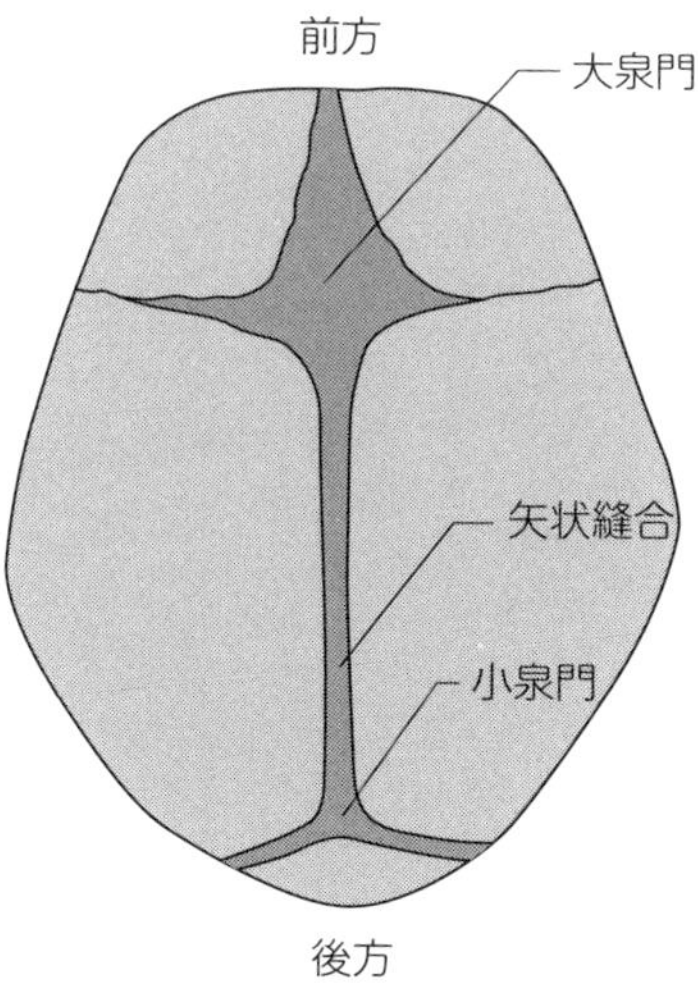

大泉門は頭の上部にある骨と骨の継ぎ目で、乳幼児期にはまだ閉鎖していないので、脱水症があると落ちくぼんできます。

図2-6　大泉門（上から見たところ）

ます。尿量も普通です。体重は減ったとしても病気前の2～3%程度です。

中等症になると、おう吐・下痢の回数はやや多く、不機嫌でだんだん笑わなくなり、食欲は低下し、尿量も減少してきます。皮膚や口が渇き、目が少し落ちくぼみます。体重は病気前の5～7%減ります。

重症になると、おう吐・下痢の回数は多く、不安状態、興奮・不眠状態になり、脱力し、笑わなくなります。食欲はまったくなくなり、尿も出なくなります。顔色が悪く、目もかなり落ちくぼみます。赤ちゃんでは大泉門がへこんできます（大泉門陥没、図2－6）。このような状態では、体重は病気前の7%以上減少します。何らかの医学的な処置をしないと、命の危険もある状態です。

●受診のタイミング

①腹部以外の原因で吐いていると思われるときやおう吐の原因がわからないとき

おう吐する直前で頭をぶつけるなどの外傷がなかったか、発熱や頭痛などを伴っていないか、気をつけてみましょう。

吐き気やおう吐を伴う腹部以外の病気はたくさんあります。少しでもおかしいと思ったときは、すぐに受診しましょう。

おう吐を伴う腹部以外の病気の代表的なものには次のようなものがあります。

頭の病気：頭部外傷・頭蓋内出血・脳腫瘍・髄膜炎・脳炎など。

頭以外の病気：尿路感染症・腎盂腎炎《じんうじんえん》・中耳炎・肺炎・上気道炎・風邪・発熱を伴うほかの病気。

②腹部の病気で緊急対応が必要なとき

発熱があり、腹痛を伴い、吐くときは「急性虫垂炎」や「腹膜炎」の心配があります。子どもの虫垂炎は腹膜炎になりやすく、腹膜炎になると重症になりますので、吐き気以外に腹痛がひどいときは必ず受診しましょう。

おう吐、腹痛に血便を伴うときは「腸重積」の可能性があります。乳児の場合は「おなかが痛い」と言えませんので、激しく泣いたり、不機嫌だったりします。第2章の1（119頁参照）でもお話しましたが、腸重積は小腸（大腸への移行部にあたる回盲部の小腸が多い）が大腸側にまくれ込む病気で、腸閉塞の状態になります。発見が遅くなると開腹手術になったり、腸が壊死して切除しなければならなくなったりするので、早く見極める必要があります。おう吐回数が多く、水分が摂れないときや脱水状態のとき、子どもは、大人よりもからだの中に占める水分量が多いので、脱水症になりやすく、急激に状態が悪化することがよくあります。脱水状態が悪くならないうちに受診しましょう。

(6)ぶつぶつが出たとき

●まずはどうする

ぶつぶつが出たとき、どのような種類の発疹なのかの区別が大事です。どのような種類の発疹なのかを区別するためには次のことに気をつけます。

①発熱を伴っていないか

発熱を伴っているときは、感染症の可能性が高くなります。水痘（水ぼうそう）、麻しん、風しん、溶連菌感染症など伝染性の疾患では発熱を伴うことが多いです。

②近所や保育園や幼稚園、学校などではやっている病気はないか

近所や集団で伝染性のはやっている病気がないかどうか把握しましょう。はやっている病気があれば、その潜伏期間なども把握しておきましょう。たとえば水痘の潜伏期間は14日から21日ですから、病気にかかったお友だちと接触して、何日くらいたってぶつぶつが出てきたかを把握します。

③発疹の形や性状、出ている場所がどこか

オムツかぶれやあせも、虫刺されなどの湿疹はできている場所などで判断できます。水疱《すいほう》なのか丘疹《きゅうしん》なのか、膨疹《ぼうしん》か細かい点状の発疹なのか。発疹の種類には次のようなものがあります。

斑《はん》：皮膚の盛り上がりはなく、色だけが変わっている状態のもの。赤くなっているものは紅斑と呼び、リンゴ病などで見られます。紫色のものは紫斑、白色のものは白斑と呼びます。

丘疹《きゅうしん》：こんもりと小さな円形状に盛り上がっている皮疹です。湿疹やあせもがこの形です。かゆみを伴うこともあり、アレルギーの湿疹などで見られます。

水疱《すいほう》：薄い表皮の下に体液がたまっている状態です。水痘などで見られます。中に膿がたまっている場合は膿疱《のうほう》と呼び、とびひ（伝染性膿痂疹《でんせんせいのうかしん》）がその代表です。

膨疹《ぼうしん》：皮膚が部分的に盛り上がり、境目がはっきりしています。赤くなってかゆみを伴い、しばらくたって消えたり、また違う場所に出たりするのは、じんましんです。

④かゆみを伴っているか

かゆみを伴っているかどうかも重要です。かゆい場合は湿疹やアレルギーなどの場合が多いですが、水痘やとびひでもかゆみを伴います。

⑤どのようなときに気づいたか

出始めのタイミングは重要です。食事と関連がある場合や、入浴後体が温まったときに出始めた場合は、じんましんが多いです。

ツバキの木のそばを通った後に出てきたときなどは、チャドクガの幼虫による接触性皮膚炎の可能性もあります。

発熱やほかの症状を伴うときは、感染症や川崎病などの可能性を考えなければいけません。

⑥発疹の形や出てくる場所が変化しているかどうか

発疹の出てくる場所やその変化で病気がわかることがありますので、詳しい観察は大切です。

たとえば、水痘は髪の毛の生え際などにもよく見られ、最初は丘疹ですが、それが1日たつと水疱になり、数日でかさぶたに変わります。新しく出た丘疹と水疱と痂皮《かひ》（かさぶた）が同時に混在します。

また手足口病では、口内炎と手のひらと足の裏などに水疱が見られますし、伝染性紅斑（リンゴ病）では頬が赤くなる（リンゴのほっぺ）のが特徴です。

じんましんは比較的早く消えますが、すぐに違う場所に出たりします。そして消えたり出たりを繰り返すことが多いです。

●ホームケアのポイント

①食べ物が原因と思われるとき

軽いじんましんならまず冷やします。じんましんは体中のどこにでもできて、強いかゆみを伴います。突然現われて数時間で消えます。かきむしらないように、冷やして固く絞ったタオルで患部を冷やしましょう。入浴は湯船に入らないようにし、軽くシャワー程度ですませます。温まるとじんましんが広がります。

②感染症が原因と思われるとき

広がったり、うつしたりしないようにしましょう。とびひはかゆみが強く、かきむしると体中に広がります。入浴すると、一緒に入った兄弟・姉妹などに感染してしまいます。プールもお友だちにうつるので入らないようにします。また、爪が伸びていると、かきむしるせいで菌が爪の中に入り、その爪でかくので、やはり広がりやすくなります。爪は短く切っておきましょう。

伝染性感染症は医療機関を受診し、必ず診断を受けたうえで、隔離期間（出席停止期間）なども確認しておきましょう。

③あせも・肌荒れの場合

肌着など直接肌にあたるものの素材に気をつけましょう。通気性がよい綿100％の肌着にします。濡れタオルで拭いたり、シャワーで流したりして、清潔にします。洗ったからだなどはタオルで軽く拭き、よく乾燥させます。洗い流すとき、石けんを使用すると肌が乾燥しやすくなるので、使いすぎないようにしましょう。

●受診のタイミング

①アレルギーが原因と思われるとき

食後にじんましんのような膨疹が見られるときは、食物アレルギーの可能性があります。すぐに引くかもしれませんが、逆にアナフィラキシーなどの強い症状に変わることもあります。必ず医療機関を受診しましょう。その際、温めたり、運動させたりはせずに、冷やして、安静を保ちながら受診します。温めたり、からだを活発に動かしたりすると、アレルギー症状がより悪化し、アナフィラキシーが進行してしまいます。

②感染症が疑われるとき

発熱を伴い、咽頭痛があり、細かいサンドペーパー様の発疹は溶連菌感染症、赤くてぼつぼつした発疹から水疱性の発疹が見られるときは水痘などの感染症が疑われます。伝染性の発疹はきちんと診断してもらうために受診しましょう。

溶連菌感染症は治療のため抗生剤が必要ですし、合併症を起こす心配もあります。水痘や麻しん、風しんなどは感染を広めてしまう心配があります。

また、発熱、発疹、目の結膜充血、頸部リンパ節の腫れ、イチゴ舌、口唇亀裂（口唇のひび割れ）などが見られる病気に、川崎病があります。これは入院して早期に治療したほうがよい病気です。

明らかなあせもや虫刺され、オムツかぶれなどはホームケアで対応しても大丈夫と思います。

いずれにしても原因がわからないものは、お医者さんに確認してもらったほうが無難です。

(7)便が出ない、便秘ぎみのとき

●まずはどうする

便が出ないのもつらいですね。まずは、

1、何日くらい出ていないか

2、おなかを痛がったり、苦しそうにしたりしていな

いか

3、普段から便秘ぎみで、コロコロ便が出ていないかを確認してみましょう。

●ホームケアのポイント

3日間くらいは便が出ていなくても次のようなホームケアで様子を見ます。

①「の」の字のマッサージをする

手のひらで、おへそを中心に「の」の字を書くようにおなかをマッサージします。手を温め、やさしく声をかけながら、ゆっくりと数回繰り返します。力を入れすぎないようにしましょう。マッサージの刺激で腸の動きが活発になります。

お風呂の後はおなかが温まっているので、より効果的です。お風呂の中でやってもよいですし、温めたタ

ひとくちメモ

アナフィラキシーとは

アレルゲンなどの侵入により、複数の臓器にわたり全身にアレルギー症状が引き起こされ、生命に危険を与える過敏反応のことを言います。じんましんのほかにおう吐などの消化器症状や喘息などの呼吸器症状、めまい・ふらつきなどの循環器症状などが加わった状態です。

アナフィラキシーに血圧低下や意識障害を伴う場合を、アナフィラキシーショックと言います。この場合は生命を脅かす危険がありますので、緊急の対応が必要です。

アナフィラキシーが疑われるときは、発症時には体位変換をきっかけに急変する可能性があるため、急に座ったり、立ち上がったりさせないようにしましょう。静かにあおむけに寝かせ、足を高くさせます。おう吐しているときは顔を横に向かせて、呼吸が速いときは楽な体勢で足を高くします。気道を確保して、呼吸状態を見ながら、救急車を呼びます。もし、エピペンを持っていて、指導を受けている場合には使用します。

エピペンというのはアドレナリン自己注射薬のことです。アナフィラキシーショックでは血圧が低下します。アドレナリンは血圧を上昇させる薬です。アナフィラキシーを起こす可能性が高いときに処方されます。最近では食物アレルギーのため、常備している子どももいます。

オルを下腹部に当てておなかを温めた後にマッサージをしても効果的です。

②食事や水分に気をつけてみましょう

授乳期の赤ちゃんの口から入るものは、ミルクかおっぱいですね。ミルクを濃く作りすぎると便秘になります。調乳濃度を見直してみましょう。母乳の場合はお母さんの食事に気をつけてみましょう。肉類や甘いものを食べすぎていると濃いおっぱいになって、赤ちゃんの便秘の原因になります。

離乳期以降の子どもは、少し繊維が多い野菜を多く摂るようにしましょう。サツマイモや海藻類、キノコ類なども多く摂るようにしてみましょう。

次の第3章で詳しくお話しますが、母子ともに歯のバランスで食べるとよい便になると思います。3日以上便秘が続く場合は、次のようにしてみましょう。

③肛門マッサージをする

オムツ替えのたびに肛門の両脇や上下に両方の人差し指を当て、肛門を左右に広げたり、上下に伸ばしたりして肛門をプニプニとマッサージします。指でくるくる回してマッサージしても大丈夫です。

④綿棒で肛門を刺激する

ベビーオイルや馬油などを塗った綿棒を肛門に入れ、刺激します。頭が隠れる程度に綿棒を肛門から入れ、少しくるくると回します。あまり大きく動かすと肛門を傷つけてしまうので気をつけましょう。

⑤1歳過ぎなら浣腸する

あまりつらそうにうんうんうなっていたら、市販の浣腸を試します。湯せんしてひと肌くらいに温めて、3〜4cmくらい肛門から挿入して浣腸液を注入します。

●受診のタイミング

いろいろやりながら、5日くらいは家で様子を見ますが、やはり便秘が続くときは医療機関を受診しましょう。5日以内でも苦しそうにしているときは、お医者さんに相談しましょう。

1回くらいは家で浣腸してもよいですが、その後も繰り返し便秘する場合はお医者さんに相談しましょう。

(8)けが、やけどのとき

●まずはどうする

子どもがけがややけどをしたときは、まずはあわてないでください。

けがの大きさ、傷の深さによってはすぐに受診が必要かもしれません。やけども範囲が大きいと命にかかわることがあります。どのようなものでやけどをしたのかも重要です。まずは冷静に状況を把握しましょう。

●ホームケアのポイント

①切り傷、擦り傷は流水で洗う

少しくらい出血していてもあわてることはありません。傷口に砂や泥などが残っていると、細菌が入って

ひとくちメモ

傷の消毒について

以前、傷は消毒することが当たり前でしたが、最近は消毒しないほうがよいと考えられるようになりました。消毒薬は細菌を殺しますが、同時に傷を治す細胞も傷めてしまうので、かえって傷の治りを遅くします。

消毒することよりも傷口をよく洗い流して、清潔にすることが大事です。

ばんそうこうについて

子どもがけがをするとよくばんそうこうを貼ります。子どもも痛いところや傷口が見えなくなるので喜びます。ばんそうこうを貼るとピタッと泣きやむ子どももいます。でも、患部に汚れが残っているうちに貼ると、化膿しやすくなります。また密封してしまうと蒸れて化膿しやすくなったり、かさぶたになりにくくなったりします。

ばんそうこうを貼る場合は、傷口をよく洗って、十分乾かしてから貼るようにしましょう。

本当は開放して傷口を乾かしたほうが、早くかさぶたになるので治りが早いのですが、傷口が気になってよく触ってしまう乳幼児の場合は、貼っておいたほうがよいかもしれません。

化膿することがあります。水道水でしっかり洗い流します。

血が止まらないときは清潔なガーゼで直接圧迫します。

②刺し傷やとげの場合

化膿を防ぐために、刺さったものは取り除きます。汚れた血をできるだけ搾り出し、水道の流水で洗い流します。

③打撲のとき

濡らしたタオル、または、氷や保冷剤をハンカチなどで包んだもので、まずは打ったところを冷やします。患部の血管が収縮して痛みが緩和されます。

頭を打った場合も、その場所をよく冷やします。大声で泣いて騒ぐようなら心配いりませんが、後から具合が悪くなることもあるので24時間は観察しましょう。

④やけどのとき

すぐに流水で冷やします。最低20分くらいは冷やしましょう。軽い場合は冷やすだけで治ります。赤くなる程度なら冷やした後、そのまま様子を見てかまいません。

水疱になる場合は、水疱をつぶさないようによく冷やします。

●受診のタイミング

①けがの場合

出血が止まらないとき、傷口が大きいときは、傷口をきれいにしてきれいなガーゼなどで圧迫しながら受診しましょう。

釘を刺したなど、傷口が小さくても深いときは、さびや汚れが入り込んでいる場合もありますので、必ず受診しましょう。

頭部を打った場合も受診しておいたほうが安心です。すぐに大声で泣いて、意識もしっかりしていれば大丈夫なことが多いですが、打った部位によっては後から心配が出てくる場合があります。

②やけどの場合

小さなやけどや赤くなる程度の軽いやけどは自宅で様子を見ても大丈夫ですが、水疱になってきたときや、範囲が大きいとき、関節部位をやけどしたときは受診しましょう。

また、不潔な状態でやけどをしたときや、薬品類でやけどをしたときも受診しましょう。

(9)オムツかぶれ、日焼け、虫刺され、アタマジラミなど

●まずはどうする

オムツかぶれに気づいたら、まずは清潔にしましょう。排便に気づくのが遅くなったときなど、お尻が真っ赤になってしまったということはよくあります。

また、下痢ぎみで排便回数が多いときもかぶれやすいです。

ひとくちメモ

けがの緊急受診が必要なとき

1、意識がなく、呼びかけに反応しないとき
2、繰り返し吐くとき
3、けいれんを起こしたとき
4、手足が麻痺している、手足を動かそうとしないとき
5、顔色がひどく悪く、呼吸が苦しそうなとき
6、動かすと打ったところを痛がって、激しく泣くとき

やけどの緊急受診が必要なとき

1、片腕や片足、全身など、やけどの範囲が広い場合
2、ぐったりして意識がない、ショック状態のとき
3、皮膚が白く変色しているか、焦げているとき
4、頭や性器など後遺症が残ると心配な場所をやけどしたとき
5、眠たがるとき

ウンチの性状も確認します。下痢ぎみのときは排便回数が増えてかぶれることがあります。

日焼けは軽いやけどのようなものです。まずは冷やしましょう。

虫刺されは、夏にはよくあることです。どこで刺されたか、蚊に刺されたのか他の虫なのか、何に刺されたかを確認しましょう。蚊以外の害虫は、場合によっては毒性が強いものもありますので注意しましょう。

●ホームケアのポイント

①お尻を清潔に

市販のお尻拭きで拭くよりは、お尻を洗い流してあげたほうがきれいになります。特に便がゆるいときなどは、洗面所やお風呂場で直接お尻を洗ってあげてください。洗った後は、よく乾かしてからお尻をしまいます。

オムツ替えは、排泄に気づいたらすぐに替えてあげましょう。紙オムツは何回分もためずに、1回でも排泄したら替えてあげてください。

②日焼けの対処法

ほてった状態の肌は、まずは冷やします。冷たいシャワーや水風呂に入ります。入浴剤や石けんは使わないほうがよいでしょう。天然の抗炎症作用で皮膚をクールダウンしてくれるのはアロエだそうです。

日焼けは軽いやけどと同じなので、ダメージを受けた皮膚からは水分が失われやすくなります。水分補給しましょう。

水疱になったときは無理につぶさないようにします。また締め付けるような衣類は避けるようにしましょう。

③虫に刺されたとき

蚊に刺されるのは夏になれば、ごく当たり前のことですね。かきむしったせいで、かいた後にとびひの菌に感染することもあるので、爪を短く切っておいてあげましょう。

蚊以外の害虫は、何に刺されたのかを知ることが重要です。場合によっては受診が必要です。

アロマの虫よけスプレーの作り方

数種類のアロマオイルとスプレーボトル、無水エタノール、精製水を用意します。スプレーボトルに無水エタノール5mℓと精製水45mℓを入れます。ここにアロマオイルを入れるだけです。使用するときはよく振って使います。

入れるアロマオイルの小児用レシピは次の2種類をお勧めします。

★レシピ①

ペパーミント1滴、シトロネラ1滴、ラベンダー5滴

★レシピ②

シトロネラ3滴、ユーカリ2滴、レモングラス2滴

④アタマジラミの対処法

アタマジラミは頭髪と頭髪の接触で、人から人へとうつります。保育園でのお昼寝や幼稚園のお泊まり

ひとくちメモ

日焼け止め

日焼け止めで肌荒れを起こしてしまうこともあるので、普段は帽子をかぶり、大人の日傘に入れてあげるだけで十分です。海水浴や特に日差しの強い地域へ行くときのみ、日焼け止めを使用します。

日焼け止めには紫外線散乱剤と紫外線吸収剤の2種類があります。皮膚への刺激が少ないのは鏡のように紫外線を跳ね返す紫外線散乱剤です。

ノンケミカル日焼け止めとは、紫外線散乱剤を使用した日焼け止めのことを言います。日焼け止めを使用する場合は、ノンケミカル日焼け止めにしましょう。

虫よけ剤について

市販で売られている虫よけ剤には、ディートと呼ばれる成分が含まれています。ディートは蚊やダニ、ブヨ、アブなど吸血害虫などの昆虫忌避剤で、1964年米軍兵士用に開発されました。神経障害や皮膚炎を起こすため安全性が懸念され、アメリカ、カナダでは子どもへの使用に規制が設けられました。日本でもこれを受けて小児への使用に関し、使用上の注意が改定されています。しかし禁止ではないので、虫よけ剤を購入する際には、成分表示に注意してください。アロマを使用する手作りの虫よけ剤なら安心です。右に作り方を紹介しました。

保育などのときに感染してしまう可能性があります。プールやお風呂の中では感染しませんが、脱衣カゴに落ちたものがたままついたり、一度頭に触れたタオルや櫛を使いまわしたりすることで、感染する可能性があります。

頭の接触を減らし、からだに触れるものを共有しないようにしましょう。特にタオルやシーツ、枕などは気をつけましょう。

また、シラミが床に落ちる可能性もあるので、床に転がるようなことはせず、床掃除をこまめに実施するようにします。

洗濯については、感染者のものだけを別に洗ってもよいですが、手間がかかるので、洗濯物を60度以上の熱湯に浸すのもお勧めです。

アタマジラミの卵は楕円形で白っぽく、サイズは1mmに満たないほどなのでフケやほこりのように見えますが、セメントのような物質で髪にしっかりとついていて、手で払ったくらいでは取れません。卵は1週間くらいで孵化し、その後1～2週間で成虫になります。成虫になると頭皮の血を吸うため、かゆみが生じます。

繁殖力が強いので、早期発見し、駆除することが大切です。駆除にはスミセリンシャンプーやパウダーがありますが、肌に対する刺激が強いうえ、卵は駆除できません。卵の除去には専用の櫛でていねいにすいてあげると効果的です。卵が孵化するので、スミセリンシャンプーは3日おきに数回やる必要があります。

アロマオイルのティーツリーはアタマジラミによく効きます。1日数回ティーツリーを頭皮にすり込むとシラミは次第に弱ってきます。

椿油もシラミを弱らせる働きがあります。椿油も天然のものですので、安心して使えます。これらのオイルと、専用の櫛を併用するとよいと思います。

●受診のタイミング

①お尻がただれたとき

赤いだけではなく、肛門周囲がびらん状にただれたようになったときや、「肛門周囲膿瘍《のうよう》」になったときは受診しましょう。肛門周囲膿瘍とは肛門の周りが赤く腫れて、膿が出るようになった状態で、痛みを伴います。

②下痢症状があるとき

下痢している状態だと、オムツかぶれになりやすいので、下痢の原因や治療のために受診しましょう。

③虫に刺されて受診したほうがよいとき

蚊に刺されると化膿しやすい体質の子どもがいます。また、蚊に刺された部位が黄色ブドウ球菌に感染してとびひになる子どももいます。刺された痕がひどくなったときは受診しましょう。

蚊以外にもヒトを刺す害虫がいます。毒性がある害虫もありますので、野山にキャンプなど行ったときに刺された場合は受診しましょう。

害虫の種類と特徴は次のとおりです。いずれも医療機関を受診したほうがよいでしょう。

ブヨ（ブユ、ブト）：高原や山間の渓谷域に生息。蚊と同じくメスだけが産卵のためにヒトの血液を栄養源にします。ブヨは刺すのではなく、咬んで皮膚を破り、吸血します。蚊と同じく毒素を出すので、咬まれたときの痛みはさほどではありませんが、咬まれて半日くらいしてから発疹になり、かゆみがどんどん増します。

アブ：主に牧場に生息し、メスだけが馬や牛の血液を吸い、産卵のための栄養源にします。アブは2～3cmと大きく、刺すときに麻酔作用のある毒素を出さないので、咬まれたときに激痛が走り、その後強いかゆみに転じます。

ノミ：犬や猫に寄生し、庭や公園にも生息します。1か所だけでなく、何か所も刺されるのが特徴です。刺されて1～2日後に強いかゆみが出て、水疱になることもあります。

ダニ：ヒトを刺すのは主にイエダニとツメダニで、じゅうたんや布団、ぬいぐるみなどに潜んでいます。皮膚の柔らかい二の腕や太もも、おなかなどを刺します。かゆみが数日間続きます。

シラミ：ケジラミやアタマジラミがいます。アタマジラミは頭髪に寄生、ケジラミは陰毛に寄生し、どちらも強いかゆみを引き起こします。アタマジラミは特に子どもに寄生しやすく、夏場には保育園や幼稚園などで集団発生することがあります。頭髪をよく見ると白い小さな卵がついていることがあります(アタマジラミの対処法は157頁参照)。

ハチ：ミツバチやスズメバチをはじめ、たくさんの種類のハチがいます。ハチに刺されると刺された部位が激しく痛み、赤く腫れます。ハチの毒は水に溶けやすいので、刺されたときはすぐに流水で洗い流します。刺された後、ハチの針が皮膚に残っていることもあるので、受診しましょう。

また、スズメバチなどは1回目刺された後は赤くなって激痛が走りますが、1日でよくなります。刺されるのが2回目以降だと、じんましんや呼吸困難などが現われる「アナフィラキシーショック」になることがあるので注意が必要です。

毛虫：春から夏にかけて毛虫が多くなります。ドクガ、マツカレハ、イラガなどがあります。刺されると強いかゆみと、時に激しい痛みやブツブツができます。虫から抜けた毛に触れただけでも症状が起こることがあります。ドクガの毛に触れてしまったときは、セロハンテープで皮膚についた毛を取り除き、シャワーで洗い流しましょう。

クモ：草むらや家に生息し、咬まれると激痛が走ります。ほとんどのクモが毒を持っていますが、日本では死に至るほどではないことがほとんどです。ただ中には猛毒を持っているものもいますので、すぐに受診しましょう。

3 薬の使い方

病気にかかり、お医者さんに行くと薬をもらいます。もらった薬はきちんと服用するようにと薬局で言われます。でも、必ず全部飲みきらないといけないのでしょうか？　症状がなくなったら途中でやめてはいけないのでしょうか？

私たち人間は本来、自分で自分の病気を治す力を持っています。そのためのシステムが免疫、自然治癒力です。ですから、風邪を治すのは風邪薬ではありません。免疫の力が働いて治る時期がきたので治ったのです。風邪薬は風邪を治す薬ではなく、単に風邪の症状を抑える薬です。症状が楽になるので効いた感じがしますが、本当は自分の免疫の力で病気は治るのです。

薬には症状を楽にするというよい面もありますが、何らかの害反応、副作用も必ずあります。薬を使わないで、自分の力だけで治るなら、うれしいですね。薬に頼りすぎず、上手に使う方法はないのでしょうか？

(1) 解熱剤

ホームケアのポイントのときにもお話ししましたが、からだが熱を出すということは、何らかの免疫反応を起こしているということです。感染症であれば、原因となるウイルスや細菌と戦っているということです。ということは、解熱剤を使って熱を下げてしまうと、ウイルスや細菌との戦いを先延ばしすることになり、病気の治りは遅くなります。

●上手な使い方

ホームケアのポイントのところでお話したように、熱が高いときは、まずはしっかり冷やすこと、冷やして自分の力で熱を下げさせてあげることです。熱が出ていても、食事や水分が健康なときの7～8割程度摂れていて、夜もぐっすり眠れて元気だったら、そのままでも大丈夫です。

冷やしてもなかなか熱が下がらず、食事や水分があまり摂れず、夜間も眠れそうもないときは、病気を治す力も減退してしまいますので、そのようなときだけ一時的に解熱剤を使用しましょう。

解熱剤を使用していったん熱が下がったときに水分を十分摂り、睡眠もとらせて体力を回復するようにしてあげます。

●注意点

①喘息の子どもにはなるべく使用しない

解熱鎮痛剤の中には喘息発作を誘発するものがあります。市販の総合感冒薬にも解熱鎮痛剤が配合されています。喘息の子どもの場合は、安易に総合感冒薬や解熱鎮痛剤を服用してはいけません。

②解熱鎮痛剤は過敏症になりやすい

年少時から「頭痛があれば痛み止め」「熱が出れば解熱剤」「生理痛には鎮痛剤」などと、安易に解熱鎮痛剤の使用を繰り返していると、食べ物や薬剤、添加物などいろいろなものに対して過敏症になりやすくなります。解熱鎮痛剤に過敏になると、人工香料、合成着色料、保存剤などにも過敏になります。そうすると、それらの添加物が含まれた食品などを摂取したときにじんましんなどのアレルギー反応を起こしやすくなります。

また、解熱鎮痛剤は生体内の膜の吸収に影響し、透過性を高め、抗原を通しやすくします。わかりやすく言うと、食物アレルギーのある人が解熱鎮痛剤服用と同時に原因食品を食べた場合、激しい食物アレルギーの症状を起こしてしまうことがあるのです。

これらのことを考えると、解熱鎮痛剤を使用する回数は、少なければ少ないほどよいということですね。

③38・5度以上の発熱時と書いてあるが……

解熱剤を処方してもらうと、一般的には「38・5度以上の発熱時に使用」と書いてあります。このためか、38・5度になったら使わなければいけないと思っているお母さんやお父さんが多いようです。解熱剤を使用するといったん熱は下がりますが、また熱が上がってきてしまうことが多いので、1日に何回も使用することになります。

何回もお話しましたが、熱があっても元気で、食事や水分などが普段の7〜8割程度摂れていて、夜間も眠れているようであれば、38・5度以上あっても、解熱剤を使わず様子を見て大丈夫です。38・5度程度の熱はウイルスや細菌を退治してくれます。解熱剤で熱をすぐに下げてしまうと病気の治りも遅くなります。

(2)抗生剤

風邪を引いて、少し重くなると抗生剤（抗生物質、抗菌剤とも言います）をもらうことがあります。抗生剤はどういうときに服用する薬なのでしょうか？

抗生剤は細菌を退治する薬です。ウイルスには効きません。子どもが発熱する場合はウイルス性のほうが圧倒的に多いので、抗生剤が必要ではない場合が多いのです。

●上手な使い方

①抗生剤が効くのは細菌性感染症だけ

ひとくちメモ（165頁参照）で説明するように、抗生剤は風邪のウイルスには効かないので、単なる風邪に抗生剤は必要ありません。抗生剤を処方されたら、細菌性感染症にかかっているかどうかを確認しましょう。のどが痛いとき、扁桃炎になっている場合や溶連菌感染症の場合であれば、抗生剤が必要です。最近は、溶連菌感染症の迅速検査キットがあるので、きちんと診断してもらってから抗生剤をもらうようにしましょう。

たとえば、兄が溶連菌感染症と診断され、弟にも翌日同様の熱が出たとします。土日など休みを挟んでしまうと、心配になったお母さんは、弟に兄の薬を1回分の半量飲ませましたと言って、月曜日に連れてこられます。すると、もう検査しても溶連菌感染症の反応が出なくなっています。薬が効いてしまい、症状が弱まっているからです。このように同じ症状だからといって、診断を受ける前に兄の薬を弟に与えてはいけません。正確な診断ができなくなってしまいます。

とびひ（伝染性膿痂疹《でんせんせいのうかしん》）や中耳炎、尿路感染症（膀胱炎、腎盂腎炎《じんうじんえん》）などは一般的には細菌性感染症です。この場合は抗生剤が必要です。ただし軽い中耳炎や軽いとびひは、抗生剤なしでも治ります。

②風邪で抗生剤を投薬されたときは

風邪症状で受診し、抗生剤の投薬を受けたときは、風邪から何か違う状態に変化したのかをお医者さんに確認しましょう。

風邪から気管支炎、肺炎、中耳炎などの病気に発展している場合には、抗生剤が必要なことがあります。場合によっては検査で確かめてもらいましょう。そうならないように「念のため」とか、「一応」とか言われた場合は、必要ではない場合が多いと思われます。

中耳炎などを繰り返す場合は、実際に耳の奥にある膿を取って培養し、菌を調べて、その菌に合う抗生剤を処方してもらうとよいと思います。

「予防のために」と言われ、風邪のたびに抗生剤服薬を繰り返していると、抗生剤が効きにくい耐性菌が増えるもとになります。耐性菌については次頁で説明します。

③服用する期間はいつまでか

細菌性感染症で抗生剤を使用する場合、5日間の服用が目安ですが、病気の種類によって多少の違いはあります。私は、まず3日間服用してもらって、効きめを見てから2日間追加しています。溶連菌感染症の場合は少々長めで、10日間服用してもらっています。肺炎や尿路感染症は5日間から7日間くらいでしょうか。

いずれにしても、症状が重い場合は、抗生剤がよく効きそうな状態なのかどうかを血液検査などで確認します。白血球の数や炎症反応の数値を見ると、抗生剤が効く状態かどうかがわかります。白血球数が正常で炎症反応が乏しい場合は、ウイルス感染症の可能性が高いため、抗生剤は効きません。白血球数が増加し、炎症反応が陽性のときは細菌感染の疑いが強いので、抗生剤が効く状態です。例外として、細菌の中でもマイコプラズマ菌は炎症反応が乏しいことがあります。

④耐性菌について

細菌性感染症に対して抗生剤を使うと、抗生剤によく効く菌は退治されていなくなりますが、抗生剤に抵抗力を持つ菌（耐性菌）は生き残ります。幅広い菌に効く抗生剤は、ヒトのからだにすむよい菌（常在菌）も退治してしまうので、常在菌はいなくなり耐性菌だけが残って増殖することになります。

この耐性菌に対して効く抗生剤が開発されると、またその抗生剤の効かない別の耐性菌が生き残ります。

ひとくちメモ

細菌とウイルスの違い

感染症を起こす病原微生物には大きく分けると、真菌、細菌、ウイルスがあります。真菌と細菌は光学顕微鏡で見える大きさです（1μm～数μm）が、ウイルスは電子顕微鏡でないと見えない大きさです（平均0. 1μm）。

真菌には抗真菌薬が治療に使われ、細菌に対しては抗生剤が使われます。ウイルスに対しては一部の薬を除いて効く薬はありません。

一部の薬というのは、水痘のときに使用される抗ウイルス薬アシクロビルや、インフルエンザのときに使用されるタミフルなどのインフルエンザ治療薬のことです。

風邪は一般的にはウイルス感染症なので、抗生剤は効きません。風邪のウイルスを退治する薬はありません。風邪は自分の免疫力で治っていくものです。その免疫力をうまく引き出すような薬の使い方が大事です。

抗生剤を処方されたときは、お医者さんにどういう状態だから飲まなければいけないのかを必ず確認しましょう。

やがてあらゆる抗生剤の効かない菌（多剤耐性菌）が生き残ることになり、この菌が抵抗力の弱い人、免疫力が落ちている抗がん剤治療を受けている人や高齢者に感染すると、効く抗生剤がありませんから、場合によっては命取りになってしまうこともあるのです。

普通の状態にある人が耐性菌に感染しても、自ら持っている免疫力で戦い、治る方向へ持っていくことができます。ところが、免疫力のない高齢者や抗がん剤治療をしている人に感染すると、治療する手立てがないので命取りになるのです。

むやみやたらに抗生剤を使用すると、この耐性菌を体内に増やすことになるので、抗生剤による治療は必要最小限にとどめておくべきです。

(3)その他の薬

●市販薬について

ドラッグストアや薬局で並んでいる市販薬を上手に使うにはどうしたらよいでしょうか？　市販薬は、お医者さんから処方してもらう薬とはどう違うのでしょうか？

子どもの場合、自分の症状を上手に表現できませんので、薬を使って症状を消してしまってはいけません。まだ医療機関を受診していない状況では、子どもの状態をきちんと把握できていないからです。

大した風邪ではないから、お医者さんへ行かないで市販薬ですませようと思っている方も多いと思います。でも、大した風邪でないなら、薬を使わないのがベストです。

また、夜間や休日で医療機関がやっていない時間帯に子どもが熱を出した場合も、救急にかかるほどでないときなどは市販薬ですませたいと思うかもしれませんね。でも、そういうときは、かかりつけ医の開業時間まで待ってください。

子どもの病気がまだはっきりわからないときに、むやみやたらに市販薬は使用しないほうがよいでしょう。特にドラッグストアでは買わないほうがよいと思います。どうしてもという場合は、薬剤師さんのいる薬局

ひとくちメモ

インフルエンザ治療薬

毎年冬になるとインフルエンザが流行します。インフルエンザになってお医者さんにかかると、インフルエンザ治療薬が処方されます。インフルエンザ迅速検査でインフルエンザと判定されたら、48時間以内に服用を始めます。

最近はこの治療薬の種類も増えてきました。早くに服用を開始する理由は、インフルエンザ治療薬がインフルエンザウイルスの増殖を抑える薬で、ウイルスを殺す薬ではないからです。インフルエンザウイルスはからだに入ると増殖します。インフルエンザ治療薬はこの増殖を抑えるので、熱が出なくなり早く下がるのです。増殖しきった後に（48時間以上後）、服用しても効果はありません。

本来人間のからだは、病気と戦うため、ウイルスをやっつけるために熱が出ます。戦う必要がなくなると、熱が出なくなって下がるのです。インフルエンザ治療薬は最初にウイルスの増殖を抑えるため、熱が出なくなり、からだが自然な反応として熱を出し、病気と戦おうとする力を妨げてしまいます。

また、インフルエンザ治療薬は、異常行動などの副作用があるために、慎重に投薬しなければなりません。因果関係ははっきりしていませんが、子どもに飲ませるのは心配です。動物実験で薬が脳に移行することもわかっていますので、脳に何らかの悪い影響を与えるかもしれません。

インフルエンザの症状は少し重い風邪のような症状で、感染力も強いです。しかし、他の風邪と同じように自分の力で治すことができます。高熱を出すことでウイルスを退治するのです。

私はインフルエンザの患者さんが来ても、インフルエンザ治療薬を使いません。副作用のこともありますが、インフルエンザを退治するのは自分だからです。ウイルスが増殖しないように薬を飲んだ結果、熱を早く下げてしまい、ウイルスを退治する力が弱くなるのではないかと思うからです。

インフルエンザにかかっても、安静にし、水分を十分に摂り、消化がよい食事を普段の半分程度食べられれば、時間とともに治ります。むしろ高熱を出したほうが早く回復することのほうが多いと思います。

で、ある程度症状を説明して相談してから買い求めてください。その際、どういう症状になったら救急医療機関を受診するか、教えてもらうとよいと思います。

何度も言うように、いわゆる風邪薬（総合感冒薬）は、風邪を治す薬ではありません。風邪の症状をやわらげる薬です。

海外のいくつかの国では、子ども向けの風邪薬は市販されていません。風邪薬に含まれる中枢性鎮咳薬《ちゅうすうせいちんがいやく》や抗ヒスタミン剤は中枢神経に強く作用することが知られているからです。脳が未熟で発達段階にある乳幼児には、けいれん、不整脈、呼吸停止などの重篤な副作用報告もあるうえ、子どもの風邪への有効性についてきちんと証明されていません。これらのことから、アメリカ、イギリス、フランス、カナダでは、6歳未満の子どもには市販の総合感冒薬や咳止めを飲ませないよう政府機関が警告しています。

●お医者さんからもらう薬は

市販薬に比べると、お医者さんから処方される薬は、子どもの病気や状態に合わせた薬なので、安心なはずです。でも、「念のため」の薬を処方するお医者さんもいますので、出された薬は何のための薬なのか、きちんと把握しておきましょう。わからない場合は、医師や薬剤師に説明を仰ぎましょう。

(4)対症療法と根本療法

病気の治療法には「対症療法」と「根本療法（根治療法）」があります。「対症療法」というのは症状をやわらげる治療法です。これに対し、「根本療法」は本来の病気の原因を治療する方法です。たとえば風邪で咳や熱が出ているときに咳止めや痰きり、解熱剤などを使うのは対症療法です。これに対し、中耳炎や肺炎に対して抗生剤治療をすることは、病気の原因の細菌をやっつけるわけですから根本療法になります。

病気になったときはいろいろな症状が出ると思いますが、これらの症状は病気を治すために必要な症状のはずです。ホームケアのところでもお話したとおり、対症療法的に薬で症状を打ち消してしまうと病気の治りが遅くなります。症状があるときは、体力が落ちないようにうまくやり過ごすことが大事です。

熱があるときには対症療法として解熱剤を使うのではなく、体力が落ちないように食事を食べやすくして、水分を補給し、よく冷やして自分の力で熱が下がる方向に持っていってあげます。これが本当の意味の根本療法かもしれません。

根本療法というのは、病気の原因がわかったら、その原因に対応する治療法のことです。たとえば発熱の原因が、細菌が尿路に入ったことによる尿路感染症であれば、その細菌に効く抗生剤治療をするのです。それが根本療法になります。

なるべく、対症療法に使う薬を減らし、原因を探って、その原因を治療することに心がけるようにします。

風邪を引いたときには鼻水を止めるために抗ヒスタミン剤が、咳止めには中枢性鎮咳薬が使われますが、これは先ほども言いましたが、中枢神経系に作用してひどい副作用を起こすことがあります。風邪を引いたら、鼻水や咳が出ているままでよいのです。

また、「念のために」とか、「次の病気の予防のために」という理由で、薬を使わないことです。風邪を引いたとき鼻水がひどいと中耳炎になるので、「念のため」鼻水が出た段階から抗生剤を使いましょうとか、咳がひどいと気管支炎になるので、咳の出始めから「予防のために」抗生剤を使いましょう、といったやり方は間違っていると思います。前にも言いましたが、そうすることで耐性菌を増やしてしまうことになるのです。

(5)お医者さんに上手にかかるには？

「ホームケアのポイントと受診のタイミング」（120頁以降参照）でもお話したように、ある程度までの症状のときはホームケアで様子を見て、受診のタイミングの状態になったときにお医者さんにかかります。

受診の際には、現在、病気がどのような状態にあるかを確認しましょう。咳がひどいから咳止めをもらうために受診するのではありません。その咳が風邪の咳なのか、気管支炎なのか、喘息の咳なのかを判断してもらうために受診するのです。そのうえで、咳止めをもらうだけではなく、日常的に気をつけることを指導してもらうのです。下痢しているときも下痢止めを処方してもらうより、どういう食事を食べさせるかを指導してもらうことが大事です。

●病名を聞こう

風邪なのか、風邪から進んだ状態なのか、気管支炎や肺炎になっていないかなどの疑問が出てきたとき、また、知らない病名を言われたときは、その病気について説明してもらいましょう。

●なぜこの薬が必要なのか

薬をもらったときは薬について説明してもらいましょう。たとえば抗生剤を処方されたときは、風邪ではなく気管支炎になっているとか、中耳炎を併発しているとか、抗生剤が必要な理由を説明してもらいましょう。

また、薬についてよくわからないときは副作用を含めてどういう働きのある薬なのかも確認しましょう。

また、服薬期間や、症状が改善したときの薬のやめ方なども確認が必要です。病気によっては一定期間服用が必要なものもあります。長期にわたって服用しなければならない薬は、どういう状態になったら減らすことができるかということについても、最初に聞いておきましょう。

●薬の注意点より大切な日常生活上の注意点

食事は普段どおりでよいのか、入浴しても大丈夫なのか、確認しておきましょう。集団生活は可能か、感染性のある病気かどうかも大切ですね。

特に下痢しているときや高熱で食欲がないときにどのような食べ物を与えればよいか指導してもらうことは、薬を飲ませるよりも大切なことです。

発疹が出ているときは、入浴してもよいかどうかについても聞いてください。とびひなどは入浴すると広がってしまいます。

●病気がよくなればそれで大丈夫？

病気がよくなったとき、もうそれで大丈夫なのか、しばらく注意が必要なのか教えてもらいましょう。たとえば、喘息の場合、どういう状況でなりやすいのかなど、確認しておくことが必要です。次に症状が起こったときの対応方法なども知っておく必要があります。

繰り返しやすい病気や合併症がある病気もありますので、どういう症状のときは心配なのか、また、いつまで注意が必要なのかを教えてもらいましょう。

4 予防接種について

生後2か月になると予防接種が始まります。今行なわれている予防接種にはどのようなものがあって、どのような病気に対して行なわれているのか、健康被害はないのかなど、よく知っておく必要があります。

「予防接種」と「ワクチン」という言葉は同じような意味で使われますが、実は微妙に意味の違いがあります。「予防接種」というのは病気予防のために免疫をつける行為をすること、「ワクチン」とはそのときに使用されるもののことです。

(1)予防接種の始まり

表2－3に予防接種に関する事項をまとめてみました。

日本で初めて予防接種が行なわれるようになったのは、天然痘予防のための種痘ワクチンで、今から約170年前の1849年のことです。種痘以外のワクチンを含めた予防接種法は、第2次世界大戦後の1948年に制定されました。このときのワクチンは、種痘ワクチンのほか、ジフテリア、腸チフス、パラチフス、発疹チフス、コレラなどに対するワクチンで、感染力が強く、命にかかわる病気に対してのものでした。1950年に百日咳、1951年に結核（BCG）などの予防接種が加わりました。

現代では衛生環境もよくなってきており、かかる病気も変わってきました。また、1960年代後半、予防接種事故が問題になり、1967年にインフルエンザワクチンによる死亡事故がマスコミに取り上げられました。腸チフス・パラチフス混合ワクチンは、患者数が減少したうえに、副反応が強いという訴えで、1970年に中止されました。また、種痘による後遺症被害者が行政機関に損害賠償請求の訴訟を起こした種《しゅ》痘禍《とうか》事件などがあり、痘瘡《とうそう》根絶宣言（1980年）が出たため、種痘は法律的に廃止されました。そして、その後も何回か予防接種法は改正され、時代とともに予防接種の内容や種類が変わってきました。

(2)義務接種と勧奨接種

1948年に予防接種法が制定された当時、予防接種は強力な社会防衛という観点から国民の義務で行なわれる、罰則規定付の「強制接種」で「義務接種」でした。

1994年に予防接種法と結核予防法が改正され、強制・義務接種から国民の努力義務による「勧奨接種」に変わりました。この変化は、わかりやすく言えば、「受けなければならない」という表現の義務接種から、「受けるように努めなければならない」という表現の勧奨接種に変わったということです。予防接種は強制・義務ではなく、個人の意思を反映させることが可能で、個々人が接種に対してNOと言う権利が確保されたわけです。つまり、予防接種についてよく理解できていない、不安があるというときには「やらない」という選択肢をとってもよいということです。

(3)定期接種と任意接種

「定期接種」とは予防接種法に基づいて行なわれるもので、費用は公費負担のものです。「任意接種」はそれ以外の予防接種で、自主的に受けるもので、費用の公費負担はありません。定期接種および任意接種は表2－4、表2－5に示したとおりです。

なお子宮頸がん予防ワクチンは定期接種には入っていますが、現在は勧奨接種差し控えという状態になっています。このことについてはあとで詳しく説明します（191頁参照）。

表2－4に示した定期接種で行なわれるワクチンでも、対象年齢外で行なわれれば任意接種になります。また、任意接種の表2－5に示したもののうち、狂犬病、黄熱、髄膜炎菌などは海外渡航で必要なときのみに行なわれます。

(4)予防接種の接種間隔と同時接種について

後で説明しますが、予防接種のためのワクチンは、おおむね「生ワクチン」と「不活化ワクチン」に分けられます。生ワクチンは、接種した日から別の種類の予防接種を行なうまでの間隔を27日以上おき、不活化ワクチンは接種した日から別のワクチンを行なうまでの間隔を6日以上あけることになっています。また、同じ種類のワクチンを複数回接種する場合は、表2－4、表2－5にも示されているとおり、それぞれのワクチンに定められた接種間隔があります。たとえば、四種混合ワクチン初回接種は、20～56日間隔で3回という接種間隔になっています。

年	予防接種開始や法律など	副反応など問題になったこと
1989年	MMR（麻しん・おたふくかぜ・風しん混合）ワクチン開始	MMRワクチン接種後無菌性髄膜炎症例が集積
1992年		予防接種ワクチン禍集団訴訟、東京高裁判決
1993年	MMRワクチン中止	
1994年	予防接種法改正（定期接種８種類）、結核予防法改正、義務から勧奨接種、集団から個別接種、予診の強化	生ワクチンのゼラチンアレルギーが問題視される
	小学生のインフルエンザワクチンが定期接種からはずれる	
1998年	感染症新法制定	
1999年	定期接種用ワクチンのゼラチン除去完了	
2001年	予防接種法改正、対象疾病を一類と二類（高齢者インフルエンザ）に分ける	
2002年	結核予防法施行令改正、小１・中１のツベルクリン反応、BCG再接種廃止	
2005年	日本脳炎ワクチン積極的勧奨接種中止	日本脳炎ワクチン接種後のADEM（急性散在性脳脊髄炎）症例の報告
	MR（麻しん風しん混合）ワクチンによる麻しん、風しんワクチンの２回接種	
2008年	MRワクチンの３期、４期の接種開始（2012年まで）	
2011年	ヒブ、肺炎球菌ワクチン開始、その後一時中止、１か月後再開	ヒブ、肺炎球菌ワクチンを含む同時接種後の死亡例の報告
		生ポリオワクチン接種後のワクチン関連麻痺が問題となる
2012年	生ポリオワクチン２回から不活化ポリオ（IPV）ワクチン４回接種に変更	
	三種混合ワクチン（DPT）から不活化ポリオワクチンを加えた四種混合ワクチン（DPT-IPV）に変更	
2013年	予防接種法改正、ヒブ、肺炎球菌、子宮頸がん予防ワクチンが定期接種に導入	
	子宮頸がん予防ワクチン勧奨接種差し控え	子宮頸がんワクチン後の慢性疼痛など副反応の報告
2014年	水痘ワクチンが定期接種に	
2016年	B型肝炎ワクチンが定期接種に	

表2-3 予防接種に関する年表

年	予防接種開始や法律など	副反応など問題になったこと
1849年	種痘接種開始	
1897年	伝染病予防法制定（対象疾患8）	
1910年	種痘法施行	
1938年	BCG接種開始	
1948年	予防接種法制定（対象疾患12）	京都ジフテリア禍事件（ジフテリアワクチンによる副反応、84人死亡）
1950年	百日咳ワクチン、予防接種法に追加	
1951年	結核予防法制定	
1954年	日本脳炎ワクチン勧奨接種	
1958年	百日咳・ジフテリア混合ワクチン開始	
1960年	ポリオ不活化ワクチン勧奨接種	
1961年	ポリオ生ワクチン緊急接種	
1962年	インフルエンザワクチン特別対策（集団接種）	
1964年	ポリオ生ワクチン定期接種	
1965年	高度精製日本脳炎ワクチン開始	
1966年	麻しんワクチン（不活化・生ワクチン併用）開始	
1967年		インフルエンザワクチンによる死亡事故
1968年	三種混合（ジフテリア・百日咳・破傷風混合）ワクチン（DPT）定期接種	
1969年	麻しんワクチン、弱毒生ワクチン単独接種に変更	
1970年		種痘禍（種痘後の事故に対する訴訟）
1975年	DPT接種の一時中止（3か月後再開するが接種率激減）	DPT接種後の死亡例
1976年	予防接種健康被害救済制度制定	
1977年	風しん定期接種（中学生女子）開始	
1978年	麻しん定期接種（個別接種）開始	
1980年	WHO痘瘡根絶宣言（種痘定期接種廃止）	
1981年	ムンプス（おたふくかぜ）生ワクチン（任意接種）開始、無細胞性DPTへの切り替え	
1986年	B型肝炎母子感染防止事業開始	
1987年	水痘生ワクチン接種開始（任意接種）	インフルエンザワクチン接種率減少
1988年	組み換え沈降B型ワクチン認可	

接種一覧表

接種方法	無料で受けられる年齢	接種回数
生後2～7か月未満の間に接種開始し、 生後12か月までに27～56日の間隔で3回	生後2～60か月（5歳）未満	4回
初回接種終了後、7～13か月の間に1回		
生後2～7か月未満の間に接種開始し、 生後12か月までに27日以上の間隔で3回	生後2～60か月（5歳）未満	4回
生後12～15か月の間に初回接種終了後60日以上の間隔で1回		
生後2～3か月の間に27日以上の間隔で2回 1回目接種後、139日以上の間隔で1回（生後7～8か月）	生後1歳未満	3回
生後3～12か月の間に20～56日の間隔で3回 初回接種終了後、12～18か月の間に1回	生後3～90か月（7歳6か月）未満	4回
の間に1回	生後1歳未満	1回
生後12～24か月未満の間に1回	生後12～24か月未満	2回
5～7歳未満で小学校入学1年前の4月1日～入学する年の3月31日までの間に1回	小学校入学1年前の4月1日～入学する年の3月31日	
生後12～15か月未満の間に1回 初回接種終了後、6～12か月の間に1回	生後12～36か月未満 （1歳、2歳）	2回
3歳中に6～28日の間隔で2回 4歳中に1回 （初回接種終了後、おおむね1年後）	生後6～90か月（7歳6か月）未満（3歳未満は、接種量が半分になります）	4回
9歳中に1回	9～13歳未満	
11歳中に1回	11～13歳未満	1回
の女子	小学6年生～高校1年生相当の女子（12歳を含む年度当初から16歳を含む年度末まで）	3回
	65歳以上	1回
満のハイリスク者、65歳以上で1回	60歳以上65歳未満のハイリスク者 65歳以上	毎年1回

表2-4　定期予防

ワクチン名	対象疾病	標準接種年齢と
Hib（ヒブ）	Hibによる髄膜炎、急性喉頭がい炎など	初回
		追加
小児用肺炎球菌	肺炎球菌による肺炎、髄膜炎、中耳炎など	初回
		追加
B型肝炎	B型肝炎	1回目 2回目 3回目
四種混合（DPT-IPV）	ジフテリア、百日咳、破傷風、ポリオ	1期初回 1期追加
BCG	結核	生後5～8か月未満
麻しん風しん混合（MR）	麻しん、風しん	1期
		2期
水痘	水痘	初回 追加
日本脳炎	日本脳炎	1期初回 1期追加
		2期
二種混合（DT）	ジフテリア、破傷風	2期
※子宮頸がん予防ワクチン（ヒトパピローマウイルスワクチン）	子宮頸がん	中学校1年生の間
肺炎球菌（23価）	肺炎球菌による肺炎など	65歳以上で1回
インフルエンザ	A型インフルエンザ、B型インフルエンザ	60歳以上65歳未

注．子宮頸がん予防ワクチン（ヒトパピローマウイルスワクチン）は2013年6月14日から2018年9月現在勧奨接種差し控えになっています。

表2-5　任意予防接種一覧表

ワクチン名	対象疾病	推奨される接種年齢と接種方法	接種年齢	接種回数
ロタリックス（1価）	ロタウイルス感染症	生後6～24週に4週間以上の間隔で2回	生後6～24週	2回
ロタテック（5価）		生後6～32週に4週間以上の間隔をあけて3回	生後6～32週	3回
インフルエンザワクチン	A型インフルエンザ、B型インフルエンザ	6か月～3歳未満は0.25mℓを2～4週間間隔で2回、3歳以上13歳未満は0.5mℓを2～4週間間隔で2回、13歳以上0.5mℓ1回	生後6か月以上	13歳未満毎年2回 13歳以上毎年1回
おたふくかぜワクチン	おたふくかぜ（流行性耳下腺炎）	1～2歳未満で1回、小学校に上がる前の1年の間に1回	1歳以上	2回
A型肝炎ワクチン	A型肝炎	初回2～4週間隔で2回、初回接種後24週に追加接種	全年齢層	3回
水痘・帯状疱疹ワクチン	水痘、帯状疱疹	帯状疱疹予防は50歳以上	水痘任意は3歳以上	1回、水痘予防は2回
B型肝炎ワクチン	B型肝炎	初回4週間隔で2回、初回接種後24週に追加接種	定期接種外の年齢	3回
狂犬病ワクチン	狂犬病	暴露前免疫は4週間間隔で2回、さらに6～12か月後1回追加暴露後は1回目接種を0日としその後3、7、14、30、90日後	全年齢層	3回、暴露後は6回
黄熱ワクチン	黄熱	1回接種	9か月以上	1回
髄膜炎菌ワクチン	髄膜炎菌性髄膜炎	1回接種（筋肉注射）	9か月以上	1回
定期接種のワクチンの対象年齢外は任意接種の扱いである				

注．ロタウイルスワクチンはロタテック、ロタリックスどちらか一方を接種する。

ワクチン接種の方法として、1種類のワクチンだけを接種間隔を守って行なう「単独接種」と、複数のワクチンを一度に接種する「同時接種」があります。

単独接種の場合は、ヒブワクチン、その1週間後に肺炎球菌ワクチン、さらに1週間後にB型肝炎ワクチン、そのまた1週間後に四種混合ワクチンというように1種類ずつやるので、何回も医療機関を受診しないとできません。これに対し同時接種は、ヒブ、肺炎球菌、B型肝炎などのワクチンを、同時に右手、左手、右大腿部などの3か所に行ない、その4週間後にまた何種類かのワクチンを同時に行ないます。対象年齢で医師が認めれば、何種類のワクチンを同時に接種してもよいことになっています。この場合は、受診回数が減るので保護者の負担は減りますね。

2011年より前までは、単独接種が普通の方法でした。2011年からワクチンの定期接種本数が増えたこともあり、同時接種が普通の方法として行なわれるようになりました。しかし、同時接種開始早々の2011年3月、肺炎球菌ワクチン、ヒブワクチンを含む複数のワクチンの同時接種後に、乳幼児が死亡する例が複数報告され、同年3月4日、肺炎球菌ワクチン、ヒブワクチンの接種を一時見合わせることになりました。しかし、両ワクチンの接種と死亡との間に直接的に明確な因果関係が認められないとされたため、同年4月にこれらのワクチン接種は再開されています。しかし、この結論はあまりにも早く結論付けられたので、少々不安です。にもかかわらず、現在、複数のワクチンを同時に接種する同時接種が普通に行なわれています。

日本小児科学会は、予防接種の同時接種に対する考え方を次のように表わしています。

「日本国内においては、2種類以上の予防接種を同時に同一の接種対象者に対して行なう同時接種は、医師が特に必要と認めた場合に行なうことができるとされている。一方で、諸外国において同時接種は一般的に行なわれている医療行為である。現在、日本においても多くの予防接種を行なう必要があることから、同時接種をより一般的な医療行為として行なっていく必要がある（要約）」（http://www.jpeds.or.jp/uploads/files/saisin_1101182.pdf）。

同時接種を行なう際には、一般的に次の点に注意する必要があります。

①複数のワクチンを1つの注射器に混ぜて接種しない。

②皮下接種の候補場所として、上腕外側ならびに大腿前外側があげられる。

③上腕ならびに大腿の同側の近い場所に接種する際、接種部位の局所反応が出た場合に重ならないように、

少なくとも2・5cm以上あける。

日本小児科学会は、前述のとおり、多くの予防接種を行なうためという理由で同時接種を勧めていますが、個人的な意見として、私は同時接種よりも単独接種をお勧めします。その理由は以下のとおりです。

①日本においてはまだ同時接種の経験が少ない（2011年からなので10年もたっていない）ので、諸外国において一般的に行なわれているからといって、同時接種は確実に安全と太鼓判を押すことは今のところできない。

②乳児期早期に同時接種をして、病気に対する多種類の免疫が本当にできるのかどうか、私には確信が持てない。

③同時接種後に何らかの副反応が生じたとき、どのワクチンが原因か特定することが難しくなる。

④同時接種について確実に安全という自信が持てるまでは、単独接種で十分ではないか。

⑤単独接種で何度も足を運ぶことで、子どもがたくさんのワクチンを接種しているということを、保護者の方にも理解してほしい。

(5)予防接種の健康被害について

人類に最初に導入された種痘は、痘瘡（天然痘）という人類を長い間苦しめてきた感染症に対する予防接種ですが、ワクチンの導入とともに激減し、1980年、WHOにより根絶宣言がなされました。しかし、種痘が法律的に廃止される1980年まで、急性脳炎をはじめとする副反応はたびたび問題視されていました（1970年、種痘禍事件）。ほかにも1960年代後半から予防接種事故が問題となる事例は多くありました。まず、インフルエンザワクチンの死亡事故がマスコミに取り上げられました。このほか、腸チフス・パラチフス混合ワクチンは副反応が強く問題になった結果、両疾患の患者数が減ってきていたこともあり、取りやめになりました。

これらのことから、1976年には予防接種法が改正され、「予防接種健康被害救済制度」が確立されました。予防接種によって健康被害が生じた場合、医療費や後遺症に関して年金が給付されることが法制化されたのです。同時に予防接種の当事者は市町村長で、担当医療関係者は責任に問われないことが明確に示されました。

現在、予防接種法に規定された予防接種（定期接種）に関連したと思われる健康被害の救済制度（予防接種健康被害救済制度）では次のような保障があります。

①治療費（自己負担分）
②医療を受けるために要した費用
③障害が残った場合の障害児養育年金（18歳以上であれば障害年金）
④死亡した場合の葬祭料および一時金の支給

これらは、万が一の場合に、本人あるいは保護者が市区村長に申請するものです。

任意接種のワクチンに関しては、「医薬品副作用被害救済制度（1980年5月1日〜2004年4月1日）」「生物由来製品感染等被害救済制度（2004年4月1日以降）」があります。こちらは医薬品医療機器総合機構に申請します。

これまでの予防接種健康被害救済制度の認定者数は、2016年末現在、総数3135人で、このうち死亡者は136人です。しかし、これはあくまでも定期接種で健康被害を認定された数なので、実際には認定されない健康被害もあります。数字で見れば健康被害は少ない頻度に思われるかもしれませんが、副反応による健康被害はどのワクチンにもありうると考えてください。

(6)予防接種を受けるときの心構え

●万全の体調のときに受けましょう

風邪や微熱など、普段と様子が違うときは接種しないようにしましょう。軽い風邪症状でも感染症であれば、からだの免疫はその風邪の原因ウイルスに向かって働いています。からだの免疫が病気と戦っている状態で、予防接種の免疫がきちんと働くかはわかりません。また、喘息発作やじんましんなど、アレルギー反応が出ているときや出たばかりのときも、からだの免疫はそちらのほうに向いていますので、予防接種のための免疫が働くかがわかりません。

発熱や風邪、アレルギー症状が出たときの予防接種は、よくなってから最低1週間はあけたほうがよいと思います。

また、明らかな風邪などの症状がなくても、ちょっと不安な症状が見られるときは、数日様子を見て、普段と変わりないことを確認してから受けるようにしましょう。たとえば、接種当日にいつもより元気がない、便が少しゆるい、少し吐いた、微熱傾向があるというときは、接種を見合わせましょう。

●ワクチンについてよく知ってから受けましょう

ワクチンの接種時期、接種間隔、どういう種類のワクチンかだけではなく、接種目的や対象となる病気の内容についても、理解しておきましょう。

個々のワクチンについての詳細は省きますので、よく調べるようにしましょう。

同時接種をするか、単独接種をするかということも、自分でよく考えてから決めるようにしましょう。

●ワクチンの添加物について確かめましょう

ワクチンとは、病原微生物の病原性を弱めて、あるいは不活化・無毒化して作られたものです。それらをワクチンとして接種できる形にしたものです。ですから当然、成分を安定させる安定剤や保存するための保存剤、毒性をなくす不活化剤、免疫能を高める免疫賦活剤などの添加物が入っています。ワクチンを接種するということは、これらの添加物も一緒に接種することになります。どういう添加物が含まれているかも知っておく必要があると思います。

●接種を受ける子どものことをよく知っている「かかりつけ医」で接種しましょう

子どものことをよく診てくれているかかりつけ医な

らば、その子どもの体質やちょっとした変化に気づいてくれるのではないかと思います。できれば、いつも診てもらう「かかりつけ医」を決めておきましょう。

ただし、生後2か月で予防接種を開始する場合は、まだ小児科医にかかったことがないことが多いので、困ることも多いでしょう。生まれる前から近所の小児科医の評判なども確かめておいたり、1か月健診を産婦人科ではなく小児科で受けたり、予防接種を受ける前に相談に行ったりしてもよいと思います。

子どもの体質の把握は、生後2か月だとお母さんや家族などもまだわかっていない頃かもしれませんね。

(7)予防接種についてよく知っておきましょう

●生ワクチンと不活化ワクチン、トキソイドの違い

「生ワクチン」とは、病原微生物を弱毒化したものから作られたワクチンのことです。これは、生体内で弱毒化された病原微生物を増殖させることで、自然感染と同様の免疫反応を誘導し、病気に対する免疫をつけるためのものです。生ワクチンは弱毒化されていますが、実際に流行している病原微生物の自然感染による合併症と同じ合併症を副反応として起こす可能性がわずかながらあります。

「不活化ワクチン」とは、不活化したウイルスや細菌の成分を使用して作られたワクチンのことです。これにより、不活化したウイルスや細菌に対する抗体を体内に産生することで、病気にかかりにくくする感染防御能を誘導します。不活化ワクチンは自然感染とは違うので、抗体を作る力が弱く、複数回接種する必要があります。また、インフルエンザ菌b型菌(ヒブ菌)、小児用肺炎球菌は単独では免疫細胞に認識されにくく、ワクチンが必要とされる乳児で抗体を産生することができません。このため、破傷風トキソイド、ジフテリアトキソイド、髄膜炎菌の外膜タンパクの一部と結合させて、免疫細胞に認識されやすくした結合型ワクチンになっています。

「トキソイド」とは、細菌が産生する外毒素(細菌が

自分のからだの外に放出する毒素）をホルマリンなどで処理することによって、免疫原性（免疫反応を起こす状態）を残した状態で毒性をなくしたものです。つまり、細菌が外に出す毒素を取り除いて、免疫反応を起こさせる性質だけを残したもののことです。接種によって、病気に対する免疫をからだにつけることができます。破傷風やジフテリアがトキソイドです。

●ワクチンの添加物

①成分の安定剤

安定剤には、従来ゼラチン、ヒト血清アルブミンが使用されてきました。ところが、１９９４年に生ワクチン接種後のアレルギー反応が、ゼラチンに対するアレルギー反応であり、この原因がＤＰＴワクチン接種であることが明らかになりました。ＤＰＴワクチン（ジフテリア、百日咳、破傷風混合ワクチン）の中に微量に含まれるゼラチンがアジュバント（免疫賦活剤、１８６頁参照）とともに複数回接種されることによって、ゼラチンに対する感作（反復した刺激がアレルゲンとなること）を強めたことがゼラチンアレルギーの原因であることがわかりました。

このため、現在ではゼラチンを安定剤として使用しなくなってきていますが、一部のワクチン（狂犬病ワクチン）には含まれています。

ほかに安定剤として使用されているのは、乳糖、精製白糖、Ｄ−ソルビトール、Ｌ−グルタミン酸などです。これらはよく食品添加物としても使用されています。

②保存剤

不活化ワクチンの防腐剤としては、チメロサールが使用されてきました。チメロサールは水銀を含む有機化合物（有機水銀）ですが、エチル水銀なので、水俣病を引き起こすメチル水銀とは違います。以前は１本のワクチンが数人分だったので、１本の注射薬の瓶に複数回針を刺して分けるため、瓶の中の注射薬が汚染しないために防腐剤として使用されてきました。近年チメロサールと自閉症などの因果関係が問題になり、ワクチンを１人用の製品にすることで、チメロサールを添加しない方向になってきています。ただ最近では

表2-6　生ワクチンと不活化ワクチン

	生ワクチン	不活化ワクチン
種類	BCG、麻しん、風しん、麻しん風しん混合（MR）、おたふくかぜ、水痘、帯状疱疹、黄熱、ロタウイルス、MMRV（麻しん風しんおたふくかぜ水痘混合）、生ポリオ、コレラ、腸チフス、経鼻インフルエンザ	四種混合（DPT-IPV）、三種混合（DPT）、二種混合（DT）、不活化ポリオ、日本脳炎、ヒブ、肺炎球菌、B型肝炎、A型肝炎、インフルエンザ、子宮頸がん、狂犬病
特徴	弱毒生ウイルス 弱毒生菌 生体内で増殖	不活化したウイルス、細菌の成分 感染防御抗原 生体内で増殖しない
持続時間	長期間	短期間
接種回数	原則1回接種、MR、水痘は有効率をあげるために2回接種	複数回
臨床反応	軽い感染症状 増殖期に副反応	全身反応は少ない 局所反応

表2-7　ワクチンに含まれる成分

主成分	生ワクチン：弱毒生ウイルス、弱毒生細菌 不活化ワクチン：ウイルス全粒子不活化抗原、ウイルス構成タンパク、ウイルス様粒子、莢膜多糖類抗原、細菌の成分 トキソイド：ホルマリンで不活化した毒素
安定剤	ゼラチン、ヒト血清アルブミン、乳糖、精製白糖、D-ソルビトール、L-グルタミン酸＋B41
防腐剤	チメロサール、2-フェノキシエタノール
不活化剤	残留ホルムアルデヒド、β-プロピオラクトン
結合タンパク	破傷風、ジフテリアトキソイドの一部タンパク
アジュバント	水酸化アルミニウム、リン酸アルミニウム、スクワレン、Tween80
培養液の成分	抗生物質：エリスロマイシン、カナマイシン、ネオマイシン アミノ酸 胎児牛血清（初代動物細胞の培養） 細胞成分（ウイルス増殖用の卵、発育鶏卵胎児細胞、ウサギ腎細胞、その他） 細胞、血清、トリプシンなどの動物由来迷入ウイルス フェノールレッド
抗原分散剤	ポリソルベート80、Tween20

自閉症とチメロサールとの関連は否定されており、アレルギーの報告もありません。このため、予測できない副反応で使用を控えるより、使用するメリットのほうが多いとされ、アメリカ小児科学会やＷＨＯは、ワクチンへのチメロサールの含有を容認することとしました（２０１２年）。日本でチメロサールを含んでいるワクチンは、インフルエンザワクチン（すべてのメーカー）、二種混合ワクチン（北研）、Ｂ型肝炎ワクチン（化血研）です。

ほかには、フェノキシエタノールが防腐剤として使用されています。しかし、数年前インフルエンザワクチンの防腐剤をチメロサールからフェノキシエタノールに変更したところ、アレルギー反応を起こす患者が増えてしまいました。このため、現在インフルエンザワクチンはすべてチメロサールを防腐剤として使用しています。

インフルエンザワクチンは１人用の小瓶が作れず、２人用が一般的です。一度にたくさんのワクチンを製造しなければならないので１人用が作れないのです。

③不活化剤

不活化ワクチンやトキソイドには、ホルマリンが使用されています。ウイルスや毒素を変性固定化し（ホルマリンは本来は組織標本などを作るための防腐固定処理に使われます。細胞は死んだ状態になりますが、抗原性は残ります）、毒性を発揮できないようにしています。最終的にでき上がったワクチンにはホルマリンが残留しています。

④結合タンパク

前述しましたが、肺炎球菌、インフルエンザ菌ｂ型（ヒブ菌）、髄膜炎菌は乳幼児においては単独では免疫細胞に認識されにくい（免疫原性が低い）ので、破傷風、ジフテリアトキソイドの一部のタンパクを結合させて抗原を認識させやすくしています。この破傷風、ジフテリアトキソイドの一部のことを結合タンパクと言います。

⑤アジュバント（免疫賦活剤）

多くの不活化ワクチンには、免疫原性を高めるために、水酸化アルミニウム、ＭＰＬ（モノフォスフォリルリピッド）がアジュバントとして添加されています。アジュバントには、抗原と一緒に投与することで抗体を産生する能力（抗体産生能）や、細胞性免疫を活発にする働きがあります。

ＨＰＶ（ヒトパピローマウイルス）ワクチン（子宮頸がんワクチン）は、接種後の慢性疼痛や身体症状としての筋痛、倦怠感、認知障害などの機能障害を認める例が報告され、積極的勧奨接種が中止になっています。この原因としてワクチンに含まれるアジュバントが疑われていましたが、最近では慢性疼痛とワクチン接種の因果関係はないとも言われています。ですが、私はやはり関係があるのではないかと考えています。

というのも、ＨＰＶワクチンには、ほかの不活化ワクチンより多く水酸化アルミニウムが添加されているからです。水酸化アルミニウムに含まれるアルミニウムは、細胞や神経に対する毒性が疑われており、脳にダメージを与える恐れが指摘されています。アメリカ小児科医アカデミーも、アルミニウムが細胞組織や代謝プロセス、神経系統を損なうことに関与していると述べています。アルミニウムは、脳炎、骨の病変、貧血を起こす毒性で知られています（Natural News "Understand the reason why aluminum is in our vaccines(Opinion)" (http://vaccine.luna-organic.org/?page_id=752)。

⑥その他

生ワクチンは本物の細菌やウイルスを培養して作ります。何代も培養していくうち（継代）に弱毒化するのです。この培養液成分としてアミノ酸、抗生剤などが含まれます。培養液にはpH指示薬としてフェノールレッド（フェノールレッドは中性では黄色、アルカリ性では赤色に変化するので、pHを知るために入れます）が含まれています。また、不活化ワクチンには抗原が凝集しない（集まって固まらない）ように界面活性剤が抗原タンパク分散剤（抗原が集まらないようにバラバラにします）として含まれています。

ワクチンは製造工程から多くの物質が使用されていますが、その特性、作用機序（生化学的な働き）を考え、常に最終製品としての安全性を考慮し製造されています。しかし、現時点で問題がないと思われているものでも、ゼラチンアレルギーのようにあとで安全性の問題が見つかることもあります。副反応の発現は常に注意を持って見守る必要があります。

●1世代前の予防接種と現在の予防接種の違いを知っておこう

まず、親世代の母子手帳が手元にあるなら比べてみましょう。0歳代の予防接種に関して言うと、親世代の予防接種の3～4倍以上のワクチンを今の子どもたちは接種しています。

初めてワクチン接種した月齢も全然違います。親世代は生後6か月以降ですが、今の子どもたちは生後2か月からワクチン接種が始まります。

また、親世代には単独接種だけで同時接種はありません。

さらに親世代と今の子どもたちの使用しているワクチンで、まったく同じワクチンはＢＣＧだけです。四種混合も、ＭＲワクチンも、日本脳炎ワクチンも、最近になって作り直されたものです。ヒブワクチン、肺炎球菌ワクチンは、２０００年を過ぎてから開発されたワクチンです。

親世代が子どもの頃、0歳で受けることを勧奨されている定期の予防接種は、ＢＣＧと生ポリオワクチンの2つだけでした。ＢＣＧ1回と生ポリオワクチン2回で、合計3回です。三種混合ワクチン（百日咳・ジフテリア・破傷風）、麻しんワクチンは2歳以上、インフルエンザワクチンは小学生（3歳以上から可能）、風しんワクチンは中学生女子（１９７７～１９９４年）に1回行なうのみでした。

１９９４年以降、三種混合ワクチンは3か月から、麻しんワクチン、風しんワクチンは1歳からの接種が勧奨されるようになりました。0歳で受けるワクチンは三種混合も加わり、三種混合3回、ＢＣＧ1回、生ポリオワクチン2回で、合計6回です。20歳代前半の親世代はこの回数です。

２０１１年には、ヒブワクチン、肺炎球菌ワクチンが2か月から接種開始できるようになりました。現在では、0歳で受けられるワクチンは、ヒブ、肺炎球菌、B型肝炎、四種混合、BCGの5種類で、合計13回、任意接種のロタウイルス、A型肝炎を含めると7種類、合計18～19回になります（四種混合ではなく、三種混合と不活化ポリオワクチンを別々にやった場合は、さらに3回多くなりますが、現在は原則、四種混合で行なうことになっています）。

ということは、生後2か月から、何種類ものワクチンを、それも同時に受けられるようになって、まだ10年もたっていないのです。わかっていない有害事象が、今から起こってくる可能性は十分にあります。

特に、ここ10年ほどの間に定期接種するワクチンがどんどん増えてきているので、兄弟・姉妹がいる場合は、兄弟・姉妹でも接種するワクチンの種類や本数が違うかもしれません。

●予防接種の副反応と有害事象

ワクチン接種後の「副反応」とは、ワクチン接種後に発生した望ましくない反応が、ワクチンに関連して起きたものと科学的に想定できるもののことを言います。「有害事象」とは、ワクチン接種後に発生した望ましくない反応が、ワクチンと関連して起きるかどうかが不明なもののことを表現した言葉です。

ありふれた副反応は、接種部位の腫れ、接種後の発熱、アレルギー反応などです。頻度は少ないですが重度のものとして、髄膜炎、脳炎、アナフィラキシー、ADEM（急性散在性脳脊髄炎）、ギラン・バレー症候群などがあります。

添加物のところで述べたものもありますが、私が小児科医となってからこれまでに問題になった副反応について、お話しておきます。

①ゼラチンアレルギー

1994年頃から、生ワクチン接種後のアナフィラキシー様症状が報告されるようになり、この原因が生ワクチンに含まれていた安定剤のゼラチンに対するアレルギー反応と判明しました。この年から三種混合ワクチンが生後3か月から接種できるようになりました。

三種混合ワクチンは3週間から8週間の間隔で3回続けて接種します。このとき、三種混合ワクチンに微量に含まれるゼラチンを複数回接種することで、感作といってゼラチンに対して敏感な状態になることがあります。すると1歳になって麻しん生ワクチンを接種するときに、アレルギー反応が引き起こされてしまうことになるのです。

②ＭＭＲワクチンと無菌性髄膜炎

ＭＭＲワクチンは麻しん、おたふくかぜ、風しんの混合ワクチンで、１９８９年から１９９３年まで実施されました。ＭＭＲワクチンに含まれるおたふくかぜワクチンによる無菌性髄膜炎患者が多発し、中止となりました。約１８０万人に接種され、このうち１７５４人が無菌性髄膜炎を発症し、うち5人が死亡しました。

発売当初から無菌性髄膜炎の患者が見られましたが、中止が遅れたことで被害を増大させることになりました。海外では無菌性髄膜炎頻度の少ないＭＭＲワクチンが製造され、使用されています。

③日本脳炎ワクチンとＡＤＥＭ

ＡＤＥＭ（急性散在性脳脊髄炎）は、感染症の罹患後、あるいはワクチン接種後に起こり、自己免疫性の機序で発症するのではないかと考えられています。小児にまれに見られる炎症性脱髄性疾患です。わが国の発症頻度は年間50～60例で、発症年齢のピークは6歳前後、全治19％、軽快66％、死亡例はありません。

日本脳炎ワクチンは、マウス脳を原材料とする製造方法によってＡＤＥＭを生じさせるのではないかと考えられ、２００５年に勧奨接種が差し控えとなりました。

１９９４年から２００５年までの間に、日本脳炎ワクチン接種後のＡＤＥＭ発症は26例報告があり、重篤例5例、２００３年からは年間3～6例と増加傾向にありました。

現在行なわれている日本脳炎ワクチンは、その後に開発されたアフリカミドリザル腎臓由来株化細胞（Ｖｅｒｏ細胞と呼ばれている培養細胞）で増殖させたウイルスを不活化したものです。この日本脳炎ワクチンで、2009年6月から勧奨接種を再開しています。旧ワクチンは製造中止されました。

④子宮頸がんワクチン勧奨接種差し控え

子宮頸がんワクチンは、2013年4月に小学校6年生から高校1年生の女子に定期接種が始められました。しかし、始められて早々、副反応の報告が相次ぎ、同年6月14日、勧奨接種が差し控えとなりました。

アジュバントの説明のところでもお話しましたが、免疫賦活剤として使われるアルミニウムの成分が副反応の原因として疑われています。しかし、まだはっきりしたことはわかっていません。慢性疼痛や筋痛、認知障害、運動障害などの副反応が報告されました。

子宮頸がんワクチンには、サーバリックスとガーダシルがありますが、2009年販売開始から2013年3月までに、両ワクチンは推計328万人に接種され、運動障害など同ワクチンによると見られる重篤な副反応は、サーバリックス301件、ガーダシル56件、100万回接種あたりではそれぞれ43件と33件報告されました。

アジュバントはほかのワクチンでも使われていますが、子宮頸がんワクチンはほかのワクチンよりアジュバント含有量が多くなっているために、副反応が出やすいと考えられています。これだけの副反応が報告されても、ワクチンは中止されておらず、「積極的な勧奨接種差し控え」の状態が続いています。

●予防接種の普及と病気の変化

麻しんや風しんワクチンが行なわれるようになってから、それらの病気の流行は減ってきました。とはいえ、マスコミなどのニュースでは、麻しん流行や風しん流行が何回か報じられています。

感染症の流行というと、医療機関にあふれているように思われますが、それほどの大きな流行ではありません。たとえば、小さい子どもにはかからないで、大学生の間で流行することがあります。これはこの世代の小さい頃にはワクチンが1回接種だったため、大人になる頃に抗体価が落ちた結果です。まだ感染症が流行している時代には、ワクチン1回接種でも、接種後に感染して発病しない状態が起こるので、抗体価は上がります（ブースター効果といいます）。しかし、感染症がはやらなくなると感染すらしなくなるので、このブースター効果が得られず、抗体は下がる一方になるのです。このことがわかってきて、２００６年からＭＲワクチンは2回接種に変わってきています。

2回接種に変わってきてからは、1回接種の世代と2回接種の世代が混在し、ＭＭＲワクチン世代（１９８８〜１９９４年生まれ）では、副反応の心配から受けなかった人もいますから、必然的に免疫の薄い世代が出てきてしまいます。

この免疫の薄い世代が、今の親世代ということになります。海外から持ち込まれた麻しんが、空港で広がったとか、コンサートで広まったとか、沖縄で流行したということが、ここ数年の間でありました。

また２０１３年には、風しん流行で、知らずにかかってしまった妊婦さんが増え、先天性風しん症候群の発生が増えました。風しんは、最近も（２０１８年）流行しています。

百日咳が大人で発生する例もよく見かけます。乳幼児期には抗体が維持されているため、かかりにくいのですが、小学校高学年以降の抗体価が落ちた頃にかかってしまうのです。この年齢での百日咳の診断は、正直なところ難しいものです。百日咳特有のレプリーゼという咳発作は成長すると見られないので、咳のひどい風邪や咳喘息と診断されてしまうことも多いようです。この百日咳とわかりにくい時期の患者から予防接種前の乳児に感染して、重症になることもあるので注意が必要です。

このように予防接種が普及してくると、感染症の流行の仕方や罹患する年齢層が変わってくるので、予防接種の対象年齢や追加接種の必要性などは、今後の課題だと思います。

予防接種に関する私の意見を最後にまとめておきます。

①予防接種というのは異物を体内に入れることなので、

健康被害や副反応はあっても不思議ではありません。重篤な健康被害のため苦しんできた子どももいます。ワクチンには多くの添加物が入っており、打つ本数が増えれば添加物の量も増します。

②今、行なわれている予防接種は、経験が浅いものが多いのです。生後数か月に多くのワクチンを同時接種するという経験もわずかの期間の経験です（海外で数十年、日本で7〜8年）。

③今後、まだ知られていない副反応のリスクはあると思われます。

④接種する前に、それぞれのワクチンについてよく勉強しましょう。ワクチンが対象としている病気にかかる頻度、かかった場合の症状や合併症についても、よく理解しておきましょう。

⑤定期接種と決められているワクチンでも、よく勉強したうえで選んで接種したとしても、それは間違いではありません。

⑥体調が悪いときや普段と様子が違うときには、決して接種しないようにしましょう。少々の風邪だから大丈夫ということはないと思います。

〈参考文献〉

『予防接種の手引き　２０１８―１９年版』岡部信彦他、近代出版、２０１８年
『薬のチェックは命のチェック』36号、特定非営利活動法人・医薬ビジランスセンター、２００９年、10月号

5 発達障害が気になる場合

広汎性発達障害（自閉症やアスペルガー症候群、高機能自閉症を含んだ診断名）、ＬＤ（学習障害）、ＡＤＨＤ（注意欠陥多動性障害）、それらをまとめた「発達障害」といった名称を、新聞やテレビ、マスコミでよく聞くようになりました。これは、発達障害と呼ばれる子どもが増えているからでしょうか。

自分の子どもの行動を見て、ひょっとしたらと気になることもあるかもしれませんね。どのような場合に、どこへ相談に行ったらよいのでしょうか。そして、そのような傾向のある子どもには、どのように対応していったらよいのでしょうか。

(1) 発達障害とは

発達障害は発達障害者支援法（２００５年4月1日）では「自閉症、アスペルガー症候群その他の広汎性発達障害、学習障害、注意欠陥多動性障害その他これに類する脳機能の障害であってその症状が通常低年齢において発現するものとして政令で定めるものをいう」とされています。

発達障害の本質的な特徴は「脳の機能の障害によって、脳の多様な機能を、同時総合的に働かせることがうまくできない」ということです。わかりやすく言うと「同時に複数のことをするのが苦手」ということです。

発達障害のある子どもは、同時に複数のことができないので「相手の目や表情を見る」「言葉を聞く」「内容を理解する」「相手の気持ちを推測する」など、会話をするために必要なことが同時総合的にできないのです。このため、コミュニケーションがうまくいきま

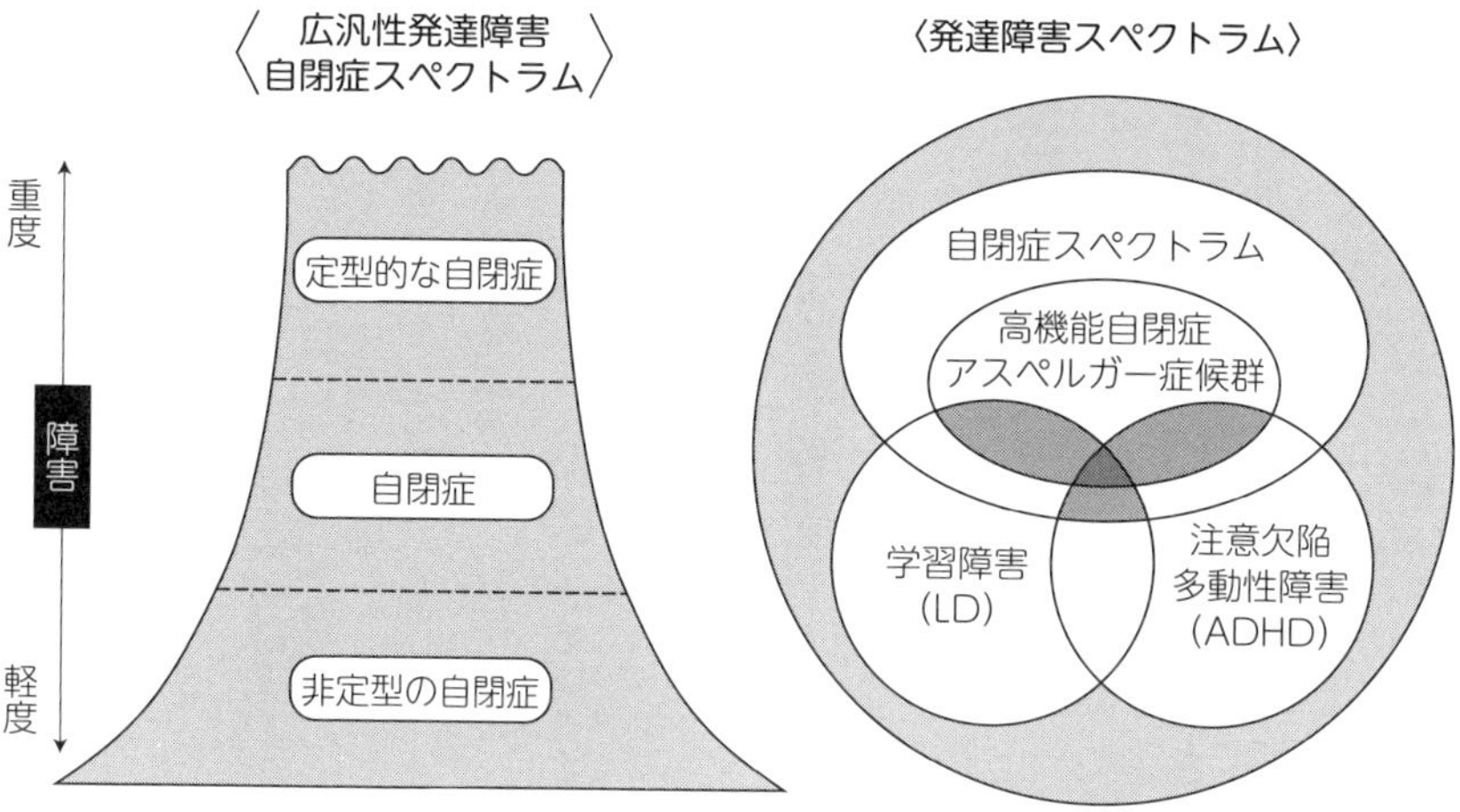

図2-7　広汎性発達障害・自閉症スペクトラム・発達障害スペクトラムの概念
出典：『わが子が発達障害と診断されたら』佐々木正美編著、諏訪利明・日戸由刈著、すばる舎

せん。

また、発達障害を持つ子どもは、「興味や関心が狭いところに向かう」という特徴があります。特定の遊びを好んだりする「こだわり」があり、物事がいつも同じようにならないと、パニックになったり、かんしゃくを起こしたりします。

発達障害の代表例、「自閉症」の定義は次の3つがそろうことです。

①コミュニケーションがうまくいかない（言葉の発達の遅れ）
②社会性が育ちにくい（他人との社会的関係性の困難さ）
③興味や関心が狭いところに向かう（こだわり）

知能の発達は遅れていないか正常で、自閉症の特性がはっきり出ている場合には、高機能自閉症、もしくはアスペルガー症候群といいます。

読むことや書くことが苦手で、自分の考えをまとめて話したり、計算が苦手だったりする場合を、ＬＤ（学習障害）といいます。

学習面の障害があるなしにかかわらず、集中力がなかなか持続せず、衝動性が大きい場合はＡＤＤ（注意欠陥障害）、さらに、それらに落ち着きのない多動性が加わると、ＡＤＨＤ（注意欠陥多動性障害）と呼ばれています。

発達障害の典型的なものを「自閉症」といいますが、最近では「広汎性発達障害」「自閉症スペクトラム」と言い換えられるようになってきています。

これらの発達障害は「発達障害スペクトラム」の中にあり、「スペクトラム（連続体）」なので、どこからが自閉症でどこからが自閉傾向なのか、ＬＤなのかＡＤＨＤなのかという境界はないとも言われています。

(2)気になる状態

●「ジョイント・アテンション」の弱さ

言葉の発達以前から見られる特徴で、発達心理学の用語で「ジョイント・アテンション（Joint Attention）＝共同注視・共同注意」と言われるものがあります。これは、相手と感情を共有しようとする力のことですが、発達障害の子どもにはこれがないか、非常に弱いことが多いようです。

たとえば、子どもと一緒にお散歩していて、犬や猫が横切ったとき、多くの子どもは「あー」とか「おー」と言ったり、指さしたりすると思いますが、発達障害の子どもはこれをしません。猫が横切ったことに気づいていても、他の人とそれを一緒に見ようとしたり、楽しんだりしないのです。

発達障害の子どもは、興味のあることでも一人で見ていることが多いといわれます。他人と何かを共有し合うことで喜びを大きくしようという感情が極めて弱いのだと思います。

●親がそばにいなくても平気

親が1～2歳の子どもに「ちょっと待っていてね」と言ってそばを離れた場合、多くの子どもは「行っちゃダメ」とか「一緒に行く」というものです。言葉が話せないうちは泣いたり、後追いをしたりするでしょう。でも発達障害の子どもは、そばを離れてもまったく平気です。このため、単に「聞き分けがよい子」と思われているかもしれませんが、実際には「親がそばにいなくても平気」で、親しい家族に対してもずっと一緒にいたいという執着心は持たないようです。

●言葉の発達の遅れ

言葉の発達が遅れている場合、言語の理解が悪いのか、理解しているが表出していないのか、または聞こえていないのか、コミュニケーションの問題なのかを考えてみる必要があります。

聴覚の問題で聞こえていない場合は、行動を見ていればわかると思います。この場合は別の意味で早めに専門医療機関の受診が必要です。

自閉症スペクトラムの場合、なかなか言葉が表われてきません。これは先ほど話した共同注視が苦手なためと考えられます。母親と目を合わせたり、一緒のものを見て指を差したりしないことから、言葉の発達もゆっくりになります。

●その他の気になる症状

①自閉症・高機能自閉症の子どもが持つ特徴

▽一つのことに興味や関心の焦点が当たると、他のことは見えにくくなる（シングル・フォーカス）

▽想像力を働かせたり、他人の気持ちを推し量ったりすることなどが苦手

▽人の話を聴きながらメモを取るなど、同時に複数のことをするのが苦手

▽興味や関心が次々に変わる一方で、一つのことに固執・執着・強いこだわりが見られることがある

▽「もしも〜」という仮説の話や「まるで〜のようだ」という比喩を理解するのが苦手

▽聞いた言葉は残りにくいが、見た文字はよく覚えている

▽能力や感覚の発達や、得意・不得意に偏りがある

アスペルガー症候群は、知的発達の遅れがなく、かつ、自閉症の特徴のうち、言葉の発達の遅れを伴わないものと考えてもよいと思われます。

②LDの子どもが持つ特徴

▽落ち着きがなくよく動く、注意が散りやすい
▽みんなと遊べない
▽集団場面での指示の理解が悪い
▽仲間との集団行動が苦手で、よくトラブルを起こす
▽相手の立場や気持ちがよくわからない
▽不器用で運動が嫌い
▽先生の話を集中して聞けない

その結果として、

・読むことが苦手
・書くことが苦手
・自分の考えをまとめて話すことが苦手
・算数の九九を覚えるのが遅い
・計算が苦手

③ADD・ADHDの子どもが持つ特徴

▽学業や仕事に不注意が多い
▽課題や遊びが持続しない

表2-8　発達障害の種類と特徴

広汎性発達障害（自閉症スペクトラム）	広汎性発達障害とは、自閉症、アスペルガー症候群、高機能自閉症などを含んだ診断名です。 広汎性発達障害は、友人関係や対人関係といった「社会的コミュニケーション」の面での発達の遅れや、「こだわり・常同行動」などが見られます。 ※なお、アメリカ精神医学会の診断基準である「DSM-5」では、主に「広汎性発達障害」と呼ばれていたものが「自閉症スペクトラム」に変更されました。
ADHD（注意欠陥多動性障害／注意欠如多動症）	ADHD（注意欠陥多動性障害）の特徴は、「不注意・衝動性・多動性」が見られ、行動面に困難さを抱えている点です。 「不注意」とはケアレスミスが多いことなど、「衝動性」とは思い立ったことをすぐに行動に移してしまうことなど、「多動性」とは授業中に落ち着かずによく席を離れてしまうことなどがあげられます。 ※なお、「DSM-5」の日本語版では、「注意欠陥多動性障害」から「注意欠如多動症」という名称に変更されました。
LD（学習障害）	LD（学習障害）の特徴は、全般的な知的発達の遅れはないが、学習面（聞く・話す・読む・書く・計算する・推論する能力）において得意・不得意なことの間に差があり、困難さが見られるという点です。
知的障害	知的障害とは、知的発達の遅れ、社会性などの適応能力の遅れ、18歳未満の発症という条件がそろったときに診断されます。 知的障害の特徴は、全般的に発達がゆるやかで、特に言葉の発達が遅れたりする点です。 なお、知的障害とその他の障害とでは、明確な線引きができるわけではありません。

▽話しかけられているのによく聞いていない
▽指示に従わない
▽課題を順序立てられない（段取りができない）
▽精神的な努力を伴うことをしたがらない
▽物をよくなくす
▽外部からの刺激にすぐ気を奪われる
▽毎日必ずやる課題をしばしば忘れる
▽手足を絶えず、そわそわ、もじもじと動かしている
▽座席を立ち上がることが多い
▽走り回ることが多い
▽高いところへよく登りたがる
▽静かに遊べない
▽じっとしていられないで、エンジンに絶えず突き動かされている感じ
▽しゃべりすぎる
▽質問が終わる前に答えている
▽順番を待てない
▽他人を妨害したり、じゃましたりする

(3)受診のタイミング

乳児期からちょっと気になるという子どももいると思います。でも、「まさかうちの子が」と、認めたくない気持ちもあって当然です。

まずは、乳幼児健診などで小児科医の意見を聞いてみてください。ちょっとおかしい状態はいつもなのか、ずっと続いているのかなど、ときどき見てもらいましょう。

見てもらっているうちに、最初は落ち着きがないと思っていても、年齢とともに落ち着いて、それほど気にならなくなることもあります。単語しか出なくて言葉が遅いと思っていたら、3歳を過ぎたら急によくしゃべって普通に会話までできるようになるということもあります。

保育園や幼稚園に行っている場合は、保育士さんや幼稚園の先生もちょっとおかしいと感じる部分があるかもしれません。その子どもを囲む大人たちみんなが

同じようにちょっとおかしいと感じるときは、専門機関に相談に行きましょう。

どのような種類の障害なのか、今後どのように対応していけばよいのかなどを専門家から教わりましょう。ちょっと変だと思って、無理に直そうとすると、本人が余計混乱したり、パニックになったりするかもしれません。

あるがままの姿を受け入れ、認めてあげることが大事だと思います。そしてよい部分を引き出して伸ばしてあげましょう。過度に干渉せず、育ちをゆっくり見守る姿勢が大事です。

芸術家や科学者と言われる人たちに、現代の基準で発達障害に当てはまる人は多いと言われています。その人のダメなところを、うまく周りの人たちがサポートしてあげていると、「大きな仕事」ができるのだと思います。人と違っている部分を欠点として否定するのではなく、独創的な長所として捉えてあげましょう。

(4) 相談する場所

ちょっとおかしいと思いつつも、まだはっきりとしない時期があると思います。そのようなときは、かかりつけの小児科医や保健所の保健師さんなどに意見を聞いてみましょう。ときどき診てもらったり、相談したりするといいと思います。経過を診てもらっているうちに、発達障害の可能性が高いと思われるようになった場合は、専門機関を紹介してもらいましょう。

専門機関としては地域ごとに療育（相談）センターがあります。福祉保健センター(保健所)、児童相談所、保育園、幼稚園とも連携して、発達障害児だけでなく、いろいろな障害に対して療育が必要な子どものサポートをしてくれます。

ここで医学的診断・評価・検査などを行ない、その子どもの発達や障害に応じて個別の訓練や集団療育を行なってくれます。発達障害のあるお子さんには定期的な集団療育と家族、保育所へのサポートなどをしてくれます。
また、発達障害者支援センターが、地区ごとにあります。これは、発達障害児（者）への支援を総合的に行なうことを目的とした専門的機関です。ただし、事業内容には地域性がありますので、住んでいる地域の発達障害者支援センターに相談しましょう（http://www.rehab.go.jp/ddis/）。
※発達障害者支援センターの主な事業内容は次のとおりです。
相談支援：発達障害児（者）とその家族、関係機関（保育園、小学校）などからのさまざまな相談と、福祉制度やその利用方法、保健、医療、福祉、教育、労働などの関係機関への紹介。
発達支援：発達障害児（者）とその家族、周囲の人の発達支援と、家庭での療育方法についてのアドバイス。また、知的発達や生活スキルに関する発達検査の実施。発達障害児（者）の特性に応じた療育や教育、支援の具体的な方法について支援計画の作成や助言。児童相談所、知的障害者更生相談所、医療機関との連携。
就労支援：就労を希望する発達障害児（者）の就労に関する相談。公共職業安定所、地域障害者職業センター、障害者就業・生活支援センターなどの労働関係機関と連携。
普及啓発・研修：発達障害をより多くの人に理解してもらうための地域住民向け講演会の開催。発達障害の特性や対応方法などについて解説したわかりやすいパンフレット、チラシなどの作成と諸機関への配布。普段から発達障害を支援する保健、医療、福祉、教育、労働などの関係機関の職員や、都道府県および市町村の行政職員などに対する研修。

〈参考文献〉
『子どもの発達障害と支援のしかたがわかる本』西永堅、日本実業出版社、２０１７年
『わが子が発達障害と診断されたら』佐々木正美編著、諏訪利明・日戸由刈著、すばる舎、２０１１年

第3章

自然治癒力を
引き出す
子どもの食養生

1 自然治癒力を引き出す食養生とは

(1)長女が教えてくれた食事の大切さ

私は3人の子どもを育ててきました。長女には食物アレルギーがありました。その子のことと自分のことをちょっとお話しします。

生まれて間もなくから長女は母乳を飲むとからだが赤くなる子どもでした。駆け出しの小児科医であった私は、他人の子どもは見ていても、毎日24時間赤ちゃんがそばにいるという経験はありませんでした。だから恥ずかしながら、赤ちゃんが授乳後赤くなるのは普通のことで、おっぱいを飲むと体温が上がるから赤くなるのかな、くらいに思っていました。

生後1か月を過ぎる頃から、頬に湿疹が出始めました。母乳を飲むと湿疹からジュクジュクと汁が出て、赤みが増します。そして、次の母乳の時間までに赤みが引きますが、授乳するとまた赤くなる、その繰り返しです。母乳を飲むたび、同じような症状が続き、次第に長女の湿疹は全身に広がっていきました。

生後3か月頃には、この湿疹が本当にひどい状態になっていました。しかし、ここで気づいたことがあります。それは、長女の湿疹が、どうやら私が食べているものと関係しているらしいことです。よくよく気をつけてみると、私が卵や乳製品をとった後の母乳を飲むと赤みがひどくなり、湿疹がジュクジュクしてくるのです。ごはん中心の和食で、卵や乳製品の少ない食事のときは、それほど赤くなりません。

今の時代ほど食物アレルギーで湿疹がひどいという赤ちゃんがいない時代でしたし、私自身も経験が浅かったので、小児科医でありながら、わが子が食物アレルギーによるアトピー性皮膚炎であることに、初めは気づきませんでした。

いろいろと悩んだ挙句、アレルギー専門の先輩小児科医に相談し、検査をしてもらいました。するとわが子は卵、牛乳アレルギーであるということが判明しました。

そこからが、また驚きの連続でした。なぜかと言えば、食物アレルギーといっても、まだ赤ちゃんは母乳しか飲んでいないわけです。じゃあどうして？ 何でアレルギー症状が出たの？ 答えは一つ、お乳が悪いのです！ やっと気づいた私は、自らの食事を見直し、卵、乳製品を控え、和食中心の食事に切り替えました。具体的に言えば、当時ほぼ毎日パンだった朝食を、ごはん食に切り替えました。昼食や夕食も、おかず中心でなくごはん中心の和食にしたのです。肉や油も減らし、添加物にも気をつけました。すると、あんなにひどかったわが子の湿疹が、数か月でほとんど消えたのです！

子どもの変化にも驚きでしたが、もう一つ驚いたことがあります。実は私は子どもの頃から重度の便秘症でした。1週間どころか、気がつくと2週間排便していないということもあったくらいです。子どもの頃は、母が買ってきた市販の便秘薬をよく服用していました。医師になってからは、漢方を勉強していたので、漢方薬を服用して便を出すようにしていました。つまり、便を自力で出すことはなく、いつも薬で出していたのです。

それが、わが子の湿疹を治すために自分の食事を変えたら、あんなに頑固だった便秘が治ったわけです。物心ついてから自力で排便したことのなかった私が、よい便が毎日出る。これは私にとっては本当に驚きで、目からうろこでした。

食べ物が変わるとからだが変わる、健康になる、薬がいらなくなる……この経験を通して私は実感しました。さらにこの経験は、医師として働くうえでも役に立っています。患者さんに食事を指導するようになってから、同じようにからだが薬いらずの方向に変わっていくのをいく度も目にしてきました。健康でいるためにどれほど食事が大切か、私自身が身をもって経験したのです。

(2)最近感じる子どもたちの変化

35年以上小児科医をやっていて、最近になってつくづく感じることがあります。「昔はこんなだったかしら?」と。子どもたちの治癒力が弱くなったというのも変な言い方ですが、あえて変な言い方のまま正確に表現すると、「治癒力をものすごくたくさん引き出さなくてはならない子どもが多くなった」という感じでしょうか。

アレルギー体質の子どもや、アトピー性皮膚炎の子どもが多くなりました。それも重症児が増えています。ご存知のとおり、食物アレルギーの子どもはいたるところにいます。ちなみに、私の子ども(現在は赤ちゃんのいるお母さんです)の保育園入園時や小学校入学時には、食物アレルギーの子どもは、わが子以外には一人もいませんでした。今やどこの保育園、幼稚園でも、食物アレルギーの子どもが何人かいます。小学生でも、食物アレルギーのせいで普通の給食が食べられない子が1クラスに1人くらいいます。

花粉症の子どもも増えました。増えただけではなく、低年齢化しています。私が医者になった30~40年ほど前までは、花粉症と言えば、中学生以上の疾患でした。ところが、20年ほど前から小学生に、10年ほど前から幼稚園児に、花粉症が当たり前のように見られるようになりました。

喘息の子どもも多くなったように感じます。喘息予備軍とでも言いましょうか、風邪を引くと必ずゼイゼイするという子どもがたくさんいます。

厚生労働省リウマチ・アレルギー対策委員会報告書によれば、2008年の全国小児喘息の有症率は、幼稚園児では19・9%、6~7歳では13・8%、13~14歳では9・5%、16~18歳では8・3%で、2006年における成人喘息有病率は5・4%、同時調査で鼻アレルギー症状を有する(花粉症を含む)頻度は47・2%、アトピー性皮膚炎は4か月から6歳では12%、成人アトピー性皮膚炎も20～30歳代で9％前後と判明しています。これらのことから、わが国の全人口の2人に1人が何らかのアレルギー疾患に罹患していると言われています。同じ報告書によれば、食物アレルギーの乳幼児の有症率は5～10％、学童期は1～2％で、成人は「大規模調査がなく不明」とあります。アレルギーに関する実際の数字を確認してみると、これほど多いのは驚きです。

風邪を引きやすい子、長引いてしまう子どももたくさんいます。昔は鼻水くらいでは医療機関を受診しなかったので、多くなったという印象があるかもしれません。咳が出ていても、鼻水が出ていても、元気に飛び跳ねていれば、薬も飲まずに自然に治る、そういう考えの人が多かったのでしょう。実際、1週間もたてば自然に治ってしまう子どもも多かったので、お医者さんのお世話にはならなかったのでしょう。

このほかにも気になることがいくつかあります。まず、便秘の子どもが多いことです。かつて母乳栄養児は便秘しないというのが定説でした。母乳栄養児が便秘のときは、母乳不足でした。最近の便秘の赤ちゃんはほとんどが母乳栄養児ですが、やせている子はいません。肥満傾向の子どもも増えています。生活習慣病予備軍の子どもです。逆に、やせ型の子どもも多くなりました。思春期を過ぎてやせすぎている女子は気になります。さらに、運動不足のせいでしょうか、最近の小学生はちょっとしたことでけがをします。そして、幼稚園児でも小学生でも姿勢の悪い子どもが目立ちます。グニャグニャしてまっすぐに立てません。園医や校医をしている学校の定期健康診断で、「最近の子どもは大丈夫なの？」と毎年悩みます。診察室でも椅子の座り方が変なのです。落ち着きがなく、じっとしていられない子どもも増えました。これは、お母さんのしつけのせいだけではないような気がします。漠然と思うことは、これらすべての問題が、食生活や生活習慣の変化と無関係ではないのではないかということです。

(3)自然治癒力って何?

第2章の「ホームケアと受診のタイミング」および「薬の使い方」のところでもお話ししましたが、病気を治すのは、薬でも、お医者さんでも、家族でもありません。自分自身です。ヒトは誰でも自分の病気を自分で治す力を持っています。この力のことを「自然治癒力」と呼びます。薬やお医者さんに頼ることなく自ら持っている力で病気を治すということは理想的なことです。この自然治癒力を引き出すにはどうすればよいのでしょうか？　風邪を例にしてお話しましょう。

一般的に、子どもは大人よりも風邪を引きやすいものです。生まれてきてからの年数が少ないので、まだいろいろなウイルスに出会っていないからです。風邪のウイルスがからだに入ってくると、人間はさまざまな症状、たとえば、くしゃみ、鼻水、咳などによってウイルスを追い出そうとします。それと同時に、からだの中の免疫のしくみが働き出します。免疫細胞と呼ばれる兵隊たちが、それぞれの役割に応じてウイルスをやっつけていきます。まず登場するのが、「食細胞」と呼ばれる兵隊です。食細胞は、ウイルスを見つけるとむしゃむしゃ食べつくし、おなかがいっぱいになると、粘液のかたまりとなって、それを外へ排出します。咳とともに出てくる痰もその一つです。食細胞が水際でウイルスを食い止めている間に、からだの中では「リンパ球」と呼ばれる強力な兵隊が養成され、本格的な戦いになります。免疫細胞を元気にするために体温が上昇したり、炎症が起こってのどが赤くなったりします。ウイルスを追い出した後には、同じウイルスが再び侵入したときに、よりすみやかに退治できる状態に強化されます。これが、いわゆる「免疫がついた」と呼ばれる状態です。

このように自分のからだで対応し、自分で自然に病気が治っていく、それが「自然治癒力」です。これは誰にでもあるものです。この「自然治癒力」を上手に引き出して病気が治ってくれれば、一番よいのです。

乳幼児期には、この「風邪を引いた」という状態が繰り返され、その都度いろいろなウイルスに対する免疫ができていくので、何度も風邪を引いてよいのです。いやむしろ、引くはずです。風邪を何度も引くことで、風邪をだんだんと引かないからだになるのです。「自然治癒力」がしっかりついてくるのです。

複数の医療機関に受診し、なかなか治らず私のところへ来た患者さんに対して、「子どもなのになんでこんなにたくさん長く薬を飲んでいるの？」と、思うことがよくあります。薬をたくさん飲んで症状を抑えすぎてしまうと、免疫細胞が十分に力を発揮できなくなります。熱が出たという理由だけですぐに解熱剤で熱を下げてしまえば、逆にウイルスを喜ばせることになるのです。大した症状でなければ、薬はなるべく飲まないほうがいいわけです。もちろん症状がひどく、そのために体力や免疫力を発揮できなくなるほどの症状であれば、抑えてあげる必要が出てくるでしょう。お医者さんの出番はそこです。いかに最小限の薬で症状をやわらげ、免疫の力を発揮できるようにしてあげられるか、「自然治癒力」を上手に使える状態にしてあげられるか、これが何より大事だと思います。

子どもの病気や状態が変わってきた原因の一つは、間違いなく食べ物にあると思います。子どもが健康に丈夫に育っていくためには、免疫力を高めると同時に、免疫のしくみを乱す原因を身の回りから遠ざけることがとても大切になります。特に食べ物は毎日のことなので、とても大切です。

食事を見直すことは、自然治癒力を引き出すうえでとても大事なことです。小さい頃から食事に気をつけていると風邪を引かない大人に成長します。仮に風邪を引いたとしても、自分で治せるからだになります。「薬いらず」「医者いらず」がよいですね。

自然治癒力を上手に引き出すためには、普段からいろいろなことに気をつけておくことが大切です。そして、本物の病気にならないように備えておくのです。これが「未病を治《ち》す」という考え方ですが、次に詳しくお話します。

(4)「未病を治す」が上医の心得

病気になるときに何か前兆はありませんか？　自分のことを考えてみるとよくわかりますね。病気になるのは疲れがたまっていたり、睡眠不足だったり、精神的に落ち込んでいたりしたときではありませんか？　そんなとき、たとえばちょっと食欲が落ちてきたり、少し頭が痛くなったり、便秘だったり、あるいは便がゆるくなったりしませんか？　そんな状態を「未病」と呼びます。

そして、この「未病」のうちになんとか手を打つのです。そうすることで本格的な病気にならずにすむかもしれません。このことを「未病を治《ち》す」といいます。

この考え方は、中国最古の医学書『黄帝内経《こうていだいけい》』（紀元前数百年頃編纂）に記されていますが、これをもとにして書かれた後代の医学書には次の一節があります。「上医医未病之病。中医医将病之病。下医医已病之病」（孫思邈『千金方』）。この意味は、「上医は未病を治す。すなわち、病気になる手前で病気にならないように養生すること。中医は病気が現われ始めた頃手当てを開始する。下医は病気がしっかりできあがった段階でようやく治療を開始する」ということです。大学病院でやる医療が下医で、開業医は中医でしょうか？　私はあくまでも上医を目指したいと思っています。病気になる一歩手前で病気にならないようにするためには、食養生が一番大事と私は考えています。とはいえ、大学病院の医者が一番下級の医者だということを言いたいわけでは決してありません。病気がしっかりできあがってしまう段階にまでいかないよう、そこに行きつくまでのケアが何より大事という意味です。

(5)「未病を治す」食養生とは

皆さんには、たとえばこんな経験はありませんか。風邪を引きそうになったとき、あっさりとした食事を摂り、入浴してからだを温め、早く床に就いて休んだら、風邪を引かずにすんだという経験です。簡単に言うと、これが「養生」であり、「未病を治す」ということです。さらに言えば、あっさりとした食事を摂り、ネギとショウガを刻んで入れて一緒に炊いたおかゆに少し酢をかけて食べる（これを「神仙粥《しんせんがゆ》」といいます）とか、ショウガくず湯（127頁）や梅しょう番茶（143頁）を摂るとか……これが「食養生」です。風邪引きのときは胃腸系も消化能力が落ちていますす。そのようなときにご馳走を食べてはいけません。ご馳走に相当するものには油やタンパク質の成分が多く、消化するのに手間がかかるからです。薬膳のような特別なものにしなくても、消化がよい食事を心がけるだけでも食養生です。

アレルギー体質の子どもも、食事に気をつけることで症状が起こりにくくなったり軽くなったりします。ごはん、味噌汁中心の和食系で野菜を多く摂るような食事にします。油ものや甘いものは控えます。小さい頃から食事に気をつけている子には、アレルギーを克服している子どもが多いです。よい食事でからだも丈夫になり、風邪も引かない子どもに育つのです。まさに、わが子がそうでした。といっても、わが子がアレルギーを発症した頃はまだ授乳中でしたから、食事に気をつけるのは、母親である私自身でした。母乳を飲んでいる赤ちゃんのためには、お母さんが食事に気をつけることがとても大切です。

便秘の子どもや風邪を引きやすい子どもも、食生活を見直すことで改善されることが多いと言えます。消化管を丈夫にすることで腸管免疫が働き、調子を整えてくれるからです。

でも、具体的にはどんな食べ方をすればいいの？その疑問にお答えするために私が提案するのは、「歯のバランスで食べる」ことです。歯のバランスで食べていると、よい便が出ます。よい便が出ていることがよい食事をしていることの証明になります。この食べ方を続ければ、風邪を引かない丈夫なからだに育ちます。そのように育ってきた子どもたちは「未病を治す」ことができる体質になるというわけです。

2 免疫力を高めるには歯のバランスで食べること

食養生に気をつけていると免疫力が高まり、「自然治癒力」を備えたからだに育ち、「未病を治す」ことができるとお話しました。では、普段の食事ではどのようなものを食べていればよいのでしょうか？　どのような食べ物を食べていたら免疫力が高まり「自然治癒力」が備わった丈夫な子どもに育つのでしょうか？　これは、実はそんなに難しいことではありません。基本を間違わないことです。基本とは何か、気になりますよね？　私はよく外来にいらっしゃる小さなお子さんを持つお母さんたちに「歯」についての話をします。

人間は何を食べる動物なのか？　それは「歯」の形状を見るとわかります。哺乳動物はその食性によって「歯」の形が違います。人間の歯（大人の歯）は全部で28本、親知らず（智歯《ちし》）がある人は32本あります。前歯は正式には「門歯」といって、草食動物（ウサギや馬など）が草やニンジンなどを刻むときに主に使う歯です。人間には8本あります。前歯の横にはとがった歯があり、よく糸切り歯と呼ばれますが、これが「犬歯」です。これは字のごとく、犬の歯です。犬猫以外にも、ライオンやトラなど肉食動物に特徴的な歯で、主に肉を食いちぎるための歯です。人間には4本しかありません。奥歯は「臼歯」といって穀物をすりつぶすための歯で、穀物をよく食べる動物に特徴的な歯です。人間には16本（親知らずのある方は20本）あります。これらの歯を比率で考えると、人間は「臼歯」：「門歯」：「犬歯」＝16〜20本：8本：4本ですから、「穀物を食べるための歯」：「野菜を食べるための歯」：「肉または魚を食べるための歯」＝4〜5：2：1ということです。歯のバランスで考えたら、人間が本来摂るべき食べ物は、「穀物」：「野菜」：「肉あるいは魚」＝4～5：2：1ということになります（図3−1）。

　では、歯のバランスで食べるためには、実際はどうしたらよいのでしょうか？　建物にたとえれば、中心の柱部分に注意すること、つまり主食をごはんにすることが大事です。まずは穀物として主食のごはんをしっかり食べることが大切です。粒状のものを臼歯ですりつぶすのです。次に、野菜を食べるために、ごはんのおともとして味噌汁を摂りましょう。味噌汁にすると野菜をたくさん食べられます。漬け物もよいですね。

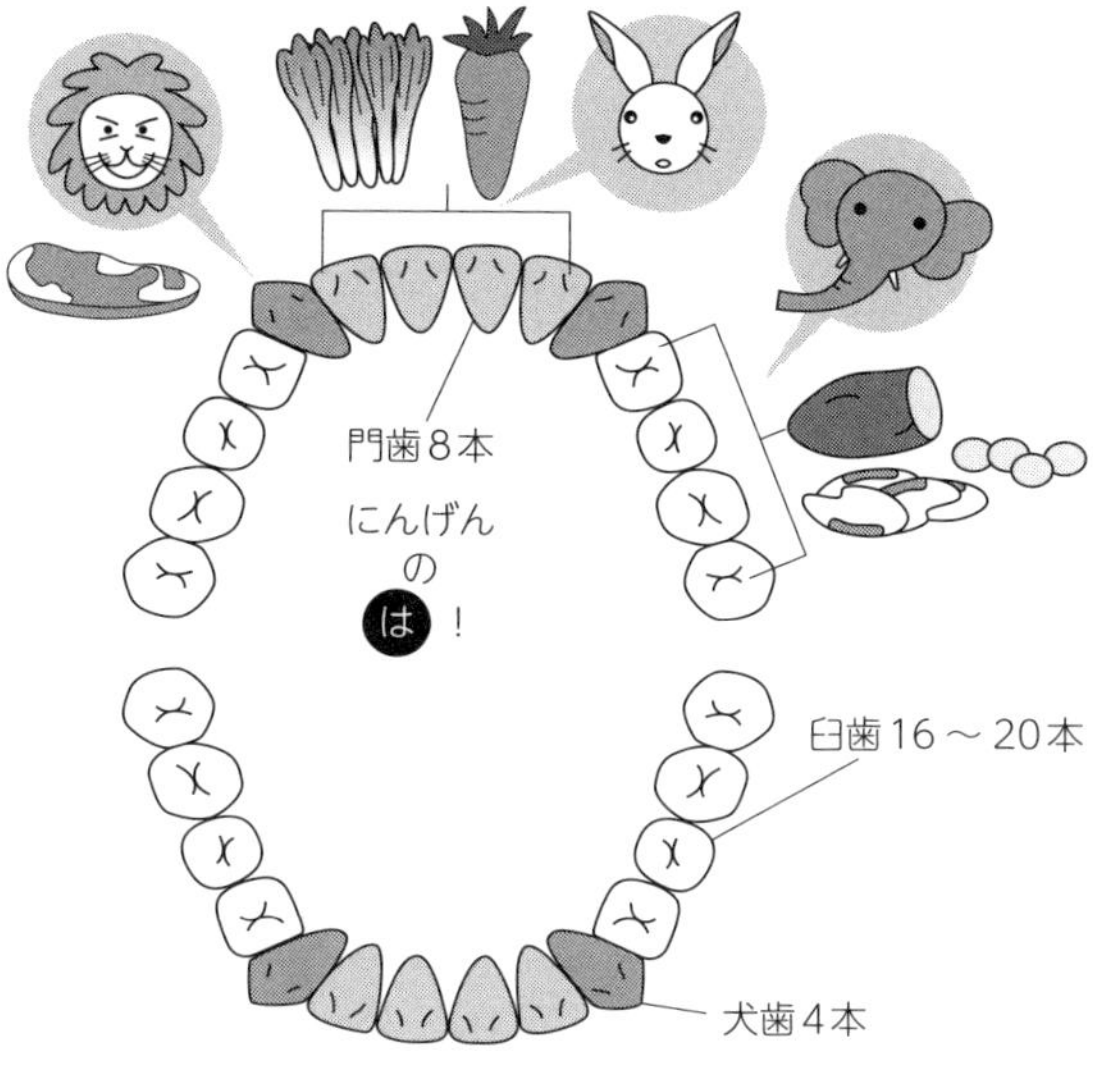

図3-1　人間は何を食べる動物か？

　主食の穀物をたくさん食べることは大事なのですが、注意してほしいのは、ごはんとパンは違うということです。最近では、「朝ごはんを食べてきましたか？」と尋ねると「はい、食べてきました」と答え、「では何を食べてきましたか？」と尋ねると「パンです」と答える方が多くいらっしゃいます。洋食化が進み、パンも最近では「ごはん」のうちと思われています。ですが、もう一度言います、パンとごはんは違います。外国では、小麦など米以外の穀物を主食にしている国が多くありますが、日本に関して言うと、パンを主食として食べ続けることには問題があると私は考えています。というのも、日本で作られているパンには砂糖や添加物がたくさん含まれていることが多いからです。

ごはんの中の炭水化物は、ゆっくりと消化されて血糖値が上がるため、空腹になりにくいのですが、たくさん砂糖が含まれているパンや甘い飲み物の場合には、そうはいきません。というのも、砂糖で直接血糖値が上がると、下がるのも早いので、すぐにおなかがすきます。朝をパン食にすると、血糖値がすぐに下がっておなかがすいてしまうので、イライラしやすかったり、落ち着きがなくなったり、学校に行っているお子さんですと、勉強に集中できなくなったりします。この理由は次のようなからだのしくみによります。

砂糖が多い甘い食べ物を食べると血糖値が上がります。血糖値が上がると、からだはこれを下げるためのホルモン（インスリン）を出します。このインスリンの効果で血糖値が急激に下がります。下がりすぎてしまうので今度は副腎からのアドレナリンの放出を促し、体内に蓄積されている糖分を出すようにします。このアドレナリンは別名、攻撃ホルモンと呼ばれ、イライラしたりキレやすくなったりする反応を起こします。このことがパン食の子どものイライラや集中力の欠如を引き起こすわけです。

さらに、日本で作られる多くのパンは、小麦と砂糖だけでなく、塩、油脂類、添加物などを含んでいます。最近のパンはカビが生えませんし、ふんわりしっとりが長持ちしますね。これは、添加物として保存剤、乳化剤、油脂類などが使われているということです。また、パンの主原料である小麦自体にも問題があります。日本における小麦の供給量は外国産がおよそ85〜90％です。小麦はポストハーベスト（収穫後の農産物に使われる殺菌剤や防かび剤など）が多いので、農薬の残留が気になります。

ごはんのおともに、味噌汁と漬け物は欠かせません。とはいえ、塩分を気にされる方も多くいらっしゃいます。でも実は、味噌汁に含まれている塩分は、大人のお椀1杯で0・8〜1・3gほど。健康な子どもや成人が気にするほどの量ではありません。また、味噌汁の具に使う野菜類はカリウムを多く含んでいるので、ナトリウム・カリウムポンプで余分なナトリウムを排出してくれます（230頁参照）。したがって、味噌汁の塩分はあまり気にしなくてよいのです。漬け物も同様で、漬け物にする野菜に含まれるカリウムが余分なナトリウムを排出してくれるので、よほど塩辛い味噌汁や漬け物類を食べすぎない限りは問題ありません。

小さな子どもが食事のおともとしていただく場合は、大人のお椀1杯ほども味噌汁は飲みませんよね。離乳期の子が具だけ食べる場合も、野菜につく塩分は本当に少ない量だと思います。これに比べ、食パンには1枚0・8gの塩分が含まれています。そのうえに、バターを塗ったり、ハムやチーズを加えたりしたら、1・0〜1・5gになります。砂糖たっぷりの、甘くて「おいしい」パンだったらなおさらたくさん食べてしまいます。パン食のほうがよっぽど問題です。

歯のバランスの基本を踏まえた食事にすれば、おかずはさほど気にしなくてもよいと言えます。食事全体の7〜8分の1が肉や魚などのおかずでいいのですから、それほどしっかりした内容でなく、ちょっとしたもので十分なのです。小さな子どもが食べにくいお肉を無理に食べさせる必要はありません。お母さんやお父さんが食べている魚を少々むしってあげればよいのです。常備菜に混ざっているジャコなどの小魚でも大丈夫です。卵焼きなどは、卵1個分では多すぎると思います。肉ジャガや野菜炒めに混ざっているお肉少々で十分です。こうしたおかずにして、ごはんをしっかり食べているほうが、お通じがよくなります。よい便が出る食事が正しい食事です。

3 よい便の出る食事

(1)よい便とは

「歯のバランス」で食べるとよい便が出るとお話しました。では、「よい便」「よいウンチ」とはどういう便を言うのでしょうか？　毎日出ている自分や子どもの便を思い浮かべてください。「バナナウンチ」が出ていますか？　コロコロした石ころのような便やウサギのウンチのように細かい便になっていませんか？

ある女子大学の栄養学科の学生の実験です（「西日本新聞ブックレット№２」『食卓の向こう側２』より）。便の回数、色や形、重さについて、現代人が食べている普通のパン食や外食の10日間と、玄米と味噌汁、筑前煮などの和食づくしの10日間で比べました。この結果を5人平均で見ると、1日の排便回数は0・9回から1・9回に、形は「ポロポロ」の便が10％から4％に減り、黄色っぽい便が30％から90％に増えたとのことです。重さは平均わずか90gしか出ていなかったのが、2・5倍の225gになったそうです。

この結果は、食物繊維が腸を活性化する「善玉菌」を増やし、腸壁をくすぐって便通を促し、繊維は消化されないので便の量も増えるということを示しています。玄米など穀物の繊維、野菜や海藻に含まれる繊維をたくさん摂れる和食は、理想の「快便食」なのです。

よい便の特徴は、大人ならバナナ2～3本分の量（250g程度）、子どもならその半分くらい、色は茶色味を帯びた黄色で、においはきつくありません。善玉菌が多くなると便は黄色くなります。赤ちゃんの場合はビフィズス菌が多いので、甘酸っぱいにおいがします。硬さは練り歯磨き程度、いきまずにトイレにストーンと落ち、水に浮きます。繊維が多いと水に浮くのです。赤ちゃんの場合は、離乳期以降ですと、オムツから容易にはがれ落ちるのがよい便です。肉や脂質を多く摂ると、病原菌やがん細胞などが好む腸内環境になります。このときの便の色は黒色や茶褐色で、水に沈みます。

また、菜食中心だった日本人の小腸は、肉中心の欧米人より1・5倍長いそうです。欧米人のように肉や脂質をたくさん摂ると、腸が長い分、より便が出にくくなり、腐敗してしまうそうです。

(2)目標は「まごはやさしい」食事

バナナウンチの材料となる食物繊維は便の量を増やすだけでなく、腸内の善玉菌の餌になって、腸内環境を整えてくれます。食物繊維は穀物、豆類、海藻類、イモ類、野菜などに豊富に含まれていますので、和食系のメニューにするとたくさん摂ることができます。食物繊維を多く含む食べ物は、合言葉で覚えるとわかりやすいかもしれません。聞いたことがある人もたくさんいるかもしれませんが、合言葉は「ま・ご・は・や・さ・し・い」です。

「ま」は「豆類」の「ま」です。大豆を使った豆料理、たとえば納豆や豆腐に加えて、季節によってエダマメ、ソラマメ、サヤエンドウ、インゲンマメなど、何でもよいです。エダマメなどはおやつにもなりますよね。

「ご」は「ごま」の「ご」です。種子類の総称です。黒ゴマでも白ゴマでもかまいません。ゴマ和えやゴマ炒めなど、いろいろな料理にゴマを使いましょう。手作りのふりかけなどに入れてもよいですね。

「は」は「わ」と読んで、「わかめ」の「は（わ）」で、海藻類全般を指します。ワカメを味噌汁に入れたり、酢の物にしたりしてもよいですし、ヒジキなどの乾物を煮物やサラダに使ってもよいでしょう。

「や」は「野菜」の「や」です。葉物野菜だけでなく根菜類をたくさん摂りましょう。きんぴらゴボウやレンコンの煮物、それから切り干しダイコンなどもよいです。切り干しダイコンは煮物だけでなく、サラダや味噌汁の具にも使えます。

「さ」は「魚」の「さ」です。魚類全般です。特に小魚をたくさん食べましょう。丸ごと食べられる魚がよいと思います。煮干しでだしをとった味噌汁は、だしの煮干しまでしっかり食べましょう。小魚スナックなどをおやつにしてもよいですね。

「し」は「しいたけ」の「し」で、「キノコ類」全般を指します。シイタケだけでなく、シメジやエノキタケ、マイタケなどのキノコ類をたくさん食べましょう。キノコ類は小さい子どもには消化しにくく食べにくいように思われるかもしれませんが、意外に喜んで食べてくれます。具だくさんの味噌汁にして、中に入れたり、ヒジキの煮物として一緒に煮たりしても喜んでくれます。

「い」は「イモ類」の「い」です。イモ類はおやつにもできます。炭水化物で甘味もあるので、子どもは本来大好きです。ジャガイモ、サツマイモ、サトイモなど、何でも大丈夫です。味噌汁の具にして毎日食べましょう。

「まごはやさしい」をおかずに取り入れながら、「歯」のバランスで食べる、すなわちごはんをたくさん食べるようにすると、しっかり大きい便がたくさん出ます。

確かに、お肉や油が多いもの、加工食品などはおいしく感じられる味、食べ始めると誰もが好む味ですが、このような食べ物ばかりを口にしてしまうと、便は硬くなり、濃い茶色になり、水に沈むようになります。言うまでもなく、これは「よいウンチ」の真逆です。「歯」のバランスで考えると、「穀物」:「野菜」:「肉・魚」＝「4～5」:「2」:「1」ですから、肉は食べたとしても全体の7～8分の1でよいのです。

でも、食べ始めると、おいしいからといってついついたくさん食べてしまいます。そうなると「まごはやさしい」が入らなくなります。「さ」の「魚」を食べるのであれば、当然肉はいりませんね。日々の食卓ではあえて肉を食べなくてもよいかもしれません。お母さんやお父さんは毎日食べたいかもしれませんが、お楽しみにたまに食べる程度にしておきましょう。

自分も子どもも「よいウンチ」が出ているか、毎日確認しましょう。よい便が出る食べ物が、本来ヒトが摂るべき食事なのだと思います。今日のウンチを観察して、ちょっと硬かったり、濃い色だったり、量が少なかったり、水に沈んだりしていたときは、食事を見直してみるよい機会だと思ってください。

また、おっぱいを飲んでいる赤ちゃんが便秘しているときは、お母さんの食事を見直してみましょう。お母さんの食べ方にも、「歯」のバランスと「まごはやさしい」のおかずを取り入れていただけると、赤ちゃんの便秘は治ります。

4 食養生によい食材の選び方

(1)季節の食材を食べよう

最近は一年中何でも食べられます。冬でもスーパーにはキュウリやトマトが並んでいます。イチゴやメロン、ミカン、リンゴなどの果物も一年中手に入ります。ホウレンソウやキャベツ、ダイコンなども一年中あります。食べ物に季節を感じなくなりました。

でも本当は、それぞれの季節にできる食べ物、旬の食べ物を食べることは大切なのです。旬の食べ物はおいしいだけでなく、人のからだに合った食べ方ができるからです。

春はタケノコやウドなどアクがあり、苦味のある食べ物が旬です。これらは冬から春に向けてからだを目覚めさせてくれる食材です。

夏はキュウリ、トマト、ウリなど水分が多い野菜が旬です。これらはたっぷり汗をかく季節に、奪われがちな水分を補給してくれます。

秋は「実りの秋」とも言いますが、イモ類やクリ、穀物の収穫期です。これらは冬に向かう季節に、からだの中にエネルギーを蓄えてくれます。

冬はダイコン、ゴボウなどの根菜類がおいしい季節です。これらはからだを芯から温めてくれます。

野菜だけではありません。魚も養殖されたり、冷凍保存されたりしますので、いろいろな種類の魚が一年中食べられますが、旬の魚が食養生にはよいのです。旬の食材はおいしいだけでなく、栄養価も高いと言われます。野菜の農薬や養殖の魚に使われる抗生剤などの心配も少ないです。旬の

表3-1　旬の食材

	野菜	果物	魚介
春	ウド、コマツナ、シュンギク、カブ、レタス、タケノコ、サヤエンドウ、ミツバ、新ジャガイモ、フキ、ワラビ、ゼンマイ、ニラ、新キャベツ	ハッサク、イヨカン、夏ミカン、イチゴ	ワカサギ、サワラ、サヨリ、コハダ、ハマグリ、イサキ、アイナメ、タイ、ニシン、タチウオ、カワハギ、カツオ
夏	ジャガイモ、タマネギ、ソラマメ、シシトウ、ナス、トマト、サヤインゲン、キュウリ、オクラ、モロヘイヤ、エダマメ、トウモロコシ	ウメ、ビワ、夏ミカン、プラム、サクランボ、モモ、スイカ、ナシ、ブドウ	ハマチ、アナゴ、タチウオ、アユ、シタビラメ、ハモ、シマアジ、カマス、イワシ、スズキ、クロダイ、アワビ
秋	サトイモ、トウガン、ナス、ハクサイ、キノコ、ニンジン、サツマイモ、ラッカセイ、ダイコン、カブ、シュンギク、長ネギ、ゴボウ、ホウレンソウ	ブドウ、ナシ、クリ、カキ、リンゴ、ザクロ、イチジク、ミカン	イワシ、サンマ、アジ、サバ、ハゼ、アマダイ、カレイ、サケ、カマス、モンゴウイカ
冬	ダイコン、ハクサイ、ヤマイモ、レンコン、カブ、ヤツガシラ、ホウレンソウ、カリフラワー、キョウナ、コマツナ、ニンジン、ブロッコリー、長ネギ、シュンギク	リンゴ、ミカン、オレンジ、レモン、ハッサク、キウイ、キンカン、イヨカン	タラ、ブリ、アンコウ、サワラ、ヒラメ、カキ、フグ、マナガツオ、アマダイ、サケ、イカ、白魚、カニ、タコ、帆立貝

食材を覚えておきましょう（表3―1）。

(2) 身土不二と一物全体

●「身土不二」を食卓に活かす

「身土不二《しんどふじ》」というのは、もともとは仏教用語で、「身」（今までの行為の結果）と「土」（身がよりどころにしている環境）は切り離せない（「不二」）ということです。これが明治時代になって「人間の身体と土地は切り離せない関係にある」と、石塚左玄らが唱えたことから広まりました。要するに、「その土地でその季節にとれたものを食べるのが健康によい」という考え方です。

昔は交通手段なども今とは違います。だから、海辺に住んでいる人は、先祖代々海辺に暮らしていたでしょうし、山奥に住んでいる人は、ご先祖も山暮らしでしょう。その土地に住んでいれば、近くでとれるものしか食べられなかったでしょう。それが、からだになじんでいたのだと思います。

現代社会では飛行機までありますから、世界中あらゆるところへ行くことができます。輸入した食べ物も売られていますから、世界中の食べ物を食べることができます。季節も土地によっては真逆のこともあるでしょうから、夏に冬の食べ物が食べられたり、冬に夏の食べ物が食べられたりします。それだけでなく、昔は食べなかったものまで食べています。それは添加物が多い食品です。元の姿がまったくわからなくなったものや化学的に合成されたものまでが食べ物になっています。

現代は、「身土不二」を実践するのが難しい世の中です。とはいえ、自分のご先祖様が何を食べていたか、考えながら食べることは大事だと思います。先祖代々食べていたものは遺伝的にからだが覚えているでしょうから、うまくなじんで取り入れることができるのではないでしょうか。

日本人は昔から、米を主食にして、近くでとれる野菜や魚などをおかずにして暮らしてきたので、ごはんを中心とした和食がからだに合っているのだと思います。その土地でとれたものといっても、あまり厳密に考えず、国産品であればよいでしょう。ただし、極端に暑い地方や寒い地方では、その土地でとれた食べ物を摂ったほうがよいですね。

旬の食べ物についてお話しましたが、夏野菜は水分を多く含み、からだを冷やしてくれます。熱帯の食べ物もそうです。だから寒い冬に、熱帯産の食べ物（パイナップルやバナナなど）や、夏野菜（キュウリやトマト）を食べると、からだを冷やしてしまい、具合が悪くなってしまうのです。

肉や乳製品は多く摂りすぎないほうがよいでしょう。昔の日本では、動物を飼い、それを殺し解体し保存するという技術が今ほど優れていなかったので、肉や乳製品をそれほど多くは摂っていなかったからです。もちろん世界のほかの国でも、牛を飼っている家庭以外は、毎日のように牛乳を飲むことはなかったでしょう。

●生命力を丸ごといただく「一物全体」食

「一物全体」という言葉は「一つのものを丸ごと食べる」という意味です。一つの食べ物は全体でまとまりやバランスが取れています。野菜や果物であれば、種があり、実があり、葉や根があります。魚であれば、頭があり目玉があり、内臓、身、骨、尾やひれ、皮があります。丸ごとのいのちをいただくことで、人間は次の世代を生み出すことのできる生命力を得ることができます。いのちが次のいのちへと受け継がれることで、生命が満ち溢れてくるのではないでしょうか。

穀物の皮や胚、野菜の皮には、それ以外のところにはないビタミンやミネラルが含まれています。皮や芯には食物繊維が豊富で、腸の健康に役立ちます。魚の身ではない皮や骨、内臓にも、鉄分やカルシウムなどが豊富に含まれています。

野菜はできれば皮をむかないで丸ごと食べましょう。とはいえ、泥がたくさんついているものや農薬がたくさん使われているものは、皮をむかざるを得ません。泥は落とせばいいとしても、農薬の場合はそうもいきません。野菜はできるだけ農薬を使うことが少ないものを買いましょう。

有機無農薬の根菜類、たとえばニンジンやダイコン、ゴボウ、ジャガイモなどであれば、皮をむかないでいただきましょう。面取りなどして根菜類を料理する場合は、むいた皮を集めておき、あとで刻んできんぴらにするとおいしくいただけます。

また、葉がついている根菜類は、葉の部分もいただきます。ダイコンの葉はゆでて細かく刻んでジャコなどとあえると、ちょっとしたふりかけになります。

葉物野菜で根っこのついているものは、根っこも食べましょう。ホウレンソウなど根っこに赤みのある部分には鉄分が豊富に含まれています。特に、無農薬のホウレンソウの根っこは甘くておいしいです。

皮や葉、根など野菜を余すことなくいただくと、ゴミも少なくなるうえに、おかずも1品増えるので、本当にエコです。環境にもやさしく、自分のからだにもよいのです。

そうはいっても、たまには珍しいものやご馳走が食べたくなると思います。でもそれは、特別なときだけということにしておきましょう。遠くの土地でとれる食べ物やおいしい肉は、たまのお楽しみ程度にしましょうね。

(3)注意したい添加物

●食品添加物と健康

最近のパンはカビが生えません。バナナも結構おいても黒くなりません。長持ちするお豆腐があります。冷凍庫には加熱すれば簡単に食べられるものがしまってあります。

このような食べ物の風景は、みんな添加物のおかげです。

以下は、20年くらい前に西岡一先生の講演会で聞いた話です。あまりの驚きに記憶してしまいました。「日本人は毎日平均11gの添加物を摂取している。これを1年間で考えると約4kgになる。50年間摂取すると200kg、これは小錦（当時の力士）1人分くらいになる。このくらい添加物を摂取するとがんになる」というお話でした。そして自分が50代になると、確かに同世代の友人たちが何人かがんになったという話を聞き、不謹慎ではありますが、妙に納得してしまいました。最近読んだ違う本では、「日本人の大人は1年間で約7kgの添加物を摂っている」と書かれていました。これは西岡先生の「添加物を200kg摂取するとがんになる」という話から考えると、がんになるまで30年ということです。実際、最近小児科に来る子どもたちの親御さんでがんにかかっているという人の話をよく聞くようになりました。これはとても怖い話です。今の子どもたちは、将来どうなってしまうのでしょうか。

本当の食べ物以外に加えられているものを添加物といいます。天然産の添加物もありますが、化学的に合成された化学物質も多いです。加工食品には添加物が多く使われています。保存性をよくするには、防腐剤や酸化防止剤、保存剤が必要です。見せかけをよくするためには着色料や発色剤、においをよくするには香料、味にうま味を出すためにはアミノ酸など、砂糖を減らして甘味を出したいときには甘味料、白くしたいときには漂白剤、ほかにも無数の物質が加えられています。

●日本は添加物大国

日本は添加物大国と言われ、諸外国と比べても食品添加物が格段に多いだけでなく、許可されている添加物の品目数も年々増えてきています。

指定添加物：466品目（2017年2月20日現在）
既存添加物：365品目（2014年1月30日現在）
天然香料：約580品目（2010年10月20日現在）
一般飲料物添加物：約100種類

以上の添加物の合計は約1500種類になります。指定添加物は、1948年には60品目でしたが、1957年には189品目、1968年には356品目と増え続けています。そして2017年には先述したとおり466品目にもなっています（図3−2）。

知らず知らずのうちに1年に4kgとか7kgの添加物を摂取しているとは驚きませんか？　しかも、日本では諸外国よりも許可されている添加物の品目数が多く、

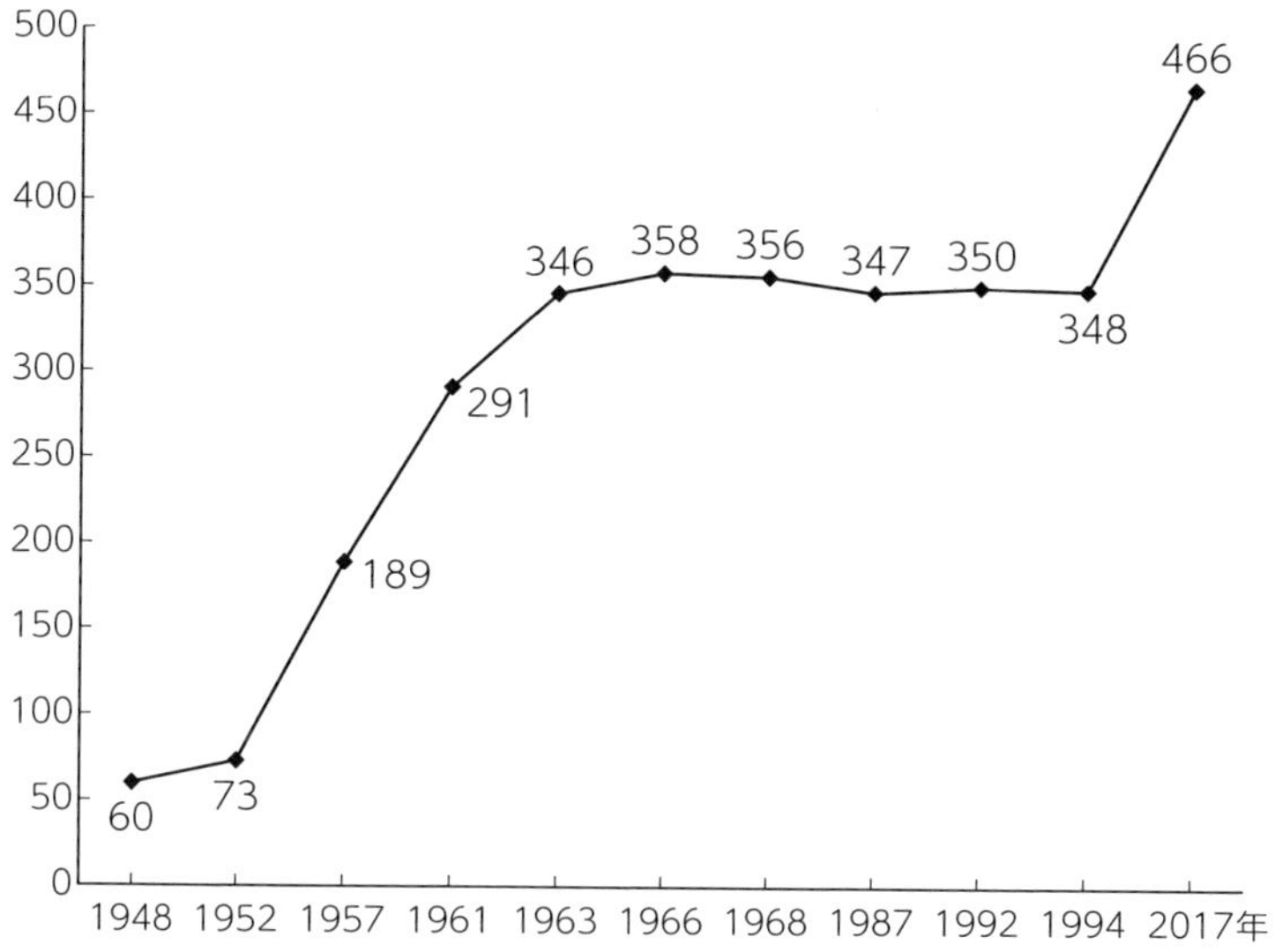

図3-2　指定添加物品目数の推移

さらに年々増えているのです。増えている原因は輸入食材が増えていることとも関係します。日本で許可されていない添加物が輸入食材に含まれていた場合、その添加物も許可されるようになります。

このような状況の中で、どのように添加物に気をつけていけばいいのでしょうか。私がお勧めするのは、毎日使用する調味料に気をつけることです。どんな料理を作るにも、調味料は欠かせません。和食なら、醤油や味噌、みりんなどです。日々口にするものですから、体内にももちろん蓄積します。メインの食材の添加物にももちろん気をつけなければいけませんが、まずは調味料から気にしてみましょう。調味料の値段はピンキリですが、安いには安いなりの理由があり、高い値段のものにはそれなりの理由があります。

安いものは効率よく生産するために、薬品や添加物を多く使用しています。高いものはゆっくりと時間をかけて熟成させています。調味料は生きていますから、カビも生えやすいです。カビが生えやすい調味料を避けるのではなく、むしろカビが生えやすい本物の調味料を選びましょう。その際は次の点に注意してください。

●醤油

醤油の主原料は大豆、小麦ですが、作る過程で麹や塩を使います。原材料はできれば有機栽培のものがよいでしょう。醤油は本来、主原料を時間をかけてゆっくりと熟成させ、1年以上かけて作られます。うま味も生きています。よい醤油は、醤油差しに移してテーブルに出したままにしておくと、よく表面に白いカビのようなものが出てきます。これは実際にはカビではなく、産膜酵母と呼ばれる菌です。産膜酵母は有害ではありませんが、風味が落ちるので、醤油は一度開封したら冷蔵保存にしましょう。化学合成された醤油には、この白カビのようなものは生えません。天然醸造の醤油は生きているので、産膜酵母が生えるのです。味噌やぬか漬けにもこの産膜酵母は生えてきます。

化学合成された醤油は、裏の食品表示ラベルを見ればわかります。そこにカタカナ文字がたくさん書いてあれば、添加物が多い醤油です。メーカーによって多少違いますが、脱脂加工大豆、アミノ酸液、ブドウ糖果糖液糖、グルタミン酸ナトリウム、グリシン、甘草、ステビア、サッカリンナトリウム、増粘多糖類、カラメル色素、安息香酸ブチルなどと書いてあります。

●みりん

みりんとみりん風調味料はまったく違います。

純米みりんの原材料は、もち米、米麹、米焼酎です。純米みりんは、もち米と米麹を、焼酎の中で、半年から1年ほど熟成させて作ります。熟成されている間に、麹の働きで、もち米のデンプンがブドウ糖やオリゴ糖などに糖化され、さまざまな甘味が醸し出されます。自然のアミノ酸や酸味や香りも作られます。

みりん風調味料の原材料は、メーカーによっても多少違いますが、糖類（水あめ、ブドウ糖果糖液糖）、調味料（アミノ酸など）、酸味料（乳酸など）、カラメル色素などです。つまり、みりん風調味料とは、シロップの中に添加物を入れて、味と色をつけたものです。本物のみりんとは比較にならない調理効果です。みりん風調味料でにせの味付けや色づけをした料理は、おいしくないだけでなく、健康にもよくありません。だから、本物のみりんで料理をする習慣をつけましょう。

●味噌

味噌もいろいろあります。

味噌の原材料は、大豆、塩、麹です。味噌は、ゆでた大豆をつぶして、塩と麹を混ぜたものを入れて、10か月～1年寝かせて作ります。適切な時間をかけると、おいしい味噌ができます。大豆の素材も遺伝子組み換

ひとくちメモ

遺伝子組み換え大豆について

食品素材の大豆の話をするときに、「皆さんは遺伝子組み換え大豆と普通の大豆の違いをご存知ですか?」と、親御さんたちによくお聞きしますが、ほとんどの方が知りません。

以下は、十数年前のテレビの特集で見た内容です。

遺伝子組み換え大豆を開発した会社は除草剤の会社です。遺伝子組み換えの技術を使って、大豆の性質を変えたのです。どういう性質に変えたかというと、除草剤をかけても枯れない大豆を作ったのです。大豆を栽培するときに雑草が多く生えますが、大豆を育てるためには、雑草を除去しなくてはいけません。そのために使用するのが除草剤ですが、上手にまかなければ、大豆まで枯らせてしまいます。つまり、遺伝子組み換え大豆は、農家の手間を省き、除草剤を大量に売るために開発されたのです。日本に輸入されると決まったときには、普通の大豆と物質的に同等ということですぐに許可になったのですが、許可されてから、アミノ酸の配列が一部違うことがわかりました。見た目や栄養量が変わらないとしても、違う物質だということです。遺伝子組み換え大豆は、食べ慣れてきた普通の大豆とは違う物質なので、人間のからだは異物として感知します。だから、アレルギーのもとにもなります。さらに、遺伝子組み換え大豆は除草剤耐性の大豆ですから、除草剤がたくさん使われていることになります。植物を枯らせるための薬剤を大量に散布されても枯れることのない遺伝子組み換え大豆、何だかおそろしいとは思いませんか。

えでない国内産の有機大豆を使用したものがよいでしょう。

　時間をかけないで早く生産するためには、味噌にもやはり化学物質が多く使われます。原材料を安くするために、外国産大豆が使われることも多いです。外国産大豆は多くが遺伝子組み換え大豆です。

　ですから、味噌を選ぶときも、多少高価だったとしても、有機国内産大豆使用の熟成された味噌を選ぶとよいと思います。

5 食養生によい離乳食のすすめ方

　離乳食についてアドバイスするとき、私はありあわせ離乳食をお勧めしています。ありあわせ離乳食というのは、決まったやり方はありません。昔のお母さんがやっていた方法です。

　まず、離乳食に関する本や雑誌、インターネットを参考にするのはやめましょう。市販のベビーフードも、お母さんが病気などやむをえない状況のとき以外は、使用しないようにしましょう。かといって、特別に手をかけて離乳食を作らなければいけないと言いたいわけではありません。もっと楽な方法があるのです。

(1)離乳食のスタート時期

離乳食のスタート時期は子どもによって違います。お母さんの状況によっても違うでしょう。母乳があふれるほど出て、たくさん飲んでもらいたい時期とか、子どものほうでもまだまだおっぱいをいっぱい飲みたい時期に、離乳食を無理に始めなくてもよいです。逆に保育園に入らなければいけないとか、母乳の出が悪いとか、ミルク嫌いであまり飲んでくれないとか、そんなときは、少し早めに離乳食を始めてもよいと思います。

精神的には食事に興味を持ち(親の口元をじっと見たり、一緒に口を動かしたりする)、よだれの量が増えてくる頃(6~7か月頃)が、離乳食を始める時期と考えます。

また、生後6~7か月を過ぎると、お座りができてくるようになるので、家族の食事のとき、子ども用の椅子に座らせやすくなると思います。皆が食事をするときに近くに座らせてあげてください。赤ちゃんが周りの家族の口元をじっと見つめたり、一緒に口を動かしたりし始めたら、離乳食をあげてみましょう。

(2)どのようなものから与えるか

ありあわせ離乳食というからには、材料はありあわせです。離乳食というジャンルのレシピで特別なものを作る必要はありません。

家族が食べているものの中から、食べられそうなものがあったら、ときどき一口ずつ与えてみます。柔らかく煮た根菜類が最適です。味噌汁の具の野菜、ダイコンとかニンジンとかジャガイモが与えやすいと思います。

ゆでた野菜を裏ごししたり、すりつぶしたりする必要はありません。ましてやゆで野菜を小分けに冷凍しておく必要もありません。冷凍にした野菜を解凍して食べたことがある方ならわかると思いますが、解凍した野菜はあまりおいしくありません。おいしくない野菜を子どもに食べさせるのは、野菜嫌いのもとにもなります。

味噌汁の具の野菜から与えるのが一番やりやすいやり方だと思います。ごはんのおともに味噌汁を作る家庭は多いと思いますが、煮物は毎回作るというわけにはいきません。そこで、味噌汁の具の野菜を1かけ小皿にとります。それをスプーンで細かく砕いたり、つぶしたりします。多少形があっても、ダイコンやジャガイモなどの根菜類なら、赤ちゃんでも上手に舌でつぶすことができます。汁を少しかけて、水分を多くしてつぶしてもよいと思います。

味噌汁の具の野菜というと、味噌汁の塩分が気になるという方がいます。しかし実際は、味噌汁の塩分はそれほど多くないので、心配する必要はありません。

味噌の種類によっても違いますが、すでにお話したとおり、味噌汁1杯分の塩分は0・8~1・3gです。食パンの塩分は、6枚切り食パン1枚で0・8gですから、パンがゆにしてパンを与えるよりは、味噌汁の具のダイコンを与えるほうが圧倒的に塩分は少ないはずです。離乳食としてお湯で薄めた味噌汁を数さじ赤ちゃんに与えても、塩分は0・1gにもなりません。

味噌汁を飲んで味噌の味を塩辛いと思う人はいないと思います。塩辛いと感じない程度の塩分は、からだに必要な塩分なのです。また、これもすでにお話ししましたが、味噌汁は具によって塩分の心配が解消できます。具となる野菜や海草類はカリウムを含むので、このカリウムが余分なナトリウムを体外に出してくれるのです(この働きは、ナトリウム・カリウムポンプと呼ばれています)。

(3)離乳食のすすめ方

味噌汁の具の野菜をときどき1口ずつあげているうちに、赤ちゃんはいろいろな食材に慣れていくと思います。「もっともっと」とほしがるようになるかもしれません。

1種類から始め、最初は1さじ、次は2さじ、3さじと増やし、それから品数を1品ずつ厳密に増やしていく……などというやり方をしなくても大丈夫です。今日はダイコン1口、次の日はニンジン1口、ジャガイモ1口、もっと食べるようならその次の日は1口ずつでなく2口ずつ与えてもよいし、あんまり食いつきがよくなければ、ほかの何かしらを1口与えてもかまいません。

いろいろな食材に慣れて、何口か食べられるようになったら、おかゆを炊いてあげましょう。おかゆも一度に炊いて小分けに冷凍するという方法ではなく、炊き立てのおかゆを与えたいものです。お母さんが1食は自分もおかゆを食べることにして、毎日おかゆを炊くとよいと思います。

また、赤ちゃんの月齢がある程度進んでいれば、おかゆでなく、いきなりごはんから始めてもよいです。7〜8か月を過ぎていたら、柔らかめに炊いたごはん粒を1粒、赤ちゃんの舌の上にのせてあげましょう。そのごはん粒がなくなっていたら、食べられるということです。毎回1粒2粒あげてください。慣れたら10粒20粒でも大丈夫でしょう。スプーン1杯のごはん粒は、おかゆにしたらきっと子ども茶碗半分くらいになるでしょうから、スプーン1杯か2杯のごはんを毎回与えてもよいです。

ありあわせ離乳食で食事をすすめるためには、家庭の食事は和食系にして、ごはん、味噌汁中心の食事にするのが望ましいです。たとえば、スパゲッティとか肉中心の洋食、ラーメン、焼きそばなどの中華食では、赤ちゃんにあげられるものがありません。また、外食中心、コンビニ弁当中心の食事でも、赤ちゃんにあげられるものがあまりありません。

離乳食を特別のレシピとして捉えるのではなく、家庭の味を最初から教えてあげるつもりで始めましょう。だしや調味料に気をつけた、手作りの和食が最高です。和食系のものは、食事のとき大人と一緒にあげられるものが多いと思います。自然の味をおいしく感じられる味覚に育てましょう。

赤ちゃんに何をあげようかと考えなくても、家庭の味が和食系で、野菜の煮物などが中心であれば、大人の食事を自然に与えられます。仮に天ぷらやとんかつなどがおかずのときは、それらはあげられませんから、具だくさんの味噌汁を作っておきましょう。味噌汁をおかずにすればＯＫです。

家庭の煮物では、離乳食を始めたての赤ちゃんには味が少し濃いかもしれません。そのようなときは、小鉢にお湯を汲んでおいて、その小鉢の中で具材をさーっと洗ってみましょう。ちょっと味を落としてあげればよいのです。味噌汁も赤ちゃん用にお椀によそってあげてから、お湯で倍に薄めてあげればよいのです。料理の途中で取り分けて、大人のものと別の味付けにするのは大変ですから。

(4)離乳食から普通食へ

ありあわせ離乳食をあげていると、いつの間にか離乳食は卒業してしまいます。だんだん味も大人の味に近づき、お湯で薄めない大人と同じ味噌汁になり、おかゆもいつの間にかごはんに移行していきます。

赤ちゃんが離乳食をよく食べるようになったら、食材のつぶし方を少なくして、なるべく口に入る大きさで、固形のものも口に入れてあげましょう。口を動かす練習は大事です。おっぱいやミルクを飲んでいる赤ちゃんは意外と顎の力がありますので、歯が全部生えそろっていなくても、根菜類の硬さなら自分でもぐもぐできます。

大人と同じ食事に移行するときに気をつけたいのは、濃い味や、油っぽい味、甘い味はなるべく少なくすることです。たとえばラーメンスープみたいなうま味の味は誰でも好きになる味です。カステラやアイスクリームのような味は本当に魅惑的で、赤ちゃんでも覚えてしまいます。

こうした味を覚えてしまった赤ちゃんは、ごはんを食べなくなってしまいます。主食はパンか麺類という赤ちゃん、そのくらいならまだまだかわいいものですが、バナナ主食の赤ちゃん、アイスクリーム主食の幼稚園児、チョコレート主食のお母さんなども、これまで私の外来で診たことがあります。

また、エビフライやから揚げ、焼き肉などを与え始めてしまうと、もう野菜の煮物などは食べなくなって、あっという間に野菜嫌いになります。

1歳健診のときは、「何でも食べます、好き嫌いなどありません」と言われていたお子さんが、3歳の健診になると、「野菜や魚が嫌いです、お肉ばかり食べます」「カレーライスや餃子に入れないと野菜は食べません」などと言われるようになっていることがよくあります。1種類、2種類の野菜を食べないのは大丈夫ですが、最近の子どもの野菜嫌いは、全部の野菜を食べない好き嫌いなので困ります。

1歳から3歳の間の子どもの食事は大事です。大人と同じ味付け、大人と同じ食べ方をしてよいですよと言われた後に、どんなものを与えるかは、十分に吟味しましょう。どんな味を好きになるかは周りの大人たちの責任です。

6 食養生によいおやつと飲み物

食事だけではありません。おやつの与え方も大事です。子どもにとって「おやつ」とは、「甘いもの」や「お楽しみ」ではありません。子どもは胃袋が小さいので、1日3回の食事では十分な栄養を摂ることができません。3度の食事だけの場合、昼ごはんを12時くらいに食べ、夜ごはんを午後6～7時に食べるとすると、その間におなかがすきすぎてしまいます。このため、昼ごはんと夜ごはんの間に4回目の軽い食事として「おやつ」があるのです。昔は農作業をしている人が八つ時（午後2時から4時の間）に食べる軽い食事のことを「おやつ」と呼んでいたようです。

4回目の食事だからといって、1日4回も食事作りをしなければいけないわけではありません。子どもにとっては「小さい食事」ですから、「手作りクッキー」や「手作りケーキ」「自然食品店の無添加のお菓子」も必要ありません。本来は「おにぎりと水」でよいのです。おにぎりなら簡単ですし、冷めてもおいしく食べられます。トッピングを変えれば飽きないはずです。一日中動き回っている子どもは、すぐにおなかがすきます。おなかがすけば、おにぎりで十分喜びますし、おいしく感じます。

この4回目の食事という考え方からいけば、おっぱいやミルクを飲んでいる赤ちゃんにはおやつはいりません。おっぱいやミルクで4回目の食事はしているので、赤ちゃんせんべいも必要ありません。赤ちゃん用に食べやすく作られている赤ちゃんせんべいには、たいてい、それなりの添加物が入っています。見せると、赤ちゃんはほしくなってしまいますからやめましょう。赤ちゃんのおやつはおっぱいです。

とはいえ、子どもに「お楽しみ」のものを与え始めると、おにぎりと水だけというわけにはいかなくなります。おやつには必ず「お楽しみ」をほしがるようになります。そのようなときはイモ類がよいでしょう。ふかしイモ、焼きイモ、干しイモは腹持ちもよいし、甘いので喜びます。夏はエダマメやトウモロコシ、秋はクリでもよいかもしれません。お出かけをするときなど、どうしてもお菓子がほしいときは、せんべいがお勧めです。その際、簡単に噛める柔らかいせんべいよりは、噛みごたえがあるほうがよいです。小魚スナックみたいなものでもよいです。これらのおやつは、砂糖や添加物が入っていないものを選びましょう。たくさん噛んでたくさん唾液を出すほうが、消化吸収の面でも、歯のためにもよいのです。

これは、私のクリニックに赤ちゃんのときから通ってきているA君のお話です。幼稚園の年長さんの頃だったと思います。お友だちの家にお菓子を持ち寄って遊びにいくという機会があったそうです。A君は自分にとっては一番の「ご馳走おやつ」、干しイモを持っていきました。ところが、集まったほかの子どもたちは、A君がおいしい干しイモを分けてあげようとすると、「いらない」と言って、誰ひとり食べてくれなかったそうです。A君は帰ってからお母さんに、「こんなにおいしいもの、なんでみんな食べないのかなあ」と不思議がって言ったそうです。多分、他のお友だちが持ってきたものは、クッキーやチョコレート菓子、スナック菓子だったのでしょうね。

そうなのです。「砂糖は麻薬」です。油にも気をつけてください。砂糖と油の味を覚えてしまった子どもは、おにぎりもおイモもせんべいも食べなくなります。砂糖や油をほしがるのは人間の本能かもしれません。甘いものや油にはエネルギーがあります。飢餓状態から身を守るためにはエネルギーが必要です。砂糖や油をおいしく感じるのは、いざというときにからだが欲する味だからでしょう。とはいえ、乳幼児期から砂糖と油の味を教えてしまうと大変です。将来の肥満や糖尿病など生活習慣病のもとを作ってしまいかねません。

甘味は自然の甘味を利用したものにしましょう。A君のように、干しイモが最高においしいおやつであると感じる舌にしてあげましょう。

自然の甘味を利用したものとして果物があります。果物は食後のデザートとして出す場合もあります。果物には、砂糖は入っていませんが、果糖という糖分が入っています。甘い味を覚えすぎてしまうことにもなるので、果物をたくさん摂りすぎるのはよくありません。また、4回目の食事としては少々カロリーが足りないかもしれません。やはりお楽しみ程度に考えましょう。

なるべく自然のものをおやつにと思っていても、誕生日やクリスマスにはケーキも食べたいですね。そういうときは、ハレの日として普段とは別扱いにして食べさせてあげましょう。特別な日はあってもよいと思います。余裕があれば砂糖を減らしたり、素材を吟味したりして、手作りでケーキを作ってあげてもよいと思います。

おやつなどですでに甘い味や油っぽい味を覚えてしまったお子さんも、まだまだ間に合います。砂糖や油っぽい味のおやつは、少しずつ量を減らしましょう。

代わりに毎回自然の味を利用したおやつや、おなかを満たしてくれるおにぎりなどを与えましょう。おやつをあげるときは、時間を決めて、おなかがすいているときに与えます。四六時中おやつを与えていると、おいしさが感じられなくなってしまうからです。以上のようにおやつのあげ方に気をつけていれば、味覚は戻ってきます。

次は飲み物についてです。おいしくごはんを食べるための飲み物は、カロリーがないものでなければなりません。飲み物でカロリーがあるものを摂ってしまうと、ごはんがおなかに入らなくなるからです。では、カロリーがない飲み物とは何でしょうか。これは簡単に言えば、水に近いものです。水かほうじ茶か番茶がよいと思います。固形のものが食べられるようになった子どもは、液体になったものからカロリーを摂る必要はありません。ジュースは天然果汁といえども果汁ですから、食事中の飲み物には合いません。ジュースと一緒では、ごはんがおいしく感じられなくなります。また、牛乳や豆乳、乳製品加工品などを飲み物代わりに与えてしまうと、おなかがいっぱいになってしまうので、食事が入らなくなってしまいます。

では、水なら何でもよいのでしょうか？　というと、そういうわけではありません。水道水には塩素が残留しているという問題があります。水道水は細菌などの繁殖を防ぐために、塩素消毒がなされているのです。水は循環していますから、私たちが生活用水や工業用水として河川や地下水を汚染した水は、浄水場でろ過、殺菌、消毒されて、再び水道から出てきます。消毒のための塩素濃度は、水の安全性のために、一定の値以上と定められています。しかし、この消毒の過程で塩素が水の中の有機物と反応してできる物質（トリハロメタン類）は発がん性などが疑われています。これらの物質を含めた水質基準も決められてはいますが、水道水をいきなり飲むよりは、よく煮沸するか、浄水器などを使用した水やミネラルウォーターを飲むほうがよいでしょう。緑茶のカテキンは塩素を中和してくれるので、緑茶にして飲むというのも一つの方法です。

緑茶でも煎茶などのお茶はお客様用にして、普段は番茶かほうじ茶がよいと思います。お茶にはカフェインが入っているので、カフェインが入っていないお茶、麦茶やルイボスティーなどでもよいと思います。

〈参考文献〉

『これを食べてはいけない』郡司和夫、三笠書房、２０１０年
『食品の裏側』安部司、東洋経済新報社、２００５年
『生活毒物』西岡一、講談社、１９９６年
『あぶないコンビニ食』山田博士、三一書房、１９９６年
『自然流育児のすすめ』真弓定夫、地湧社、１９８７年
『子どもに食べさせたいすこやかごはん』おかあさんの輪、暮しの手帖社、２０１７年
『子どもに食べさせたいおやつ』おかあさんの輪、暮しの手帖社、２００７年
『自然治癒力を引き出す子どもの「食養生」レシピ』相澤扶美子・榊玲里、ＰＨＰエディターズ・グループ、２０１１年
『免疫力を高める子どもの食養生レシピ』相澤扶美子・榊玲里、ＰＨＰエディターズ・グループ、２０１５年

7 食養生の献立の基本

自然治癒力を引き出すための食養生の具体的な献立は、特別なものではなく、ごく普通の献立でよいと思います。いくつか実際の献立を紹介しますが、その前に食事の基本であるごはんと味噌汁についてお話しします。

(1) ごはんについて

ごはんもこだわるときりがなく、白米より玄米がよい、雑穀を入れたほうがよい、電気炊飯器より鍋で炊いたほうがおいしいなどなど、いろいろな意見があります。米の産地や銘柄、無農薬かどうかなども気になるところです。

でも、まずは単純に、パンや麺類よりもごはんを食べることから始めましょう。大切なのは、毎日の主食をごはん中心にするということです。おかず中心ではなく、歯のバランスでおかずよりもごはんをしっかり食べ、よく噛む習慣をつけましょう。よく噛むことは消化吸収を助けるだけでなく、唾液がたくさん出るので、体内にたまった毒を解毒してくれます。

同じお米なら農薬が入っていないほうがよいでしょう。無農薬で、よく噛めるのであれば玄米でもよいでしょう。玄米が苦手であれば、分づき米でもよいと思います。分づき米というのは、完全に精米しないで途中まで精米したお米のことです。玄米を精米すると、3分づき米→5分づき米→7分づき米→胚芽米の順番で白米に近づいていきます。わが家には精米機があるので、玄米で買い、日によって精米の度合いを変えています。精米したてのお米はおいしいです。ちょっとしたぜいたくだと思っています。精米機も安いものなら1万円台で買えます。

電気炊飯器で炊く場合、お米のとぎ方や水加減でおいしさが若干変わるようです。新米かどうかでも少々違います。

(2)味噌汁について

味噌汁は何といっても素材が大事だと思います。だしにこだわり、味噌にこだわり、具の素材にこだわるとおいしい味噌汁が作れます。

味噌汁のだしは、基本的には煮干しを入れるくらいでもよいと思います。子ども時代、私は煮干しだしの味噌汁を飲んでいましたが、だしの煮干しは途中で取り出されることなく、味噌汁の中に残っていました。母は、カルシウムが摂れるから煮干しも食べなさいと言いました。確かにそれは理にかなっていて、素材を無駄なくいただけるよい方法かもしれません。

もちろん、煮干しだけではなく、カツオ削り節やコンブでだしを取ってもよいと思いますし、いろいろな種類の野菜をたくさん煮出しているのであれば、だしは何もなくてもよいかもしれません。野菜がたくさん入っていれば、それ自体でよいだしになってくれます。また、切り干しダイコンや干しシイタケの戻し汁などをとっておいて、味噌汁のだしにしてみてください。案外イケますよ。

味噌はこだわりましょう。添加物が入っていない有機無農薬の、時間をかけて作った味噌はおいしいです。さらにこだわる人は自分で味噌を作ってもOKです。

(3)ぬか漬けを食べよう

私が子どもの頃は、どこの家でもぬか漬けを作っていました。お母さんの代名詞は「ぬかみそくさい」だったと思います。現代には、ぬかみそくさいお母さんはあまりいませんね。でも不思議なことに、ぬかみそくさいお母さんの手は、すべすべあったかだったことを覚えています。

ぬか漬けは面倒くさいと思っていませんか？　毎日

手を入れてかき混ぜないとだめになってしまうとか……でも、そんなことはありません。冷蔵庫に入れておけば、かき混ぜるのは3日に1回でも大丈夫です。

ぬか漬けには乳酸菌が豊富に含まれています。もともと日本人には動物性乳酸菌の乳製品よりも、昔からなじみがある植物性乳酸菌の発酵食品、ぬか漬けや味噌、納豆のほうが適しています。

●ぬか漬けの作り方

【材料】（作りやすい分量）

米ぬか（なるべく新鮮なもの）　1kg、塩　250g、水　4〜5カップ、捨て漬け野菜　適量（キュウリやキャベツなど水分が多い野菜がよい）

【手順】

①新鮮でない米ぬかはフライパンで5分ほど、弱火で から炒りする。
②米ぬかと塩をよく混ぜ合わせる。水を入れ、しっとりするように混ぜる。
③発酵を促すため、野菜を入れ、1日1〜2回、ぬか床を混ぜる。野菜がしんなりしてきたら取り出し、新しい野菜を入れる。2週間ほど、同じことを何回か繰り返す。
④野菜に塩適量をすり込んでから、ぬか床に埋め込む。ぬか床がゆるくなったら、少しずつぬかを足す。夏場は1日2回、冬場は1日1回混ぜる。

※酸っぱくなったら、発酵しすぎを抑えるために粉からしを加えるとよいでしょう。
※お好みでコンブやニンニク、煮干しを入れると風味が増します。
※冷蔵庫にしまっておけば、かき混ぜるのは数日に1回で大丈夫です。
※捨て漬けに使った野菜は、水で塩抜きして、細かく切って油で炒めるとおいしいふりかけになります。

〈参考文献〉

『子どもに食べさせたいすこやかごはん』おかあさんの輪、暮しの手帖社、2017年

8 具体的な食養生の献立例

(1)ヒジキと大豆の煮物

昔からよくある献立で、和食の定番です。タマネギを入れると甘味が増します。たくさん作っておけば、数日は常備菜にできます。

【材料】(作りやすい分量)

ゆで大豆(水煮でも可) 100g、乾燥ヒジキ10g、ニンジン 1/3本、タマネギ 1/4個、油揚げ 1/2枚、コンニャク 1/6枚、調味料(塩、水、醤油、本みりん、ゴマ油各適量) 調味料の割合(醤油2:みりん1)

【手順】

①コンニャクは塩を振ってよくもみ、アクと余分な水分を抜いて水で洗い流す。ヒジキは水で戻し、ざるに上げる。油揚げは熱湯に入れ、揺らしたり、箸で押さえたりして、油抜きをしておく。こうすることで、味がしみやすくなる。

②ニンジン、コンニャク、油揚げを細く切る。タマネギは細く短く切る。

③鍋にゴマ油を中火で熱し、大豆以外の具材をざっと炒める。大豆を加え、ひたひたより少なめに水を加える。

④味をみながら、醤油とみりんを少しずつ足して、煮ていく。煮汁が少なくなり、タマネギとニンジンが柔らかくなったら、最後にもう一度味をみて調える。

(2)大豆の揚げないコロッケ

揚げ物の味はみんな大好き。でも、ちょっと太りぎみの子どもはカロリーが気になります。この献立は揚げていないのでカロリーは大幅にダウン、おなかが気になるお父さんにもピッタリです。

【材料】(2人分)

タマネギ　1／2個、ジャガイモ　大1個(150g)、大豆の水煮　150g、オリーブ油　小さじ1／2、水　1／2カップ、コンソメ　1個、塩　小さじ1／2、砂糖　小さじ1、カレー粉　小さじ2／3、パン粉　1／2カップ、オリーブ油　大さじ1／2

【手順】

①タマネギはみじん切りに、ジャガイモは皮をむいて小さめに切る。

②フライパンにオリーブ油(小さじ1／2)とタマネギを入れて中火にかけ、塩少々(分量外)を振り、タマネギがしんなりするまで炒める。

③小さめの鍋にジャガイモと大豆、水、コンソメ、塩、砂糖を入れて強火にかけ、沸騰したらふたをして弱火で15分、ことこと加熱する。

④ジャガイモにしっかり火が通ったら、カレー粉を加えてマッシュする(水分が多く残っている場合は加熱しながらつぶすとよい)。②のタマネギを加えてよく混ぜ合わせ、俵型6個分に成形する。

⑤フライパンにオリーブ油(大さじ1／2)を熱し、パン粉を入れて、中火でこんがり焼き色がつくまで炒める。バットなどに広げ、④を転がしてまんべんなく衣をつける。お好みでソースをかけていただく。

(3)アジバーグ

アジは、魚の中でも価格が比較的安価で手に入りやすい食材です。青背の魚の油に含まれるDHA(ドコサヘキサエン酸)、EPA(エイコサペンタエン酸)は、脳や神経組織の発育、機能維持に重要な役割を果たしています。魚が苦手な子どもでも食べやすく、脂質が少なめのヘルシーなハンバーグです。

【材料】(4人分)

アジ　3尾(中くらいのもの、正味200g)、木綿豆腐　100g、長ネギ　1／2本、A(ショウガの

しぼり汁大さじ1、卵1個、片栗粉大さじ3、味噌大さじ1）、オリーブ油　適量、ダイコンおろし　適量、ポン酢醤油　適量

【手順】

①アジはぜいごと内臓を取り、3枚におろす。水気をしっかり拭き取り、包丁でたたいて細かくする（フードプロセッサーを使ってもよい）。

②豆腐はしっかり水切りし、長ネギはみじん切りにする。

③①②とAをよく混ぜ合わせ、小判形に成形する。

④フライパンを強火で熱してオリーブ油を引き、③を並べて、両面に焼き色がつくまで焼く。弱火にしてからふたをして、3〜4分蒸し焼きにする。

⑤皿に盛りつけ、ダイコンおろしを添えて、ポン酢醤油をかける。

※イワシを使ってもおいしくできるが、骨抜きが必要。

(4) カボチャのあまから

冬至にカボチャを食べると風邪を引かないと言われるとおり、カボチャには風邪の予防に最適なβカロテンやビタミンCが多く含まれます。カボチャは、弱火でじっくり加熱することで甘味が増します。カボチャの煮物が苦手な子どもも、好んでくれる味付けです。

【材料】（4人分）

西洋カボチャ　2／5個（400g）、オリーブ油　大さじ1、醤油　小さじ2、ハチミツ　大さじ2、塩・黒ゴマ　各適量

【手順】

①カボチャは種とわたを取り除き、1cm幅に切る。

②フライパンにオリーブ油を引いて弱火にかけ、カボチャを並べ、中まで火が通っているか確認しながら、ふたをしてこんがり両面を焼く。

③カボチャに火が通ったらフライパンの油をキッチンペーパーで拭き取り、ハチミツと醤油を加えてカボ

チャが煮崩れないようにやさしく扱いながら煮詰める。
④器に盛りつけ、塩と黒ゴマを振る。
※ホクホクとした食感で甘味の強い西洋カボチャを選ぶとおいしくできる。

(5)リンゴとおイモのハチミツ煮

秋になってサツマイモがおいしい季節になったら、作ってみましょう。甘いので子どもが喜びます。腹持ちがよいので、食欲の秋にはいいですね。リンゴとサツマイモだけでも十分甘いので、ハチミツの量を加減しても大丈夫です。1歳未満のお子さんに与える場合は、ハチミツは抜いて作りましょう。

【材料】(4人分)
リンゴ　1個、サツマイモ　中1本(約300g)、ハチミツ　大さじ3、水　2カップ、レモン汁　1／6個分

【手順】
①水にさらしたサツマイモ、リンゴ、水、ハチミツを鍋に入れ、火にかける。沸騰後、中火で15分ほど煮る。
②火を止めて、あら熱を取る。レモン汁を入れ、さっくり混ぜる。

(6)イモもち3種

もっちりした食感でボリュームがあり、ほんのり甘いので、食べ盛りの子どもにぴったりのおやつです。食物繊維も多いのでおなかの調子も整えてくれます。

●サツマイモもち

【材料】(4人分)
サツマイモ　中1本(200g)、水　1カップ、塩　ひとつまみ、片栗粉　大さじ3、クルミ　大さじ2、レーズン　大さじ2、ハチミツ　大さじ1～2、オリーブ油　適量

【手順】

①サツマイモはよく洗い、皮付きのまま2cm幅のイチョウ切りにする。小鍋に入れ、塩と水を入れて中火にかける。沸騰したら弱火にし、ふたをして15分加熱し、火を止めて10分おく（焦げないように途中で様子を見る）。

②①の水気を切り、片栗粉を加えて木べらやマッシャーなどで滑らかになるまでつぶし、粗めのみじん切りにしたクルミとレーズン、ハチミツ（サツマイモの甘味により量を調節する）を入れて混ぜ合わせ、食べやすい大きさに成形する。

③フライパンにオリーブ油を引いて、弱火で両面をこんがり焼く。

●ジャガイモもち

【材料】（4人分）

ジャガイモ　2個、水　1カップ、塩　ひとつまみ、片栗粉　大さじ3、オリーブ油　適量、醤油　大さじ1強、みりん　大さじ1強

【手順】

①ジャガイモは皮をむいて1口大に切る。小鍋に入れ、塩と水を入れて中火にかける。沸騰したら弱火にし、ふたをして15分加熱し、火を止めて10分おく（焦げないように途中で様子を見る）。

②①の水気を切り、片栗粉を加えて木べらやマッシャーなどで滑らかになるまでつぶし、食べやすい大きさに成形する。

③フライパンにオリーブ油を引いて、弱火で両面をこんがりと焼く。

④フライパンの余分な油をペーパーで拭き取り、醤油とみりんを入れて弱火にかけ、煮絡める。

●ダイコンもち

【材料】（4人分）

ダイコンおろし（水気を切った状態）　200g、桜エビ　5g、片栗粉　大さじ4、カツオ節　2g、ゴマ油　適量、酢　適量、醤油　適量

【手順】

①ダイコンはすりおろし、ざるに入れ水気を軽く切る。桜エビは粗く刻んでおく。

②①と片栗粉、カツオ節を混ぜ合わせ、食べやすい大きさに成形する。

③フライパンにゴマ油を引いて弱火で両面をこんがりと焼く。

④酢醤油を添える。

〈参考文献〉

『子どもに食べさせたいすこやかごはん』おかあさんの輪、暮しの手帖社、2017年

『免疫力を高める子どもの食養生レシピ』相澤扶美子・榊玲里、PHPエディターズ・グループ、2015年

『自然治癒力を引き出す子どもの「食養生」レシピ』相澤扶美子・榊玲里、PHPエディターズ・グループ、2011年

『子どもに食べさせたいおやつ』おかあさんの輪、暮しの手帖社、2007年

終章

私の「自然流子育て」

私の子育ての目標、それは子どもがやがて親になったときに、その子ども（私の孫）を健康にはぐくむことができるような大人に育てることです。その意味から言えば、まさに今現在、そろそろその目標に到達する頃でしょう。

でも、子育ての中でときどき思っていたのは、私は子どもに育てられている、小児科医としては患者さんに育てられている、患者であるお子さんのお母さん、お父さんに育てられている……ということです。子どもはいろいろなことに気づかせてくれます。いろいろなサインを出してくれます。その都度、立ち止まり、私も母親としていろいろ考えさせられました。小児科に来る子どもたちもいろいろ気づかせてくれました。子どもたちの親御さんたちの悩み事や、子どもへの対応もさまざまなので、小児科医としてそこから学べることもたくさんあります。そんなふうに悩み一緒に考えているうちに、こちらが教わることも多いのです。そのような中で、経験したり教わったりしたことを、患者であるお子さんや親御さんの悩みに対してフィードバックしていると言えるかもしれません。

最後に、このように育て育てられた経験の中から、読者の皆さんにお伝えしたいことをお話しします。

1 自然の中で一緒にたくさん遊ぼう

朝起きたらまず、太陽の光を浴びることが大事です。太陽の光を浴びるのがなぜよいかというと、体内時計がリセットされるからです。体内時計を調節しているのは、メラトニンというホルモンです。メラトニンは睡眠ホルモンで、夜暗くなると分泌されます。朝、太陽の光を浴びることで、光を取り入れた目から脳の松果体に刺激が与えられ、メラトニンの分泌が終わり、はっきり覚醒スイッチが入ります。その結果、気持ちよく起きることができます。また、太陽の光をたっぷり浴びて規則正しい生活をすることで、夜になるとメラトニンの分泌が促され、快眠につながります。

朝ごはんも大切です。忙しいお母さんが多くなり、朝ごはんの準備がままならないこともあるかもしれません。そのようなときは、おかずはいりません。ごはんをたっぷり食べさせましょう。味噌汁とごはんを食べるための常備菜がいくつかあればなおよいでしょう。前の日の残りの煮物やコンブのつくだ煮、ジャコの和え物みたいなものでよいのです。

常備菜をごはんの中に詰めて、おにぎりにする手もあります。お茶碗を汚したくなければ、お茶碗にラップを敷いて、ごはんとおにぎりの芯に入れるものをのせて丸め、おにぎりにします。おにぎりなら子どもが自分で持って食べられます。少し大きいお子さんなら、自分で丸めさせてあげても楽しいです。

朝ごはんが終わっても、お洗濯やお掃除など、お母さんにはいろいろやることがありますね。でもその間、子どもを待たせると退屈してしまうので、一緒に家事をやってもよいでしょう。

お弁当にもおやつにも、おにぎりは最適です。お茶とおにぎりを持って、早めにお散歩に行きましょう。公園はたいていあちこちにあります。決まった公園に決まった時間に行っていると、同じ時間に来る近所の子どもとお友だちになれます。からだを動かしてたくさん遊ばせましょう。

公園の遊具や砂場で遊ばせましょう。砂が少々口に入っても汚れても、気にしないでください。少々なら大丈夫です。子どもは何でも口に入れて味を確かめて、だんだんと食べられるものと食べられないものを見分ける能力ができてくるのです。子どもがやることをじっと見守る姿勢は大切です。

私が身をもって感じたことの一つに、子どもは「遊んであげる」という姿勢ではあまり喜ばないことがある、ということです。私自身が子どものこころに戻って砂場で泥団子を作り出したとき、子どもはとっても喜んで一緒に遊び始めました。私も楽しかったのです。子どもと遊ぶときは、一緒に楽しく感じるように遊ぶのでなければ、子どもも楽しめないということです。遊んであげるのではなく、一緒に遊びましょう。

午前中にたくさん遊んで、昼ごはんを食べて、お昼寝できるのがベストです。子どものお昼寝中に、いろいろ仕事を片付けたいですよね。でもお母さんもエネルギーを使っています。少々息抜きをしたり、一緒にごろんとしたりするほうがよいですね。お昼寝から起きたらまた外遊びをしましょう。近くに散歩できるコースがあるとよいかもしれません。大きな自然公園でなくても、住宅街を歩いて、各家庭の季節の植物やペットなどを見るだけでもよいと思います。

午後のおやつは公園でいただくのもよいと思います。いっぱい遊んで、十分おなかをすかせて帰ってもよいかもしれません。

天候が雨なら傘をさして、長靴を履いてお出かけしましょう。子どもは水たまりが大好きです。周りの人に迷惑をかけない程度に、ぴちゃぴちゃやって楽しんでしまいましょう。雪が降っても、積極的に外に出ましょう。雪遊びは楽しいですね。雪だるまを作ったり、雪合戦したりしましょう。

お友だちと遊べる年頃になったら、からだを

分で操作ができます。子どもといっても小学生ではなく2〜3歳の子どもの話です。その横で保護者は自分のスマホに夢中です。本当に大丈夫でしょうか?

乳幼児期は、特にたくさんのことをからだが覚える時期です。この時期は、五感をいっぱい使うことが大事だと思います。触れたり、見たり、においをかいだり、聞いたり、話したりは、とっても大事です。めいっぱい使うことで五感は磨かれます。花を見ても視覚だけでは色や形しかわかりません。においや触った感じも含めてその花のことがわかります。五感を使ったさまざまな経験を繰り返すことが、さまざまな学びのもとになります。花のにおいをかぎ、色や形を見、花びらに触れ、露や雨のしたたる音に耳を傾ける。小さないのちを美しいと感じたり、いとおしいと感じたり、面白いと思ったりすることで、感性や興味が芽生える大切な時期なのです。この時期でないとできない経験だらけです。そんな時期に、電子機器の中だけの世界を覚えさせてしまっていいのでしょうか?中高生でスマホにはまりすぎて学校へ行けない子どももいるのに、赤ちゃんのうちから電子機器にはまっていたら、将来どうなってしまうのでしょうか?

乳幼児期には、ゲーム機やスマホになるべく触れさせないようにしましょう。周りの大人たちも、子どもの前ではなるべく使わないようにしましょう。

思い切り使う遊びをしましょう。鬼ごっこやかけっこ、ボール遊び、縄跳びなど、昔を思い出して子どもも大人も一緒に遊びましょう。

室内で遊ぶときも、お絵かきや積木、折り紙、おままごと、ごっこ遊びなど、一緒にやりましょう。外遊びと同じで、大人も子どもの頃を思い出して、自分も一緒に楽しめるように遊びましょう。決してテレビやゲームに子守をさせないようにしましょう。

2 自然治癒力を引き出す食事で育てよう

第3章で食事については詳しくお話しました。離乳期からの食事はとても大事です。そのためにはご家庭での食事内容がとても大切です。特に、和食系の味を教えることが大事です。離乳期から自然の味に慣れさせ、ごはん、味噌汁、漬け物など、和食系の食事が好きな子に育てま

ひとくちメモ

スマホ、パソコン、ゲーム機器を使わないで

子どもはいったんゲームなどを使い始めると際限がありません。ダメといってもやりたい気持ちを抑えることができなくなります。

2歳前のお子さんの困った相談がありました。「ゲームばかりやって寝る時間が遅くなってしまうので、何時間までならやらせてもよいでしょうか?」という相談です。小児科医の私は耳を疑いました。それは、中学生ではなく、2歳にもなっていない子どもの相談だったからです。よくよく話を聞くと、お父さんのスマホでゲームを教えてしまったので、ゲームやりたさにお父さんが帰ってくるのを眠らずに待っているとのこと。初めはお父さんとのコミュニケーションも大事とやらせていたが、それが止まらなくなってしまったということです。お母さんのスマホではゲームができないそうで、あくまでもお父さんが帰ってくるのを待っているため、10 時を過ぎても眠らずに待ち、お父さんが帰ってくると数時間やらないと気がすまないというのです。お父さんも楽しくやっているので、なかなか眠くならないようです。

どのくらいまでならやらせてよいのでしょうね? 答えは0時間だと思います。乳幼児期からゲーム依存症にしたくはないからです。

電車の中でも、アイパッドで子どもにゲームをさせたり、写真や絵を見せたりしている風景をよく見かけます。子どもも自

しょう。小さい頃からの味がその子どもの一生の味覚形成につながるのです。おいしいものが何なのか？　どんな味を好む舌になるのかは、乳幼児期の食事の与え方で決まってきます。

味噌汁や漬け物は塩分のせいで敬遠されがちです。しかし、第3章でもお話ししましたが、味噌汁の塩分は思ったほど多いものではなく、むしろからだに必要な量の塩分です。漬け物も植物性乳酸菌が豊富なので、ぬか漬けは毎日食べても大丈夫です。本当にものすごく塩辛いものでなければ、心配いりません。

歯のバランスで食べることが大事です。食事のバランスについて聞いてみると、おかずのバランスばかり考えている人がほとんどです。でも、ごはんは建物にたとえれば柱や土台に相当する部分です。土台がしっかりしていないと家は倒れて

を作ったときは多めに作って冷凍保存し、作る時間のないときの予備とします。

親の仕事が忙しすぎると、子どもも病気になったり、こころを病んだりします。私は、どんなに忙しいときでも、子どものちょっとしたサインを見逃さないようにしようと思っていました。でも、見逃して大変な目にあったこともあります。でも、それが「学び」です。母親としての「学び」と思って、次に生かします。

週末になると、子どもに対する後ろめたさのためか、遊園地や動物園、夏なら、プールや海水浴に連れていってあげようなどと計画します。そんなときに限って子どもが病気になったりします。余裕がないときに忙しい中で計画を立てるとだめですね。失敗してしまいます。

子どもからすれば、休みの日に特別な場所に出かけたいとは、そこまで望んでいないかもしれません。ただお父さんやお母さんと一緒にいたいだけなのではないでしょうか。だから無理にお出かけしなくても、近くの公園にお散歩でよいのです。夏も、お庭やベランダで、ビニールプールで遊べばよいのです。

お父さん、お母さんがたまの息抜きに旅行を計画するのはかまいません。でもそれって、きっと子どものためじゃないですよね。自分へのご褒美というかなんというか。

子どもは親の後姿を見て育っていきます。働いているお父さん、お母さんをすごい、かっこいいと思って育ってくれるといいですね。私もそれを目指してきました。しかし、実際はどう思っているんでしょうね。

しまいます。おかずは壁や屋根に相当するので、ないと困るかもしれませんが、大黒柱ではありません。おかずの中では野菜のほうを多く食べましょう。お肉や魚は付け合わせ程度に少し食べていればよいのです。それで歯のバランスの食事になります。

よい食べ方ができているかは、毎日の便の状態で判断できます。便秘がちということは、ごはんや野菜が少ないのです。肉が多いようなら少し減らしてみてください。肉も魚もない日があっても大丈夫です。ごはんや野菜の中にもタンパク質は含まれています。畑の肉である豆を食べていれば、大丈夫です。「まごはやさしい」食事にしてみましょう（217頁参照）。

油や調味料などにも気を配りましょう。加工食品や添加物はなるべく減らすよう

ひとくちメモ

保育園へ行く子どもたち

「外遊びや室内遊びを思い切り一緒にしたい」といっても、働いているお母さんはそうはいきませんよね。私もそうでした。

朝、子どもたちを保育園に送りに行きます。早く出かけなければいけないときは、実家から保育園に送ってもらうために、実家近くの保育園に預けていた時期もあります。仕事が終わって迎えに行きます。帰ってからが戦争で、食事の支度をして子どもに食べさせ、お風呂に入れて、寝かしつける。そろそろ眠るかと思った頃にお父さんが帰ってきたりすると、また眠る時間が遅くなります。その後、家事、洗濯、朝すぐ食べられるような支度をして、ようやく自分も床に就く、そんな繰り返しの毎日でした。子どもと遊ぶのも休みの日だけです。相当に余力がないと、それさえできません。

そんな生活を続けていたあるとき、「何のために仕事をしてるんだろう?」なんて考えていました。家族があっての仕事で、仕事のための家族ではないし、でも仕事もしたい、どうしたらいいんだろう?　そんなふうに考えるようになっていました。

私が出した答えは単純ですが、こうです。仕事をするために子どもを保育園に行かせるのは仕方がない、でもせめてその前後は子どもと楽しくいよう。朝ごはんは一緒に食べる、帰ってからの家事は子どもと一緒にする、夕飯は子どもと一緒に作る、一緒に食べる、お風呂で遊ぶ、寝る前に本を必ず一緒に読む、ぐずることもあるけど付き合う、まあそんな感じです。時間があるときは常備菜作り、夕食や朝のおかずのプラス1品を作るようにしておきます。ハンバーグや餃子

にします。特に、毎日使う調味料には気をつかいたいですね。本物の味がわかる子どもに育てることです。悪いものをからだの中に入れない生活をしていると、自然に免疫力もついてきます。よい腸内環境を整えましょう。

歯のバランスで食べ、主食はごはん、野菜や食物繊維を多く摂り、そして毎日よい便が出ているかを確認しましょう。

3 薬に頼らず、自分の免疫力で治せるように育てる

子どもは風邪を引くものです。何回も風邪を引いて、その風邪のウイルスに対する抵抗力ができて、免疫力が育つのです。保育園に行っている子どもなどは、一年中鼻水を垂らしているのが普通です。鼻水のたびに薬がいるとしたら、一年中薬を飲まなくてはいけなくなります。

風邪は自然に自分の持つ免疫力で治るのを待ちましょう。咳、鼻水があっても元気に飛び跳ね、よく食べていれば薬は必要ありません。発熱したときも、消化がよい食事にし、水分を多く摂り、安静を保って様子を見守りましょう。医療機関を受診するときも、薬をもらうために行くのではなく、病気がどのような状態になっていて、どのような注意が必要かなど、アドバイスしてもらうために受診するようにします。すぐに処置が必要な状態になっていないか、悪い病気ではないかどうかを判断してもらうことです。

風邪や胃腸炎は、食事療法中心でよくなることが多いと思います。アレルギー疾患なども食事に気をつけることで改善されることが多いはずです。食事に気を配りながら、日常生活上にも注意をし見守る態勢でいるうちに子どもは大きくなってきます。免疫力も確かなものになってくるでしょう。

食事に気をつけ、薬もあまり飲まずに大きくなった子どもたちは、大人になって風邪を引いても薬いらずになります。立ち直りが早く、すぐに元気になってくれます。現に、わが子を見てそう思います。

そうして、その子たちはやがて親になります。親になったときに、同じようなやり方で元気な子どもたちを育ててくれるようになります。

4 子育てが楽しくなる方法がある

現代は、おばあちゃん世代が、割合、若いと思います。祖父母世代でもまだ働いていて、忙しいおうちも多いですね。家族形態も変わってきて複数の世代が同居する家は少なくなり、核家族が多いと思います。だから、子育ても両親が中心で、祖父母世代に頼らないおうちも多い気がします。

祖父母世代はもう家族の人数が少なくなってきた世代なので、昔ほどたくさんの子どもを育てていません。そうすると、「こんなときはどうだった?」と聞いても、「忘れてしまった」とか、「今と昔はやり方が違うから」とか言われてしまいます。離乳食のことやオムツはずしのことを聞いても、案外覚えていないのです。

また、ネット社会のせいなのか、あるいは、祖父母世代に聞いても教えてもらえないせいなのか、今の親世代は何でもインターネット頼りです。インターネットにはよい情報もありますが、そうでないものも多いです。100人の子どもがいると100通りの性格があると思うし、100通りの育ち方があるし、100通りの育て方があります。ネット情報が当てはまらないことも多いでしょう。

ああしなければいけない、こうしなければいけないと考えすぎないようにしましょう。育児が楽しくなくなってしまうからです。一緒にいる大人が楽しくなければ、子どもも楽しくなくなります。何でも楽しむことです。

わからないときは、いろいろな人に聞いてしまいましょう。一人の意見ではなく、いろいろな人に聞くことはためになります。自分が考えるもとにもなります。かかりつけ医を決めておいて、育児の相談をしてもよいと思います。保育園に行っていたら保育士さんにも聞きましょう。私も、小児科医ではありますが、子どもが小さいときはまだ母親として未熟だったので、保育士さんの意見がとても参考になりました。

遊びをするときも、遊ばせないといけないからとか、よい睡眠のためにからだを動かさなければならないからという義務感からではなく、自分も楽しむことが大事です。

自分も楽しみながら、悩みながら、いろいろ聞きながら育てるうちに、子どもは育っていきます。そして、親も子どもに育てられているのです。

私は患者であるお子さんやその親御さんやご家族に、医師として育てられています。そして孫に「グランマ」として育てられているのです。患者さん、ご家族の皆さん、私の子どもたち、孫たちに感謝しています。

娘たちのある日の会話——あとがきに代えて

姉（さっちゃん、4歳児と2歳児の母親）　グランマの本読んでみてどうだった？

妹（ゆうゆう、3歳児の母親）　うーん、昔からいつも言ってたことだよね。ごはん中心の和食とか、歯のバランスでの食べ方とか、添加物に気をつけるとか、外でからだを動かして遊びなさいとか。さっちゃんは子どもの頃のことで印象に残ってることとかある？

姉　朝ごはんは、ごはんに味噌汁、アジの開きとか漬け物だったよね。夕ごはんも具だくさんの味噌汁に、ブリの照り焼き、肉ジャガ、切り干しダイコンにヒジキの煮物……おやつもごはんとかイモ系で、うどんとか食べてたこともあったし。1日4食みたいな（笑）。あとは生活クラブのゴマせんべいとか麩菓子が家に置いてあった。それから毎年クリスマスには、手作りしたパッチワークの靴下の中に、生活クラブのキャンディが詰めてあったなー。

妹　食べ物の話ばっか（笑）。けど実は私、おやつはコンビニでこっそり駄菓子買ったりしてたよ、かっくん（弟）とか幼馴染たちと一緒に。

姉　そう言われてみると私も、遠足のときとかお金だけもらって自分でおやつ買いに行って、憧れのお菓子とか買ってた！　今思うと子どもには絶対あげたくないようなやつ（笑）。

妹　そうそう！　禁止されるとほしくなるっていうか（笑）。

姉　でもちょっと大きくなってきたらもう全然ほしくなくなったなー、そういうの。からだにいいものばかり食べる生活してたら、それが結局、一番おいしいって気づいたというか。アレルギーのこともあるしね。

妹　卵・牛乳、牛肉、乳製品……アレルギーで食べられないものばかりってつらくなかった？

姉　大変だったよー。学校ではみんな給食なのに、食べられないものが多くて一人だけ代わりのお弁当持って行かなきゃいけない日があったし、友だちの家に遊びに行っても、チョコとかクッキーとか洋菓子はほとんど食べられないし、誕生日会でもケーキ食べれないし……でも食べないうちに平気になったし、むしろ食べたくなくなったかな。結果的にはアレルギーでよかったって今は思ってるよ。

妹 えーなんで？

姉 だってさ、もしアレルギーがなかったら、食生活にそれほどまで気をつけなかったし、甘いものやジャンクフードが大好きになっていたかもしれないじゃん？ もしそうだったら、今頃、肌がボロボロで、メタボだったかも（笑）。

妹 なるほどねー。私も確かに、さっちゃんがアレルギーじゃなかったら、家で食事に気をつけることもなく、もっとアトピー悪化してたかもしれないなー。

姉 ゆうゆうはアトピー、一時期大変だったもんね。

妹 うん、犬アレルギーとかストレスとかもあったと思うよ、今思えば。

姉 あータロくん（愛犬）いたねー、よく一緒に大池公園行ったよね！ おにぎりとか持って、日曜日に家族みんなで。姉弟３人で道なき道を分け入って、駆けずり回ってきた気がする……。

妹 おじいちゃんに食べられる木の実を教わって食べたりしてなかった？ あとは木登りとかもよくしてたよね？ 今の子はあんまりしないだろうねー、危ないからって。

姉 かもねー。私たちは普段から、木登り、サッカー、鬼ごっこ、男女関係なく近所の友だちとやってたよね。習い事のない日は毎日、暗くなるまで外で遊んでた。

妹 そうそう。昔の写真見ると、友だちの中でもひときわ日焼けして黒いもん。

姉 話は変わるけど、熱出したときも薬は全然飲まなかったよね。

妹 うん、39度超えてても薬飲まなかった。親が医者なのに、病気のときは放っておかれる、みたいな（笑）

姉 そうそう（笑）。今思えば、放っておかれてたわけじゃなくて、解熱剤を使わないということだったんだろうけどね。39度以上あっても、薬飲まなくて、1日で36度台まで下がったよ。その経験があるから、今、自分の子どもが熱出しても、「今はからだの中で菌と闘ってるんだ、がんばれがんばれ」って思える。大きくかまえていられる。だってさ、からだに闘う力がついたのか、小学4年生くらいまではときどき熱出してたけど、その後は高校卒業までほとんど風邪も引かず、無欠席だったもん。

妹　確かにさっちゃんはあんまり風邪引かないし、学校休まなかったよね！　私も風邪はそんなに引かなかったけど、ずる休みはしてたな（笑）。12月でも半袖にトレーナーだけ、今思うとすごい薄着だよね。そうやって育ってきたからか、やっぱり自分の子どもにはなるべく解熱剤飲ませたくないし、自然に病気を治せる免疫をつけてほしいって思う。

姉　結構、グランマの子育ての影響って大きいよね。自分の子どもがちょっと鼻水垂らしてるくらいなら全然気にならないし、食事も離乳食作らなかったから楽だったし。

妹　そうそう！　離乳食は取り分けるだけだからストレスとかなかった。基本、食事はごはんに味噌汁、煮物とか漬け物とか……よくよく考えてみると、自分が食べてきたものを作って食べさせてるなー。自分が食べたいものというか（笑）。

姉　自分が食べておいしいものを作るわけだよね。だから自然と素材にもこだわるし、添加物の有無とか産地とか気にして、いいものを選ぶ。最近は、味噌とか梅干しは手作りしてるよー。

妹　働きながらそこまでできるのすごくない？　私なんて専業主婦だけど、そこまでできない……（汗）。素材や産地にはもちろんこだわるけど。うちの子はごはんをもりもり食べてくれるから作り甲斐があるよ。とにかくごはんとイモ系が大好き。おやつは基本、干しイモ。でも、子育ての悩みは尽きないなー。寝つきが悪いとか、言葉が遅いとか、おっぱいをやめられないとか。そういう意味では、この本のQ&Aがすごく参考になったよ。

姉　そうだね。予防接種のこととか急病とか、不安要素はいっぱいあるもんね。

妹　全部自分の悩みみたいで、なるほどと思いながら読んだし、反省点も多かった。もっと規則正しい生活をしなきゃとか、もっと外で一緒に遊ばなきゃとか。子どもと一緒に楽しもうっていうのは、目からうろこだったかも。ついつい、遊んであげないとって思っちゃうから。でもやっぱり、自分がこころから楽しめないと子どもも喜べないって、本当にそうだよね。ごはんを食べるときもこころからおいしいって思いながら一緒に食べたいし、きれいなものを見て一緒に感動したい。必ずしも自分と同じことを感じてほしいわけじゃなくて、楽しいときも悲しいときも、おいしいものを舌で味わったり、自然の美しさややさしさを肌や目で感じ取ったりして生きていってほしいというか。そういうこと、私自身は自分の母親から教わったような気がするよ。

姉　そうだねー。これは自分の子だけじゃないけど、今の子どもたちには携帯とかインターネットとか、そういう端末に頼って内にこもるんじゃなくて、ちゃんと生身の人間とコミュニケーションをとれる子どもに育ってほしいな。ラインいじめとかゲーム中毒とかが問題になる世の中だし、そのへんには子どもが小さいうちから気をつけていきたいよね。

妹　そうだね。テレビやスマホは要注意だね。

姉　それからあとは、とにかく自分の子には健康に育ってほしい、心身ともに。ちょっとやそっとの病気に負けない元気な子！　からだ動かすのが好きで、頭でよく考えて……何より、自分のことを大好きな子になってほしい！

妹　そうだねー、それが一番だね！

（姉：笠原佐知、妹：亀井佑佳）

著者略歴

相澤　扶美子（あいざわ　ふみこ）

1981年国立三重大学医学部卒業、1981年国立小児病院（成育医療センター）、1983年昭和大学小児科学教室を経て、1991年横浜市旭区に夫とともにサンクリニックを開業。2004年医療法人想愛会サンクリニックに名称変更。2013年、小児科併設病児保育室サンクリキッズ開設。2016年、医療法人想愛会サンクリニック小児科として相鉄線南万騎が原駅前に、病児保育室と共に移転、現在に至る。

大学時代に東洋医学研究会に属し、東洋医学について勉強。現在、東洋医学会認定専門医。わが子がアレルギーであったことから食生活の大切さに気づき、日常診療に食事指導などを取り入れ、食育に関する講演活動なども行なっている。

著書に『自然治癒力を引き出す子どもの「食養生」レシピ』（PHPエディターズ・グループ、2011年）、『免疫力を高める子どもの食養生レシピ』（PHPエディターズ・グループ、2015年）などがある。

グランマ小児科医の育児百科

自然治癒力を引き出す知恵

2019年3月10日　第1刷発行

著　者　相澤　扶美子

発行所　一般社団法人　農山漁村文化協会

〒107-8668　東京都港区赤坂7丁目6－1

電話　03(3585)1142(営業)　　03(3585)1144(編集)

FAX　03(3585)3668　　振替　00120-3-144478

URL　http://www.ruralnet.or.jp/

ISBN978-4-540-18124-5　　DTP製作／(株)農文協プロダクション

〈検印廃止〉　　印刷／(株)光陽メディア

製本／根本製本（株）

Printed in Japan　　定価はカバーに表示

乱丁・落丁本はお取り替えいたします。

柿づくし

濱崎貞弘著

失敗しない渋抜き、カビない干し柿、渋くない柿ジャムやノロウイルス撃退に役立つ柿渋のスピード製法等、柿の加工・保存調理集。

●1600円＋税

農家が教える 手づくり加工・保存の知恵と技

農文協編

食べておいしく見て楽しい手づくり加工・保存食の作り方を全国の農家70人が手ほどき。75素材のレシピ95。オールカラー。

●1400円＋税

農家が教える 加工・保存・貯蔵の知恵

農文協編

食卓を豊かに楽しく、直売所を年中にぎやかに！　野菜・果物を長く楽しむ自然を活かした加工・保存・貯蔵の知恵から最新技術まで。

●1800円＋税

農家が教える 至福の漬物

農文協編

カラフル、減塩、添加物ゼロ。麹の自在な使い方や目からウロコの漬け床、伝統の郷土漬物まで。全国の直売所の人気レシピが集合。

●1800円＋税

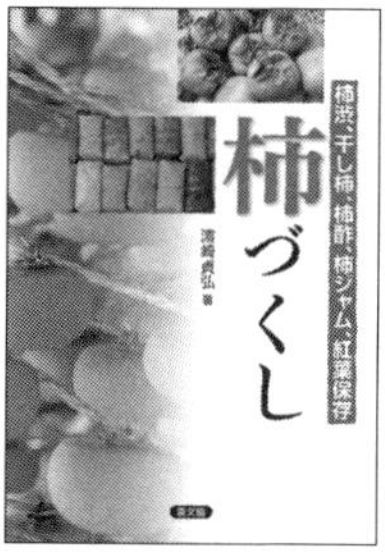

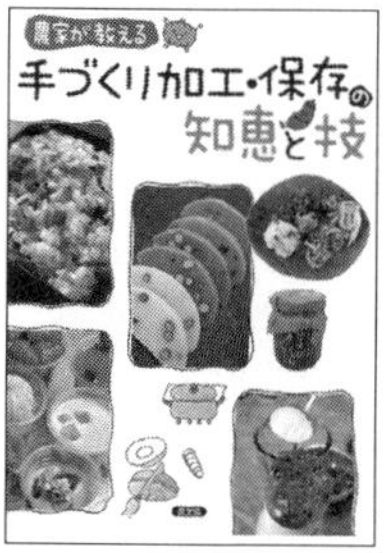

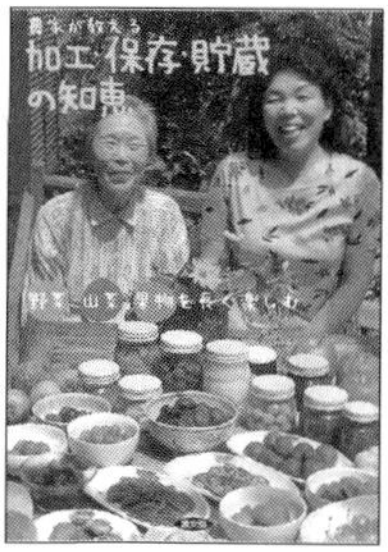

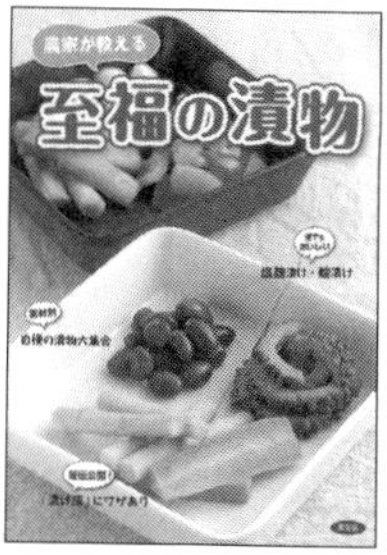

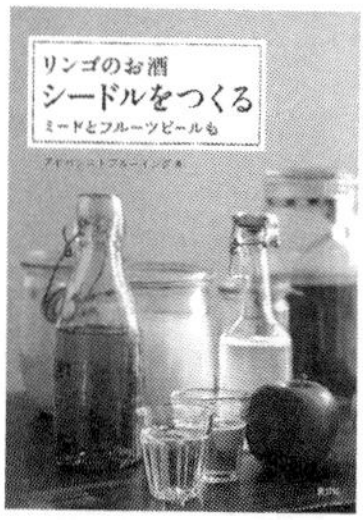

リンゴのお酒 シードルをつくる

アドバンストブルーイング著　　●1200円＋税

リンゴと季節の果物をブレンドしたシードル、蜂蜜のお酒ミードの基本とアレンジ、香り豊かなフルーツビールのつくり方。